脑血管病认知障碍的诊治与康复

主　编　徐武华

副主编　陈卓铭　徐　俊　曾　庆

编　者（按姓氏笔画排序）

全交界（衡阳市中心医院）　　　　　　刘　勇（大连医科大学附属第一医院）

严国强（暨南大学附属第一医院）　　　李水琴（西安医学院第一附属医院）

李润芝（山西省人民医院）　　　　　　陈　玲（南方医科大学珠江医院）

陈　娜（南方医科大学珠江医院）　　　陈卓铭（暨南大学附属第一医院）

陈尚杰（深圳大学第二附属医院）　　　欧建林（暨南大学附属第一医院）

庞兆烽（广州市红十字会医院）　　　　单莎瑞（广东药科大学附属第一医院）

徐　俊（首都医科大学附属北京天坛医院）　徐武华（广州市红十字会医院）

高呈飞（青岛大学附属医院）　　　　　黄　臻（广州医科大学附属番禺中心医院）

梁振文（暨南大学附属第一医院）　　　程文文（茂名市人民医院）

曾　庆（南方医科大学珠江医院）

电子工业出版社·

Publishing House of Electronics Industry

北京·BEIJING

图书在版编目（CIP）数据

脑血管病认知障碍的诊治与康复 / 徐武华主编.

北京：电子工业出版社，2025. 1. -- ISBN 978-7-121

-49044-6

Ⅰ. R743

中国国家版本馆CIP数据核字第202449KZ50号

责任编辑：崔宝莹

印　　刷：北京缤索印刷有限公司

装　　订：北京缤索印刷有限公司

出版发行：电子工业出版社

　　　　　北京市海淀区万寿路173信箱　　　邮编：100036

开　　本：889×1194　　　1/16　　　印张：12.5　　　字数：350千字

版　　次：2025年1月第1版

印　　次：2025年1月第1次印刷

定　　价：128.00元

凡所购买电子工业出版社图书有缺损问题，请向购买书店调换。若书店售缺，请与本社发行部联系，联系及邮购电话：（010）88254888，88258888。

质量投诉请发邮件至zlts@phei.com.cn，盗版侵权举报请发邮件到dbqq@phei.com.cn。

本书咨询联系方式：QQ 250115680。

前　言

在漫长的疾病抗争史中，人类一直将生死、躯体病痛放在卫生与健康的首位。直到 20 世纪末，人们才开始逐渐认识到认知障碍的危害。造成这种认识滞后包含了三大背景。首先，历史背景是 10 万前的第一次认知革命直接导致了智人在地球的快速崛起。在经历了漫长的农业革命和加速度的科学革命之后，人类已经基本摆脱了贫穷和饥饿，能够战胜大部分疾病，甚至开始对死亡发起了挑战。当下，以人工智能（artificial intelligence，AI）为代表的现代科技进步正在推动第二次认知革命，很可能将人类带进一个前途未卜且祸福未知的"超人"时代。因此纵观历史，认知一直是推动人类文明发展最大和最原始的动力。其次，社会背景是人类平均寿命普遍延长，但伴随而来的是老龄化问题的日趋严重，以及各种急慢性疾病导致的认知障碍患者数量的显著上升，并已然构成一种重大的社会安全威胁。同时，随着现代生活中脑力劳动占比的不断攀升，也推高了人们对认知功能的要求。最后，目前的现状是迄今为止对大多数认知障碍缺乏有效的防治手段，可供临床医生选择的药物寥寥无几且乏善可陈。早期识别、早期干预、全程管理是当今的全球专家共识。同时随着研究的深入，人们越来越清醒地认识到认知功能与许多躯体和精神心理疾病在发病机制、疾病防控、治疗选择、生存质量、临床预后等方面都存在着千丝万缕的因果关联。综上所述，关注认知、重视认知障碍的防治就有了宏大且连续的历史背景，亟待解决的社会诉求和医学愿景。

随着人们生活方式的改变，近半个世纪以来脑血管病长期占据着成年人致死、致残、致痴呆病因谱群的首位。在发达国家的脑血管病发病率呈下降趋势之时，中国的脑血管病正在逆势而上，并呈现出不断年轻化的趋势。长期以来，国内医学界普遍存在着"重视躯体障碍，轻视认知和心理障碍"的现象。事实上，血管性认知障碍（vascular cognitive impairment，VCI）、血管性痴呆（vascular dementia，VD）、脑卒中后认知障碍（post-stroke cognitive impairment，PSCI）、脑卒中后痴呆（post-stroke dementia，PSD）等疾病的诊断至今仍以与权威流行病学调查结果极不相符的低频率出现在国内各级医院的病历首页中，更不用谈认知障碍的国民知晓率、早期识别率和全程干预率了。在笔者长达 30 余年的职业生涯中，一半时间是以神经内科医生的身份在抢救和诊治各种脑血管病患者，另一半时间是以康复医学科医生的身份从事脑血管病患者的功能康复。笔者最大的人生感悟是认知决定了人生的高度和维度，最大的职业体会是脑血管病认知障碍的高发性、复杂性和难治性。这也是本书编委们的集体共识和编撰本书的学术动机。

必须指出的是，人们对认知的发生和演变机制以及加工处理过程中的详情仍处在一个盲人摸象的阶段，开始重视脑血管病与认知障碍之间的关联也还只是最近的事，因此学术界涌现出许多仍存在较大争议的新名词、新定义、病理机制新假说、临床病理现象的新解释等。同时，也催生了诸如脑机接口、经颅磁/电刺激、功能性磁共振、数字化认知康复等诊治与康复的新技术。这些技术或因尚未普及而缺乏权威的循证医学证据，或因刚刚走出实验室而不够成熟，其实际的临床价值和远期获益尚待进一步的证实，这也为本书的撰写增加了很大的难度。值得骄傲的是，本书的编委会汇集了全国各地长期从事脑血管临床和科研的神经病学、康复医学、精神心理学、神经影像学等领域的优秀专家，他们怀着饱满的热情、敬业的态度、丰富的临床实践经验，克服了种种困难，最终完成了本书的撰写。在此，我对全体编委长达四年半的辛勤劳作深表感谢。

众所周知，任何一本专业书的编写都是一项耗时费脑且艰巨繁杂的任务。由于本书的编委们散布在全国各地，编写期间又恰逢全球疫情肆虐，很难召集编委们进行面对面的讨论和对稿。为此，我们科室的刘巍博士、常铉博士、吴臻、陈伟明、吴磊，我的硕士研究生张君臣、周雪莹、张顺芬、胡雅婷、钟丽、舒甜心、黄巧、何晓玲、胡冉婷、许若琳、火婉颖，以及副主编曾庆团队的陈娜医生，研究生陈玲、张琦、曾钰婷、郑舒琪、肖宇鹏、凌芷珊、文书阳同学做了大量的沟通、资料查询、图文校对、排版和编撰等工作，在此也对他们的幕后付出一并致谢。

"十月怀胎，一朝分娩"。作为第一次主编专业书籍的男性医生，在本书即将出版之际，我也第一次体会到了那种只有初产孕妇才可能体会到的复杂心情——既有如释重负的欣喜与释怀，又有对新生儿美丑与健康的忐忑与不安。毕竟这本专著涉及的领域既新又广，需要介绍的新理论和新技术很多，而自己不仅能力和经验有限，对认知本身的认识也很有限，整个编写时间跨度又比较长，因此书稿中有所疏漏在所难免。期待读者在阅读本书时采取批判性吸收的学习态度，给我们提出宝贵的意见和建议；也期待本书的出版发行能起到激发同行、患友和家属重视脑血管病认知障碍诊治与康复的作用。若能如此，甚慰。

徐武华

2024 年 6 月 15 日于广州

目　录

第 1 章

第一节　认　知

一、认知的基本概念

本书开篇有一个看似简单、实则艰巨的任务，那就是框定认知（cognition）的定义。尽管有史以来已有无数的科学家和哲学家尝试从不同的角度描述、理解、定义、模拟、提升、修复、重塑，甚至创造认知，但迄今为止，我们对认知本身的认识依然处在一个懵懂的阶段。

对认知的认识困难主要体现在以下几个方面：

首先，认知虽然无处不在，但多数属于看不见摸不着的抽象意识范畴。

其次，它并非一个简单的医学概念，更是一个人文概念。在诸多的定义中，最为贴近真相的定义是，认知是人类所有意识活动的总和。

第三，它并非是恒定不变的。无论是从进化的角度宏观审视人类整体的认知变迁，还是从微观的角度审视某个民族、社群和个体在某个特定时代或特定生命周期内的细小变化，它都不是恒定的，总是不断地在积累、变化、丢失和重塑。

第四，目前临床上所有对认知的观察手段、评估工具都无法全面客观地描述被观察者或被评估者的真实认知水平。

第五，目前我们对大脑本身结构和功能的理解依然不足以阐述认知形成的全过程。

最后，迄今为止人类对认知的机制性研究都很难建立理想的研究模型和纯粹的实验环境。

尽管如此，综合目前已经取得的知识，我们依然可以对认知下一个相对准确的定义：它是包括人类在内的所有动物（甚至包括部分植物）都具备的，具有鲜明神经解剖学基础的，并以神经递质和神经电生理为载体的，通过感知觉、记忆、想象、思维、言语、情感等抽象形式，对外部世界做出的所有感受性、适应性、调节性、反应性和创造性活动的总和。而究其形成的机制，我们认为认知是一个全身感觉器官感知、解读环境刺激并形成感觉、知觉、记忆、思维、想象、言语、情绪等认识活动的过程（图1-1-1）。

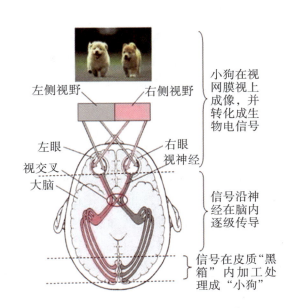

图 1-1-1　视觉认知的形成机制示意图

眼睛只能采集小狗的信息并组合成视网膜上的图像，但并不"知道"图像中的物体是什么，只有位于枕叶的视觉中枢才能真正理解视网膜图像中的物体是两只小狗

随着现代神经医学的快速发展，目前我们已经能够大致清晰地解释各种感觉器官的基本工作原理和信号转换框架性机制，并找到了一些方法粗略测量所感知的信号的强度、持续时间和生物特性，甚至能通过生物工程技术模拟部分感官的能力（如恢复人类听、视力的人工耳蜗和视网膜芯片等）。而不断涌现的神经影像学技术、无创性神经调控技术、脑机接口技术、植入式脑芯片技术和可穿戴设备等也使得临床对认知的精准量化和干预成为可能。

二、人类认知的进化与老化

众所周知，人类是经历了长达近 700 万年的漫长演化才从非洲猿进化为现代人的。今天的人类在认知领域的演化脚步也并未停止，并呈现出加速的趋势。

回顾地球生命史，人类的出现很可能只是一个短暂且偶然的现象。今天的人类之所以成为近乎无所不能的地球之王，并非因为生理结构发生了重大变化，而主要起源于偶然发生在 7 万年前的改变人类语言、思维和交流模式并逐步摆脱动物性的认知革命。因此，当今人类的认知既存在有异于动物的社会性、创造性，又保留了大多数哺乳类动物普遍存在的可教育性和排他性。也正是基于此，将脑血管病认知障碍患者按照不同的年龄、性别、兴趣爱好和生活习性分成小组进行任务导向的认知康复训练，比单调、枯燥、重复的一对一式训练效果更好。

总体来说，人类认知的演变整体上是朝着更加抽象、分工更精细、容量更大的方向发展。但就个体而言，认知能力并非都是总在增长的；而且在不同的生命周期，认知能力呈现出一个复杂、多维、起伏的变化过程。通常来说，青少年时期由于精力充沛、反应敏捷，可能在记忆力、定向力、计算力和执行力等方面会优于中老年时期，但在注意力、逻辑思维、语言能力等方面则可能逊于成熟稳重且阅历丰富的中老年人。同时，考虑到不同年龄段的患者人群对认知康复的期望值以及理解和执行力等方面也存在较大的差异，因此，在制订脑血管病认知障碍康复计划时应充分考虑年龄因素，并制订不同的康复策略。

整体来说，认知能力在进入老年期之后也会开启老化的趋势，这种认知上的老化表现为以下四个基本特征。

1. 感觉运动（尤其是行为）和中枢处理的速度减慢

一般认为，增龄对认知成分的损害大于对知觉运动成分的损害，因此，认知反应速度上的年龄差异主要来自中枢而非外周。

2. 工作记忆能力下降

研究表明，老年人的短时记忆能力仍能维持在与年轻人相仿的水平上，但工作记忆却出现了明显下降。

3. 抑制无关刺激影响的能力减弱

有证据表明，老年人因无关刺激干扰而出现阅读困难（理解能力下降和反应时间延长）的程度远高于年轻人。

4. 现场依赖性增强

现场依赖性（field dependence）是指个体与环境的相互作用受周围各种关系的影响程度。现场依赖性高的个体往往倾向于团体协作，在从事高度结构化和组织化的工作时往往表现得更好；而在进行环境探索性工作时则表现得困难重重，需要较多的辅助信息和反馈。研究发现，老年人的现场依赖性明显上升。

绝大多数老年期认知障碍患者的早期临床表现与正常的认知老化并没有一道清晰的临床和病理红线，且越早期介入认知障碍康复其临床获益越大。因此，普及公众对老年期认知障碍的认识、提高对认知障碍的早期识别技巧对于脑血管病认知障碍患者的康复至关重要。

三、认知的神经解剖学基础

在长期的进化过程中，人类的大脑分化为左右半球，它们之间存在着细致的分工与协作。

其中，右利手者的左侧大脑半球对语言、数字、逻辑等信息更为敏感，因此偏向于处理语言、逻辑等抽象信息；而右侧大脑半球则对图像、模型等非抽象信息更为敏感，因此偏向于处理图像等具体信息。但两侧大脑半球并非完全独立运转，而是能够瞬间交流，并能相互支援、精细协调。因此，人类每一个认知活动都是它们信息交换互动的综合结果。

当前临床上应用最广的脑功能分区法为图1-1-2所示的布罗德曼脑功能分区系统。该分区法虽诞生在百余年前，但经过不断的更新和细化，至今仍被神经内科、神经外科和康复科广泛采用，并为脑血管病认知康复领域中的无创性神经调控技术（如经颅磁刺激和经颅电刺激）提供定位导航。必须指出的是，该系统主要基于尸检大脑标本的研究结果，许多脑区的划分更是依据大体解剖，且基本来自西方人的大脑数据，缺乏东方人数据。近年来，随着非侵入性的脑功能成像、超微结构成像、神经纤维传导束追踪、波谱成像等技术在临床上的应用增多，活体、实时、精准、无创的人脑功能成像已成为现实。2016年由中国科学院自动化研究所脑网络组研究中心绘制了一张全新的人类脑图谱——脑网络组图谱（brainnetome atlas）。该图谱比传统的布罗德曼分区图更加精细，对不同脑区进行了更客观、精准的边界定位，由此开启了全脑功能活体、高清、精准定位新时代。目前该套系统已提供免费在线服务，有兴趣的读者可登录下列网站 http://atlas. brainnetome.org，免费下载软件，查看彩色、3D高清脑图谱（图1-1-3）。鉴于该系统主要采用中国人的脑结构与分区数据，因此对于国内开展无创神经调控技术在脑血管病认知障碍康复中的应用意义重大。

（一）维持认知的脑血管基础

脑血管病认知障碍，即各种脑血管病所造成的认知障碍，包括动脉性和静脉性脑血管病，出血性和缺血性脑血管病。与外周脏器的循环系统不同的是，大脑拥有两套同时运转的动脉供血系统——颈内动脉系统和椎基底动脉系统，并通过颅底部的Willis环相互联通（图1-1-4）。同时，大脑还拥有三级侧支循环。其中初级侧支循环是颅内最重要的侧支循环，即Willis环。此环将供应大脑两侧和前后的动脉系统连接为一个整体，并以最快速、便捷的方式实现对缺血区的代偿性供血。次级侧支循环是一些小血管吻合支，如软脑膜吻合支、眼动脉吻合支以及其他颅内外动脉分支的吻合等，通常处于关闭或血流静止状态，一般在缺血发生后一段时间内（数分钟至数小时不等）才可开通并提供代偿性供血。而三级侧支循环则为一些需要更长时间（通常为数天）才能建立的新生血管。因此，一旦出现某条脑动脉供血不足或完全中断，侧支循环的开通顺序依次是初级→次级→三级。

正是由于上述特点，才使得人类大脑的各项生理功能和认知功能得以在一个相对恒定的环境中高速运行，较少因为某一条动脉的严重狭窄或突然闭塞而出现供血区脑组织的血氧和

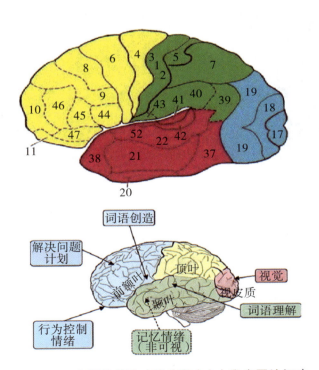

图1-1-2 布罗德曼脑功能分区（上）和主要认知功能在大脑皮质表面的投射区示意图

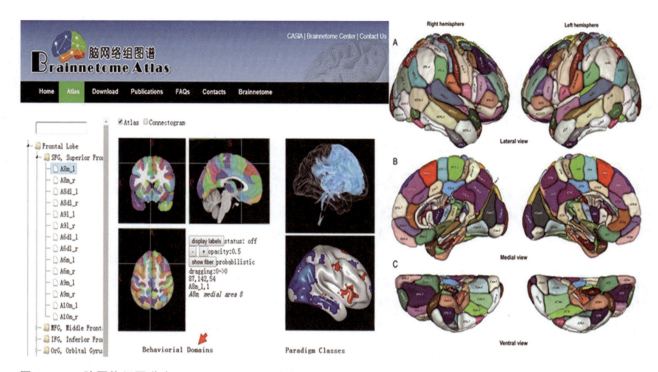

图 1-1-3　脑网络组图谱（Brainnetome Atlas）操作界面和大脑两侧半球 3D 图谱实例（图右 A~C）。由于采纳了脑区结构与功能连接信息，使用者既可按照传统大脑解剖分区，图中最左侧的额叶查看更高清的 3D 额叶脑区结构图；也可根据某专项脑功能，如图中下端红色箭头所指的行为区（Behaviorial Domains），动态演示某一行为功能在额叶的定位、神经纤维走行和功能连接（图左中彩图）

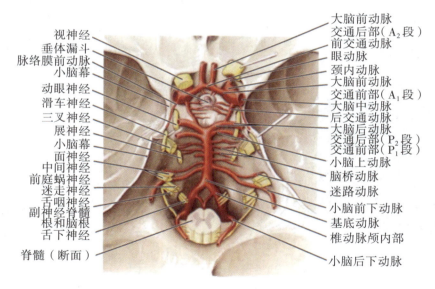

图 1-1-4　显示 Willis 环的颅底动脉系统：颈内动脉系统和椎基底动脉系统在颅底部通过 Willis 环（初级侧支循环）相连通

能量供应的完全中断。通常情况下，某个脑区的脑血流量主要与该区域脑组织代谢的需求、激活程度和所处区域有关。而脑缺血后侧支循环的开启则主要依赖于缺血的部位、速度、程度、所造成的代谢改变以及神经 – 血管偶联机制等因素。临床经常能看到一些"奇怪"的现象，脑动脉影像学证实颅内某条大动脉（如颈内动脉或大脑中动脉）完全性闭塞，但患者几乎没有临床症状，且神经影像学也未发现相应供血区脑组织坏死；而一些处在急性脑梗死超早期并接受了静脉和/或动脉溶栓的患者，即便实现了血管再通，其临床症状和缺血区的脑组织坏死也并未得到逆转，其原因主要与侧支循环未能及时、有效开通有关。

除外同时拥有两套动脉供血系统，单次左心室收缩的泵血量约有20%进入大脑，按单位脑重量来计算，单位时间内进入大脑的血流量远高于其他任何外周脏器。同时为了避免外周血压波动对脑血流量产生过大的波动，人类的脑血管还进化出了一个自我调节机制，将脑循环的灌注压维持在80~180mmHg的范围内，从而在确保大脑能够源源不断地得到新鲜的氧气和能量供应的同时，又为大脑提供了一个更稳定的生理环境。但是，上述巧夺天工的精妙设计也存在着诸多的缺点：①任何可导致心泵血功能下降（如心律失常、心肌缺血、左心室收缩功能下降等）和主动脉狭窄的病变；②任何可能影响脑血管自我调节机制的因素（如老化、剧烈的血压波动、脑动脉硬化、血二氧化碳分压增高等）；③任何可导致颅内压升高的病变（如颅内占位病变、各种脑炎、脑积水等）等均可打破脑灌注量和灌注压的相对恒定，可能导致脑供血不足，进而诱发脑血管病以及脑血管病认知障碍。

大脑的静脉系统同样独特且复杂（图1-1-5）。由于直立行走的人类大脑位于身体的最顶端，较低的脑静脉压确保了脑组织代谢废物快速进入静脉系统。但是，较低的脑静脉压也为致病菌进入大脑以及脑静脉血栓形成提供了便利，尤其是当身体处于休克、严重脱水、高凝状态、服用避孕药和乳突炎等情况下。由于静脉回流不畅必然导致动脉供血受阻，因此，小部分脑血管病认知障碍的根本病因是静脉性的。

（二）认知的分类

Benjamin Bloom于1956年首次提出了一套以认知目标为导向的认知分类体系。该体系根据知识的回忆、理解能力和智慧技能的形成等方面目标的高低，将认知分为六个等级：知识、领会、运用、分析、综合和评价。显然，这套分类系统更符合对认知的真实评价，但由于过于抽象、笼统，且难以量化，操作性不强。

鉴于认知障碍对患者最突出的困扰是日常生活活动能力下降，目前临床常将认知分为以下八个域：定向力、注意力、计算力、视空间结构、理解判断、记忆力、语言能力和执行力（图1-1-6）。这种分类法虽然简单，但可操作性强且适合动态观察，也便于实施有针对性的认知

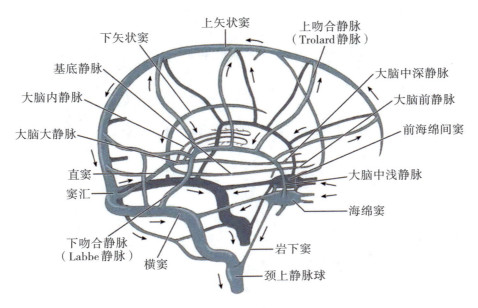

图1-1-5　大脑静脉系统

知康复训练。但其优点也正是其缺点，尽管图中每个认知域所占面积或比例相等，但事实上它们对整体认知功能的贡献度并不相等，且会随着个体的性别、年龄、教育和职业背景的差异而放大。必须指出的是，不同认知域之间并非独立存在的，即便是最基本的注意力都需要定向力和记忆力等域的参与，而执行力更需要同时调动注意力、理解判断、记忆力、定向力等诸多板块。以临床最常用的简易精神状态量表（mini-mental state examination，MMSE）和蒙特利尔认知评估量表（Montreal cognition assessment，MoCA）为例，都存在问题过于简单的缺点，忽略了布卢姆分类法中的高级认知元素（如抽象思维、概念、逻辑分析等），难以察觉早期和轻度的认知障碍。对于相当一部分拥有高学历和高智商的人群来说，过于简单的认知评估手段很容易出现假阴性结果。韦氏成人智力测试系统可能更适合认知的精准评估，但由于用时过长，且对后期的药物治疗和认知康复训练的指导作用不大，故较少用于脑血管病认知障碍的筛查。

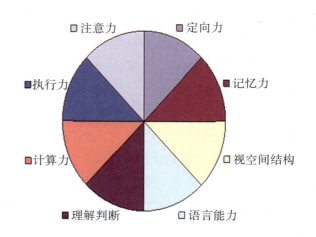

图 1-1-6　认知域的临床常用分类

（三）认知的生理学基础

认知产生的物质基础是大脑的神经网络，这个网络是由 10^{10}~10^{12} 个神经元及其数量更为庞大的神经突触编织而成的（图 1-1-7）。依据信号的传递方式，神经突触分为神经递质突触和电突触两大类。前者占大多数，因主要依赖神经递质在突触前、后膜之间的传递，具有单向、专一、节能、环保、高效的特点，适合复杂而微妙的认知信号的加工和处理。后者较

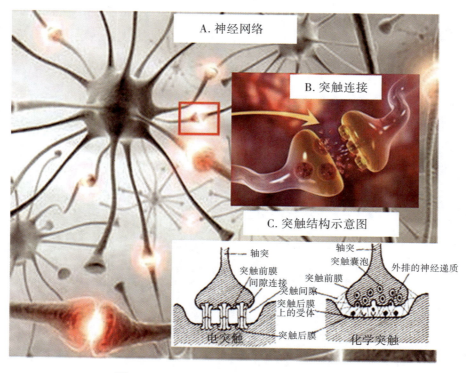

图 1-1-7　神经网络和神经突触结构示意图

为少见，主要通过带电离子和小分子物质直接传递信号，具有快速、双向和低电阻的特性，仅见于视网膜和某些神经核团内同类神经元内部的同步化活动。因此，认知的储存和表达方式主要取决于神经元和突触的数量。从某种意义上说，突触越丰富，构成的神经回路越多，认知水平越高。目前已知的神经递质种类多达几十种，但与认知功能有关的主要为胆碱类、胺类、氨基酸类。

人类作为一种可学习、可教育的灵长类动物，大部分的认知并不是生来就有的。那些生来就有的认知行为不仅数量少，而且都是较为低级的本能行为，如防御反射、食物反射、性反射等。由于这些反射不需要经过大脑处理，我们称之为非条件反射。人类的绝大多数认知行为是通过后天学习和训练而习得的，由于必须经过大脑，我们称之为条件反射。理论上说，条件反射的数量可以是无限的，但它们会因环境所需而建立，也可因环境的改变而消退（图1-1-8）。因此，在进行认知康复训练时，治疗师们常常需要根据这一特征对认知障碍患者反复进行相同的刺激并辅以奖惩和诱导手段，使得那些因脑血管病而遭到破坏或削弱的认知性条件反射得以重建。为了避免认知训练过程的枯燥和乏味，同类的认知信号会采用不同的刺激方式。例如，暨南大学陈卓铭教授研发的计算机辅助认知障碍康复训练系统就充分利用了词汇、图像、语音等多种认知信号，依据认知障碍的严重程度分级设置训练难度并辅以鼓励性语言，得到了国内认知康复领域的广泛认可。

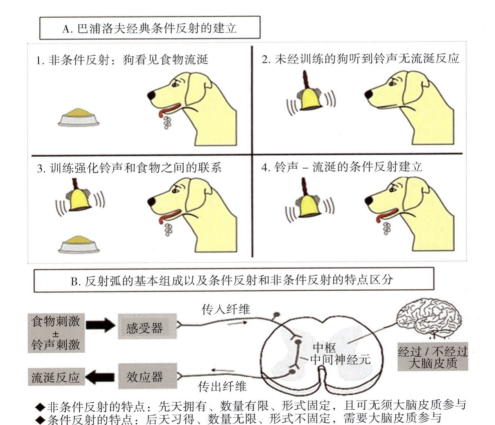

图 1-1-8　巴浦洛夫经典条件反射实验（A）和反射弧的基本组成（B）示意图。根据条件反射和非条件反射的定义和特点，实验狗在食物刺激下出现的流涎反应，不需要大脑皮质参与，属于较为低级的先天性非条件反射（A1）。后经反复铃声 – 食物的关联性训练（A3），单纯的铃声也能诱发实验狗的唾液分泌（A4），但这一过程既可经训练而建立，并得到强化或泛化，也可因非条件刺激的撤销或附加其他惩罚或厌恶性条件刺激而消退

（徐武华）

第二节　认知形成和维持的生理条件

一、神经递质与认知功能

神经递质大致有胆碱类、胺类、氨基酸类、肽类、嘌呤类、气体类、脂类等，神经递质改变对脑血管病认知障碍（cerebral vascular disease cognitive impairment，CVDCI）的发展和预后均相当重要。研究表明，在 CVDCI 的发病过程中，大脑皮质、下丘脑、纹状体和海马等部位的神经活动和神经递质水平明显下降，与 CVDCI 有关的神经递质，具体如下。

（一）乙酰胆碱

乙酰胆碱（acetylcholine，Ach）是中枢神经系统中分布很广的神经递质，胆碱能神经元广泛分布在前脑、纹状体、边缘系统及脑干中，中枢胆碱能递质在学习记忆行为中有重要的调节作用。Ach 主要参与机体心血管活动、摄食、饮水、睡眠、觉醒、感觉和运动的调节。Ach 由胆碱和乙酰辅酶 A 在胆碱乙酰转移酶（choline acetyltransferase，ChAT）的催化作用下合成，释放到突触间隙的 Ach 与其受体（acetylcholine receptor，AchR）结合传递神经冲动后，迅速被乙酰胆碱酯酶（acetylcholine esterase，AchE）水解成胆碱和乙酸。突触后膜含有特异的 Ach 受体，包括烟碱型 Ach 受体（N 受体构成的有 12 种亚基，分别是 $\alpha 2 \sim \alpha 9$ 和 $\beta 2 \sim \beta 5N$）、蕈毒碱型 Ach 受体（即 M1~M5）。研究表明，大鼠训练后皮质海马 Ach 和胆碱转移酶升高，拟胆碱能药物或海马隔区内移植胆碱均能使胚胎组织改善学习记忆功能。相反，抗胆碱能药物或损伤胆碱能基底核则会破坏学习记忆功能。

ChAT 和 AchE 共同维系着 Ach 的动态平衡，这也是维持哺乳动物正常进行学习记忆的必要条件。临床研究发现，血管性痴呆（vascular dementia，VD）患者的认知障碍程度与 Ach 合成减少和 AchE 活性相对增高有关。VD 患者脑脊液中的 Ach 含量较对照组显著降低，且下降幅度与痴呆程度一致。低氧可能使葡萄糖氧化受阻，丙酮酸合成减少，造成 Ach 的合成原料——乙酰辅酶 A 减少；缺氧还能够抑制三羧酸循环，在多种因素的共同作用下阻碍脑内 Ach 的合成，从而影响学习记忆功能，最终发生痴呆。

（二）单胺类神经递质

脑组织内各种单胺类神经递质是记忆形成和保持不可缺少的物质之一，主要包括多巴胺（dopamine，DA）、去甲肾上腺素（norepinephrine，NE）、5- 羟色胺（5-hydroxytryptamine，5-HT）等。脑缺血时，脑内单胺类神经递质的代谢发生紊乱。在缺血早期，能量耗竭使神经递质的再摄取受到抑制，单胺氧化酶活性下降以及 NE、5-HT 和 DA 等降解减少使单胺类递质含量明显升高；在缺血后期，由于神经元功能障碍，NE、5-HT 和 DA 等的合成速度降低，而突触释放增加，导致 NE、5-HT 和 DA 等耗竭。动物实验表明，VD 大鼠海马和下丘脑中的 DA、NE 和 5-HT 水平下降，其痴呆程度与上述单胺类神经递质的下降程度一致。

1. 5- 羟色胺（5-HT）

5-HT 又名血清素（serotonin），是色氨酸经色氨酸羟化酶催化生成的一种调节性神经递质。5-HT 通过激活不同受体参与情绪、摄食、体温和睡眠以及学习和记忆的调节。脑内神经递质 5-HT 含量随年龄增长而降低，同时伴有学习记忆能力减退。5-HT 在脑细胞内合成，其受体广泛存在于大脑皮质、边缘系统和海马等区域，其作用为保持皮质 - 海马的突触联系，参与大脑的认知功能。注意力缺陷、抑郁、行为异常均与 5-HT 系统受损有关，5-HT 系统受损可导致痴呆患者认知功能减退。VD 患者的尸检研究发现，脑组织内 5-HT 代谢失调，脑内 5-HT 含量显著下降，白质内单胺氧化酶活性显著增高。

目前已发现的5-HT受体有7类14种亚型，其中包括5-HT1，5-HT2，5-HT3，5-HT4，5-HT5，5-HT6，5-HT7。5-HT1受体是5-HT受体家族中最庞大的一科，目前有A、B、D、E、F共5种亚型，5-HT1A、5-HT1B、5-HT1D、5-HT1E、5-HT1F共5种受体蛋白；5-HT2受体次家族有A、B、C共3种亚型，5-HT2A、5-HT2B，和5-HT2C共3种受体蛋白；5-HT5受体次家族有A、B共2种亚型，5-HT5A、5-HT5B共2种受体蛋白；5-HT3受体、5-HT4受体、5-HT6受体和5-HT7受体，共有14种亚型。记忆的形成和正常老化过程伴随着5-HT受体表达水平的改变，记忆形成过程需要5-HT受体的向下调节，但是5-HT受体的进一步减少可能与记忆障碍有关。

2. 多巴胺

多巴胺（dopamine，DA）在调节前额叶记忆功能方面起主要作用。脑中DA含量降低可导致动物智能减退、行为情感异常、言语错乱等高级活动障碍，DA含量升高也可导致认知功能异常。研究发现，脑缺血后细胞外液DA含量显著升高。近年来DA与兴奋性氨基酸的相互作用受到人们的关注。DA本身就是一种调节钙离子的神经递质，脑缺血时谷氨酸浓度升高，DA通过钙调节延迟（delayed calcium deregulation，DCD）可防止过量谷氨酸所诱导的神经元凋亡。这种效应是通过多巴胺D2受体介导的，且这种保护作用可被多巴胺D2受体拮抗剂消除。有学者发现在大鼠脑缺血模型中多巴胺D2受体的变化可能与神经功能恢复密切相关。也有学者发现多巴胺调节AMDA受体介导的兴奋性毒性的途径主要有两条：磷脂酰肌醇-3激酶的活化（PI-3K）和下调AMPA受体在细胞膜上的表达。其共同作用使细胞膜上的AMPA受体表达减少，从而使缺血细胞免受死亡。Okada研究发现使用多巴胺D4受体拮抗剂可上调神经元凋亡抑制蛋白（neuronal apoptosis inhibitory protein，NAIP）的表达，NAIP可保护神经细胞免受氧化应激诱导的细胞凋亡。

3. 前列腺素

前列腺素（prostaglandin，PG）是广泛存在于人体内的一类不饱和脂肪酸，具有多种生理功能的活性物质。按其结构，前列腺素分为A、B、C、D、E、F、G、H、I等多种类型。不同类型的前列腺素具有不同的功能。作为神经递质，它广泛分布于神经系统。前列腺素E在体内发挥着重要的功能，目前已知前列腺素E2有EP1、EP2、EP3、EP4四种受体。Zhen通过实验发现PGE2受体EP1的缺失加重了神经细胞的损伤，说明EP1受体具有神经保护作用。EP2基因敲除的小鼠较野生型小鼠在脑缺血后神经功能缺损症状更严重。Ikeda-Matsuo的进一步实验发现前列腺素E2可加重谷氨酸毒性作用，其机制可能为前列腺素E2诱导合成微粒体前列腺素E合成酶1（microsomal prostaglandin E synthase-1，mPGES-1）和环氧合酶2（cyclo oxygen ase 2，COX-2），mPGES-1与COX-2共同作用使谷氨酸过量释放，进一步使用EP3受体拮抗剂显示出EP3受体拮抗剂可消除这种作用，推测PGE2通过激活EP3对缺血性脑卒中产生有害的作用。同时PGE2的受体EP3通过增强炎症反应及凋亡可加重皮质的缺血。而给予EP4受体激动剂后可显著减少脑缺血小鼠的脑梗死面积，改善长期预后，提示EP4受体具有神经保护作用。

（三）氨基酸类神经递质

氨基酸类神经递质可分为兴奋性和抑制性，前者主要包括谷氨酸、门冬氨酸等，后者主要包括γ-氨基丁酸、甘氨酸等。脑缺血后，脑组织中的氨基酸类神经递质代谢异常，导致神经元损伤和神经功能缺损，其中以谷氨酸（glutamate，Glu）的兴奋毒性作用最为重要。除能介导神经细胞急性渗透性肿胀、经N-甲基-D-天冬氨酸受体（NMDA受体）过度兴奋介导迟发性神经元死亡（delayed neuronal death，DND）外，Glu 过度释放还可造成以海马区域为主的病理性长时程电位（long-term potential，LTP），并有可能引起信息传递障碍，进而导致学习记忆缺陷。

1. 谷氨酸

谷氨酸（glutamate，Glu）是中枢神经系统中最普遍存在的兴奋性神经递质，有重要的生理功能。但当其细胞外浓度超过生理水平时，它会对脑组织产生毒性。它主要储存于突触前末梢内。Glu 不能透过血脑屏障，因此在大脑内存在 Glu 的生成和水解微循环环境。突触前谷氨酸能神经元吸收由星形胶质细胞分泌的 Glu 的前体物质（谷氨酰胺）后，线粒体的谷氨酰胺酶将谷氨酰胺催化生成 Glu，合成好的 Glu 被包装成突触囊泡。另外，神经元内三羧酸循环过程中也可以通过转氨作用合成 Glu。突触间隙的 Glu 通过突触前膜附近和星形胶质细胞膜上的 Glu 转运体清除。被突触前神经元吸收后重新包装成 Glu 突触囊泡，而经星形胶质细胞吸收后 Glu 在谷氨酰胺合成酶的作用下重新生成谷氨酰胺。

Glu 受体分为两类：一类为离子通道型受体（ionotropic glutamate receptors，IGLURs），包括 N- 甲基 -D- 天冬氨酸受体（NMDAR）、海人藻酸受体（KAR）和 α- 氨基 -3 羟基 -5- 甲基 -4- 异噁唑丙酸受体（AMPAR），这类受体与离子通道偶联，形成受体通道复合物，介导快速信号传递；另一类为代谢型受体（metabotropic glutamate receptors，MGLURs），根据氨基酸序列的同源性、激动剂的选择以及信号转导途径的不同，可将 MGLURs 分为 3 组，I 组为 mCuR1 和 MCLUR5；Ⅱ 组为 MGLUR2 和 MGLUR3；Ⅲ 组为 MGLUR4、MGLUR6、MGLUR7 和 MGLUR8，与膜内 G- 蛋白偶联，这类受体被激活后通过 G- 蛋白效应酶、第二信使等组成的信号转导系统，产生较缓慢的生理反应。Glu 对突触可塑性调节被认为是重要的学习和记忆的神经化学基础。过量的 Glu 会导致兴奋毒性，引起靶细胞的死亡。Glu 受体的 mRNA 表达几乎在所有神经元都存在，但以海马、大脑皮质及小脑的含量最丰富。

脑缺血时氧和葡萄糖的快速消耗使 ATP 耗竭，无法维持离子稳态可引起细胞外 Glu 增多，Glu 可导致细胞内钠、钙离子增多。细胞内高钙可导致线粒体功能障碍，进而导致蛋白酶的活化、氧自由基的积累及一氧化氮的释放，最终导致神经细胞的凋亡，这种现象称为兴奋性毒性。Kohara 等在脑缺血大鼠模型中的实验表明，代谢型谷氨酸受体拮抗剂对大鼠神经功能具有显著的保护作用。

2. γ- 氨基丁酸

γ- 氨基丁酸（γ-aminobutyric acid，GABA）是主要的抑制性神经递质（此外还有甘氨酸），在中枢的含量非常高；其浓度有区域差异性，在黑质含量最高，其次为苍白球、下丘脑、四叠体、纹状体和舌下神经核。GABA 不是组成蛋白质的氨基酸，而是神经元所特有的。GABA 是由谷氨酸经谷氨酸脱羧酶（glutamate decarboxylase）作用，并以维生素 B_6 为辅酶生成 GABA。GABA 的释放和清除机制与谷氨酸类似，存在突触前神经元的吸收和突触周围星形胶质细胞的代谢分解途径。GABA 在星形胶质细胞内经线粒体转氨酶作用生成谷氨酰胺。

GABA 受体有两种亚型，GABA-A 和 GABA-B。GABA-B 受体与钾离子通道和钙离子通道偶联，对细胞膜上的腺苷酸环化酶有抑制作用。中枢性肌肉松弛剂氯苯氨丁酸为 GABA-B 受体的特异性激动剂。GABA-A 受体与苯二氮䓬（benzodiazepines，BZ）受体的关系极为密切，又含有 GABA-A 受体 2 个 β 亚单位和含有 BZ 受体的 α 亚单位和一个氯离子通道共同构成超大分子糖蛋白复合物，GABA、BZ 和氯离子与这个复合物相互作用发挥其生理效应。激活 GABA-A 受体，可立即出现对神经元的抑制作用，提示这些认知点属于空间构象型受体。当抑制性神经递质与受体相结合时，就开放离子通道使氯离子进入神经元，使之超极化而产生强的对抗兴奋作用。此外，β亚单位上还有抗癫痫药和巴比妥类药物的作用位点，BZ通过GABA-A-BZ-氯离子通道复合物产生抗焦虑和镇静作用。

GABA是哺乳类动物中枢神经系统中最主要的抑制性氨基酸递质，主要功能是专一性地与受体蛋白结合，引起突触后膜的氯离子内流，从而产生神经元的抑制效应。它作为主要抑制性神经递质，可以拮抗缺血引起的谷氨酸兴奋毒性，保护神经元的损伤。大量研究表明，脑缺血后为了对抗谷氨酸的大量释放，GABA的含量明显增多。

二、神经环路在认知形成过程中的作用

在中枢神经系统中存在很多神经递质通路，它们参与了对机体生命活动各个方面的调控。目前认为与认知相关的神经通路一般都集中在胆碱能通路、单胺能通路、氨基酸能通路上。

（一）胆碱能通路

胆碱能通路以乙酰胆碱为神经递质，其中乙酰胆碱在神经元胞体内合成，经轴浆运输至末梢，贮存于突触囊泡，释放后作用于靶细胞。该通路分布十分广泛，如脊髓、脑干和大脑皮质等区域。在机体内胆碱能通路参与学习记忆过程、感觉和运动功能的调节以及心血管活动等。其中，学习记忆过程中有海马、基底前脑胆碱能神经元参与；在睡眠觉醒中乙酰胆碱可通过M型受体促进快波睡眠，也可以通过脑干网状结构胆碱能上行激活系统和皮质的胆碱能系统，激活大脑皮质以维持清醒状态。

（二）单胺能通路

单胺能通路中的神经递质主要包括儿茶酚胺类和吲哚胺类，其中儿茶酚胺类主要包括去甲肾上腺素、肾上腺素、多巴胺，吲哚胺类主要指5-HT。

1. 去甲肾上腺素能通路

去甲肾上腺素能神经元胞体主要集中在延髓和脑桥，其纤维联系主要包括上行投射系统和下行投射系统。上行投射系统包括上行性背侧束与上行性腹侧束，下行投射系统包括背侧束与腹侧束。在机体内，去甲肾上腺素能的主要功能有维持觉醒状态、影响下丘脑神经元的神经内分泌活动、参与学习记忆以及控制躯体和内脏运动等。

2. 肾上腺素能通路

肾上腺素能神经元的分布主要集中在C1、C2、C3区，其纤维联系主要包括上行支配与下行支配两类。前者包括迷走神经背核、孤束核、蓝斑的腹侧部、中脑中央，后者主要指的是灰质、丘脑和下丘脑脊髓中间外侧核。肾上腺素能神经元参与调节心肌收缩力、升高血压、活化交感神经、运送葡萄糖给肌肉、促进肌肉的活动等。

3. 多巴胺能通路

多巴胺能神经元胞体主要位于中脑和间脑，其纤维广泛投射到端脑、间脑、脑干和脊髓。作为锥体外系的重要递质，多巴胺能对躯体运动的调节发挥重要的作用，如参与精神情绪活动、调节垂体内分泌功能、调节心血管活动等。

4. 5-HT能通路

5-HT能神经元的分布主要集中在中缝、第四脑室、脑桥、下丘脑等部位，其纤维联系也包括上行投射系统和下行投射系统两部分。5-HT能神经元的作用规律是：对感觉神经元主要产生抑制作用，对运动神经元主要产生兴奋作用，脑内5-HT含量升高可促进睡眠。此外，5-HT还参与体温调节、镇痛以及对心血管功能的调节等。

（三）氨基酸能通路

氨基酸能通路主要包括抑制性和兴奋性两大类，前者的递质主要包括GABA、甘氨酸和牛氨酸，后者主要包括谷氨酸、天冬氨酸。

1. GABA 通路

GABA 神经元的分布集中在皮质各层、海马、纹状体、下丘脑、脊髓、小脑等。其纤维投射主要有：纹状体－黑质投射、纹状体－苍白球投射、小脑－前庭外侧核径路、黑质－上下丘投射、下丘脑乳头体－新皮质径路、底丘脑－苍白球径路等。在机体内，GABA 主要发挥抑制性作用，如抗焦虑作用、抗惊厥作用、镇痛以及调节内分泌的作用。

2. 谷氨酸能通路

谷氨酸能神经元的在中枢神经系统中的分布十分广泛，其中在大脑皮质、小脑的含量最高，脑干次之，在脊髓中以后角为主，前角较低。其纤维投射主要有：皮质纹状体投射、额皮质－伏隔核投射、皮质－丘脑投射、皮质－中脑被盖投射、皮质－黑质投射，此外，谷氨酸能神经元还与海马存在神经联系。

（四）肽能通路

肽能通路在中枢神经通路中占有重要的地位，其涉及的种类非常多。近年来在神经生物学方面主要的研究热点基本集中在这几个方面：脑啡肽能神经元、促甲状腺素释放激素能神经元、生长抑素能神经元、神经降压素能神经元、胆囊收缩素能神经元、血管活性肠肽能神经元以及 P 物质能神经元。肽能通路中的这些神经元是在近几年才逐渐被认识和重视起来的。由于该通路涉及的神经元和神经递质较为复杂，且在众多研究方向上仍然存在很大的争议，在此不详细叙述。

（五）展望

总体来说，中枢神经通路在近些年来取得了很大的进展，这为神经生物学和生理学都提供了很好的研究基础。但是，由于其包含的内容很多而且都较为复杂，所以仍然有很多有待进一步研究和探讨的方面。就目前的研究水平和研究技术来说，相信在接下来的几年中中枢神经通路会取得更大的进步，会为生物和医学

的研究奠定更加扎实的理论基础，并更好地指导临床实践。

三、导致认知障碍的常见危险因素和疾病

认知障碍的表现形式多为轻度认知障碍、痴呆、局灶性功能缺损导致的认知障碍（失语、失用、格斯特曼综合征）和其他等。认知障碍常见的危险因素有：①人口学上的因素，如年龄、性别、教育等；②基因因素，如载脂蛋白 E（ApoE）、Klotho、CACNA1A 基因等；③疾病因素，如高血压、高胆固醇、体重指数（BMI）异常、糖尿病、炎症等；④精神危险因素，如抑郁、晚期生活焦虑、创伤后应激障碍、危害回避、目的感较小等；⑤颅脑损伤（外伤性脑损伤）；⑥生活方式和环境危险因素，如在环境和职业中的暴露、吸烟、酗酒等。

导致认知障碍的常见疾病有脑卒中、帕金森病、多发性硬化、慢性阻塞性肺疾病、阿尔茨海默病、糖尿病、肥胖、癫痫、焦虑、抑郁、精神分裂症、亚临床性甲状腺功能减退症、慢性肾小球肾炎、纤维肌痛、代谢性疾病等。认知障碍与这些系统性疾病关系密切且机制复杂。痴呆或许是糖尿病的一大并发症，甚至有学者提出了"3 型糖尿病"的观点。选择合适的神经心理学评估工具早期筛查认知障碍非常重要，及时对系统性疾病患者进行有效的病因治疗以及综合管理可能有助于预防认知障碍的发生和进展。认识并加强对影响认知功能的系统性疾病的相关研究，对改善系统性疾病患者的预后和认知障碍患者的生活质量具有重要意义。未来有关各系统疾病与认知障碍相互促进关系及其机制仍需进一步研究，而有关各系统疾病中筛查认知障碍量表的选择、认知障碍的治疗亦需进一步探讨。

脑的正常生理活动需要充分的能量支持，只有小部分能量来自储存的 ATP，几乎全部能量都靠葡萄糖的有氧代谢产生。脑内的能

量储备量很少，一旦停止供应，其所储备的ATP 和糖原在 10min 内即完全耗竭，使脑功能丧失。脑血流中断 5~10s 就会发生晕厥，继而发生抽搐。近年来的研究发现，即使脑缺血持续 15~30min，当重建循环后，ATP 浓度仍可恢复到正常或接近正常水平，甚至循环停止 60min，能量代谢和酶功能仍可恢复，并出现诱发电位。这些结果提示，心脏停搏后（缺血期）的能量代谢障碍易于纠正，但是重建循环后发生的病理生理变化将给予脑组织第二次打击，即再灌注损害，这可能是脑细胞死亡的主要原因。不同区域的脑缺血是引起不同类型认知障碍的常见原因。空间认知缺陷包括空间学习记忆能力损害，是缺血性脑卒中发生后的常见症状。空间学习记忆主要依赖于海马，因此，海马齿状回的神经元再生对学习记忆至关重要。脑卒中后有认知障碍的患者约占脑卒中发病人数的 43.5%，其中出现记忆障碍者约占 50%。

（单莎瑞）

第三节　脑血管病认知障碍概述

一、脑血管病认知障碍的概念及流行病学

（一）脑血管病认知障碍的相关概念

1. 脑血管病认知障碍

正如前文所述，脑血管病认知障碍是一组特定的疾病谱群，涵盖由各种脑血管病及其引发的缺血性、出血性脑卒中和其他任何造成认知相关脑区低灌注的脑血管病所致的，从轻度到重度的认知障碍综合征。疾病界定至少符合以下两个条件：①有明确的脑血管病证据；②有明确的认知障碍。同时符合上述两个条件（无论是否存在因果关系）的患者可划归为 CVDCI 人群。

2. 脑血管病

脑血管病（cerebrovascular disease，CVD）是指由各种原因导致的脑血管性疾病的总称。脑血管病有很多种分类方法。我国 1995 年将脑血管病分为 11 类，见表 1-3-1。脑卒中（stroke）是脑血管病的主要临床类型，包括缺血性脑卒中和出血性脑卒中，以突然发病、迅速出现局限性或弥散性脑功能缺损为共同临床特征，为一组器质性脑损伤导致的脑血管病。

3. 认知障碍

认知是指人脑接受外界信息，经过加工处理，转换成内在的心理活动，从而获取知识或应用知识的过程。认知大致分为以下八个域：定向力、注意力、计算力、视空间结构、理解判断、记忆力、语言能力和执行力。认知障碍（cognitive impairment）是指上述几项认知功能中的一项或多项受损，包括局灶性损伤如失语、失用、失认、记忆障碍、视空间障碍、执行功能损害等。认知障碍包括从轻度认知障碍到痴呆等不同的程度。

轻度认知障碍（mild cognitive impairment，MCI）是介于正常衰老和痴呆之间的一种中间状态，是一种认知障碍综合征。与年龄和受教育程度匹配的正常老人相比，患者存在轻度认知功能减退，但日常生活活动能力没有受到明显影响。MCI 的核心症状是认知功能减退，根据病因或大脑损害部位的不同，可以累积认知域中的一项或一项以上，导致相应的临床症状。痴呆（dementia）是由于脑功能障碍而产生的获得性、持续性智能损害综合征，可由脑血管病引起，也可由其他原因（如脑退行性变、外伤、中毒等）导致。与 MCI 相比，痴呆患者不仅在认知障碍的程度上更为严重，且必须同时有两项或两项以上认知域受损，并导致患者的日常或社会能力明显减退。痴呆患者除以上认知症状外，还可能伴发精神行为的异常，有些患者还有明显的人格改变。

表 1-3-1　脑血管病分类（1995 年）

一、短暂性脑缺血发作	（二）动脉硬化性动脉瘤
（一）颈动脉系统	（三）感染性动脉瘤
（二）椎 - 基底动脉系统	（四）外伤性动脉瘤
二、脑卒中	（五）其他
（一）蛛网膜下腔出血	七、颅内血管畸形
1. 动脉瘤破裂引起	（一）脑动静脉畸形
2. 血管畸形	（二）海绵状血管瘤
3. 颅内异常血管网症	（三）静脉血管畸形
4. 其他	（四）毛细血管扩张症
5. 原因未明	（五）脑 - 面血管瘤病
（二）脑出血	（六）Galen 静脉动脉瘤样畸形
1. 高血压性脑出血	（七）硬脑膜动静脉瘘
2. 脑血管畸形或动脉瘤出血	（八）其他
3. 继发于梗死的出血	八、脑动脉炎
4. 肿瘤性出血	（一）感染性动脉炎
5. 血液病源性出血	（二）大动脉炎（主动脉弓综合征）
6. 淀粉样脑血管病出血	（三）系统性红斑狼疮
7. 动脉炎性出血	（四）结节性多动脉炎
8. 药物性出血	（五）颞动脉炎
9. 其他	（六）闭塞性血栓性脉管炎
10. 原因未明	（七）其他
（三）脑梗死	九、其他动脉疾病
1. 动脉粥样硬化性血栓性脑梗死	（一）脑动脉盗血综合征
2. 脑栓塞	（二）颅内异常血管网症
（1）心源性	（三）动脉肌纤维发育不良
（2）动脉源性	（四）淀粉样血管病
（3）脂肪性	（五）夹层动脉瘤
（4）其他	（六）其他
3. 腔隙性梗死	十、颅内静脉、静脉窦血栓形成
4. 颅内异常血管网症	（一）海绵窦血栓形成
5. 出血性梗死	（二）上矢状窦血栓形成
6. 无症状性梗死	（三）侧窦（横窦、乙状窦）血栓形成
7. 其他	（四）直窦血栓形成
8. 原因未明	（五）其他
三、椎 - 基底动脉供血不足	十一、颅外段动、静脉疾病
四、脑血管性痴呆	（一）颈动脉、椎动脉狭窄或闭塞
五、高血压性脑病	（二）颈动脉扭曲
六、颅内动脉瘤	（三）颈动脉、椎动脉动脉瘤
（一）囊性动脉瘤	（四）其他

（二）脑血管病的流行病学

脑血管病具有高发病率、高病残率和高死亡率的特点，可以造成严重疾病负担。近年来，经济发达国家脑卒中患病率、发病率和死亡率逐渐下降，而中低收入国家仍持续升高。全球疾病负担（global burden of disease，GBD）研究的数据显示，脑卒中是我国成人致死、致残的首位病因。中国是最大的发展中国家，人口约占世界总人口的 1/5，脑卒中患病人数高居世界首位。

2019 年 GBD 数据显示，我国脑卒中发病率由 2005 年的 222/10 万下降至 2019 年的 201/10 万，缺血性脑卒中发病率由 2005 年的 117/10 万升高至 2019 年的 145/10 万，出血性脑卒中发病率由 2005 年的 93/10 万下降至 2019 年的 45/10 万（图 1-3-1）。由于短暂性脑缺血发作的流行病学调查难度相对较大，相关报道较少。按照此次抽样调查的患病率推算，全国约有短暂性脑缺血发作患者 135 万例，每年新发 31 万例。43 959 名行 CT 和 / 或 MRI 检查的被调查者中，8748例（19.91%）诊断为腔隙性梗死。2015年的美国心脏协会心血管病和脑卒中统计年报数据显示，无症状性腔隙性梗死患病率为6%~28%；据此数据估计，全美1998年约有无症状性腔隙性梗死患者1300万例。

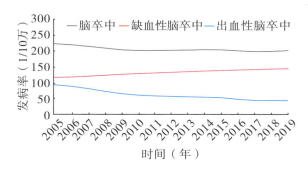

图1-3-1　2005—2019年中国缺血性脑卒中和出血性脑卒中发病率

我国脑卒中患病率整体呈上升趋势。GBD数据显示，2019年我国缺血性脑卒中患病率为1700/10万（年龄标化患病率1256/10万），出血性脑卒中患病率为306/10万（年龄标化患病率215/10万）。2019年"脑卒中高危人群筛查和干预项目"数据显示，我国40岁及以上人群的脑卒中人口标化患病率由2012年的1.89%上升至2019年的2.58%，2019年我国40岁及以上人群现患和曾患脑卒中人数约为1704万。我国脑卒中死亡率仍处于较高水平。《中国卫生健康统计年鉴2019》显示，2018年我国脑卒中粗死亡率农村居民为160/10万，城市居民为129/10万；根据第6次全国人口普查数据估算，2018年我国约有194万人死于脑卒中；脑卒中已成为我国农村居民第二位（占所有死亡病因构成比的24.16%）、城市居民第三位（占所有死亡病因构成比的20.53%）死亡病因（图1-3-2）。

伤残调整寿命年（disability adjusted life years，DALYs）是疾病导致死亡损失的健康生命年和导致伤残损失的健康生命年相结合的指标。DALYs综合考虑了死亡和残疾两种健康损伤，是衡量疾病整体负担的重要指标。GBD数据显示，2005—2019年我国缺血性脑卒中的

DALYs自2005年的1268/10万下降到2019年的1148/10万，出血性脑卒中的DALYs自2005年的2068/10万下降到2019年的1142/10万，但仍远高于英国、美国、日本等发达国家同期水平（图1-3-3）。

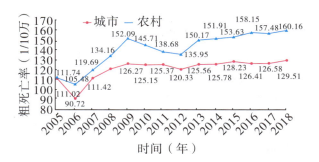

图1-3-2　2005—2018年中国城乡居民脑卒中粗死亡率（《中国卫生健康统计年鉴2019》数据）

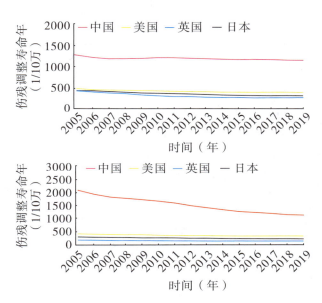

图1-3-3　2005—2019年中国、美国、英国、日本缺血性、出血性脑卒中伤残调整寿命年（GBD数据）

（三）脑血管病认知障碍的流行病学

脑血管病易引发多种并发症，其中认知障碍对患者的影响最为严重，它不仅会影响患者的生活质量、工作能力，而且会给患者家庭和社会带来不利影响。目前关于脑血管病认知障碍流行病学的研究报道较少。卜锡华等对135例脑血管患者认知功能的神经心理学进行评估，结果显示认知障碍中左侧、右侧半球损害分别为88.2%和50%；左基底节病变引起的认知障

碍占 83.3%，占左侧大脑半球损害的 21%；多发性腔隙性脑梗死认知障碍发生率为 87.5%。张建男等对住院治疗的 369 例脑血管病患者进行调查，其中认知障碍发生率为 26.56%；首次发作认知障碍的发生率为 24.75%，反复发作有认知障碍的发生率为 28.65%，反复发作的认知障碍发生率是首次发作的 1.16 倍。调查显示脑血管病认知障碍的发生与其性别、年龄、职业、居住区域无明显关系。

在我国，由于脑卒中的一级和二级预防措施不得当，脑卒中首发率与再发率长期居高不下，脑卒中防治的拐点迟迟未显，从而也直接提高了脑卒中后认知障碍（post-stroke cognitive impairment，PSCI）的发病率、患病率和死亡率。与脑卒中的发病率一样，PSCI 也有着较为鲜明的时间、地区分布特征。鉴于不同研究在诊断标准、研究现场及人口学特征等方面存在巨大的差异，迄今为止国内外尚无 PSCI 发病率的准确和权威数据。国际上 PSCI 研究报道的发病率差异较大的为 19.3%~96%。2013 年国内部分城乡的 PSCI 流行病学特征系统评价结果表明，脑卒中后 3 个月内 PSCI 和脑卒中后痴呆（post-stroke dementia，PSD）的发病率分别为 56.6% 和 23.2%。相信随着我国人口寿命的延长及脑卒中后生存率的提高，PSCI 患病人数还将继续增加，源源不断地为同样在快速增长的痴呆总人口输送"生力军"。

PSCI 不仅严重影响患者的日常生活活动能力和社会功能，还将增加患者的病死率。有国外研究报道，PSD 患者的病死率较非痴呆的脑卒中患者显著增高。PSD 患者 5 年生存率仅为 39%，而同龄未出现痴呆的脑卒中患者 5 年生存率为 75%。我国的研究显示，PSD 的 1.5 年死亡率显著高于脑卒中后非痴呆患者（50%：8%）。国内外的 PSCI 研究报道中的发病率因患者所处地域、人种、诊断标准等不同而存在较大差异，同时也与评估距脑卒中发生的时间、发生的次数、评估手段等相关。

脑血管病可减少脑灌注，引起氧化应激和神经变性，也会加速脑萎缩并导致白质异常、无症状梗死、炎症、葡萄糖代谢降低、脑血流量和血管密度改变等。这种病理变化不仅与血管性认知障碍（vascular cognitive impairment，VCI）有关，还与阿尔茨海默病（Alzheimer's disease，AD）有关。研究表明，脑血管病与 VCI 具有显著相关性，脑血管病及其危险因素引起的病理学机制以及这些变化如何影响认知功能尚不清楚，但被认为取决于病变程度、年龄、疾病合并症、生活方式和遗传易感性。一项加拿大健康和老年研究中心对 10 263 例随机选择的社区居民和住院患者的调查发现，VCI 在 65 岁及以上老年人中的患病率约为 5%。VCI 患病率随着年龄的增长而升高，在 65~84 岁老年人中，以非痴呆血管性认知功能损害（vascular cognitive impairment with no dementia，VCIND）患者所占的比例最高，85 岁以上的老年人中混合型痴呆和血管性痴呆的患病率则逐渐升高。5 年后的随访发现，VCIND 患者中有 46% 进展为痴呆，52% 死亡。VCI 人群的住院率高于无认知障碍人群，低于阿尔茨海默病人群；死亡率高于无认知障碍人群，与阿尔茨海默病人群相同。Tang 等为评估脑血管病与颅内认知相关神经纤维的结构和功能成像之间的关系，纳入 120 例脑血管病患者并随机分为 3 组：血管痴呆组、血管认知障碍无痴呆组、非认知障碍组，每组患者 40 例，进行认知功能评估和影像学检查。研究认为脑血管病的结构和功能影像学特征与认知相关纤维密切相关，白质病变的发生率与脑血管病的病变程度和认知障碍密切相关，其中主要危险因素是白质病变的严重程度。

近年来，随着基础研究的深入以及高排CT、高分辨率磁共振的普及，脑小血管病受到越来越多的重视，尤其是它与 AD 病理之间的互动催生了 AD 的血管机制假说。目前大多数学者均支持脑小血管病是构成血管性痴呆（VD）的主要病因之一，对 VD 的贡献值约为

36%~67%。目前关于 VD 的流行病学研究较少，但动脉硬化、脑血管病变在 75 岁以上的人群中普遍存在，并且与认知障碍相关。随着年龄增长，VD 的发病风险逐渐增高。对年龄 > 75 岁的脑卒中患者长期随访并尸检，在 AD 高危组中，超过 75% 的痴呆患者的病因是血管因素而不是退行性病变。

二、脑血管病认知障碍（CVDCI）的发病机制及病理学基础

如前所述，CVDCI 发病率和患病人数均在不断上升，且存在被低估的可能。但迄今为止，其病理学基础及发病机制仍未完全阐明。这一方面与人类大脑结构的复杂性有关，另一方面也与难以构建相对单纯、统一、可重复的人类临床与病理研究条件有关。但无论如何，CVDCI 是多重病因和病理机制相互作用、交集、叠加的结果是不争的共识，而学术界争论的仅

仅是究竟哪些（个）病因为源头病因，哪些（个）病理机制为核心机制。

为了让读者对 CVDCI 发病机制有较为全面的认识，我们将文献报道较多的机制简要总结如下（图 1-3-4）。Ahmed 等的研究显示患者在经历一次脑卒中损伤后，除了急性改变外，常会出现进展缓慢的认知能力下降。即使没有新的脑卒中病灶，这种持续恶化也会发生。此外，随着年龄的增长，突触密度和皮质减少，神经元和轴突都减少并萎缩，尤其是前额皮质和海马系统。随着脑血管功能障碍的发生，这种与年龄相关的脑神经退行性改变会加剧。此外，脑血管功能障碍与胶质和神经功能障碍密切相关，由此导致的神经元和神经胶质的脑神经功能障碍和损伤将进一步导致内皮细胞萎缩和微血管狭窄。脑血管功能障碍引起的氧化促炎环境导致脱髓鞘，如缺氧、炎症、氧化应激等，损伤少突胶质细胞，诱导白质病变发生，均会

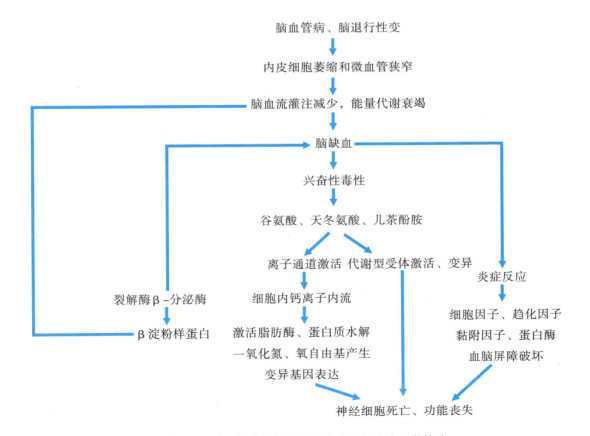

图 1-3-4　脑血管病认知障碍的发病机制及病理学基础

导致认知障碍的发生发展。此外，灌注不足和缺氧，引起脑血管功能不全促进β淀粉样蛋白激活裂解酶β分泌酶。β淀粉样蛋白可导致小胶质激活和神经炎症，也是一种强有力的血管收缩剂，可以抑制内皮依赖性反应，减少脑血流量，并恶化脑低灌注。因此，尽管潜在的脑病理学存在多样性，但脑血管改变具有相似的机制基础，低灌注、氧化应激和炎症导致内皮损伤、血脑屏障破坏、脱髓鞘和神经血管单元之间的营养耦合破坏。

血管病变导致脑解剖结构改变，进而导致认知障碍。这可能与认知功能结构域及回路如Papez环路、前额皮质和纹状体环路等的损害相关。急性脑缺血可直接导致神经元死亡，慢性脑缺血则可引起白质中神经纤维轴索变性，进而逐渐出现认知障碍，认为其发生是脑血管性机制和脑神经退行性机制相互作用的结果，且相互作用是复杂的。其中胆碱能神经系统损害、炎症、氧化应激和兴奋性氨基酸的细胞毒性等机制在神经元损伤和神经血管单元功能损害中发挥了重要作用。遗传因素也提示存在遗传易感性。

（一）脑血管病认知障碍的发病机制

1. 脑血管病变

因脑血管病变如动脉粥样硬化、脑淀粉样血管病（图1-3-5）、免疫等血管炎性病变，引起脑部缺血或出血，进而导致脑神经解剖结构损害是脑血管病认知障碍的主要发病机制。Tomlinson等的研究发现，脑血管病认知障碍与脑梗死灶的体积有关。当脑梗死软化灶体积 > 50mL时多可引起认知障碍，而脑梗死软化灶体积 > 100mL则会导致痴呆；但后续研究发现小于此体积的患者也可能出现痴呆。众多研究显示，脑梗死体积和数量与认知损害之间的关系并不一致。与其他部位相比，脑关键部位（如优势侧丘脑和角回、额叶深部区域等）的梗死在脑血管病认知障碍的发病过程中发挥重要作用，并与痴呆症的严重程度相关。此外，海马

体是大脑中记忆网络的重要组成之一，大脑后动脉缺血可引起海马体损伤，从而导致认知功能减退及永久性的记忆损害。脑小血管病是脑卒中的重要原因之一，其病理学改变在MRI等图像上主要表现为白质病变、腔隙性梗死和脑微出血等。越来越多的研究表明，脑小血管病在脑血管病认知障碍的发病过程中起着重要作用。

2. 脑神经退行性病变

脑神经退行性病变是脑血管病认知障碍的重要发病机制。阿尔茨海默病作为一种典型的脑神经退行性疾病，其患者脑组织的病理学改变为海马体和颞叶内侧皮质的体积较小或萎缩，组织病理学上可发现以淀粉样斑块沉积为特征的老年斑、神经纤维缠结和神经元脱失（图1-3-5）。阿尔茨海默病患者发生脑卒中后，其向痴呆症的进展加速，提示脑神经退行性病变也是发生认知障碍的一个重要发病机制。通常可应用结构性MRI等影像学手段来检测脑萎缩及脑脊液中的蛋白水平，其中脑脊液蛋白水平升高反映了神经纤维变性。

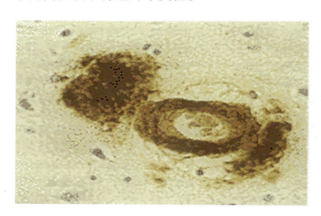

图1-3-5　脑淀粉样血管病病理图，可见病变的血管壁明显增厚，有大量的不成形的淀粉样蛋白沉积

3. 炎症反应

大脑在缺血性损害下可出现炎症反应，表现为基质细胞（小胶质细胞、星形胶质细胞和内皮细胞）的激活，同时炎症介质会增加免疫细胞的募集，加之血脑屏障被破坏，在活性氧、细胞因子和趋化因子等的作用下，可能导致

脑水肿和神经元死亡。内源性激活的免疫反应可引发神经毒性通路，导致神经元变性。受损的神经元本身也可通过趋化因子和活化的小胶质细胞释放免疫介质，导致缺血性损害的病灶扩大。

4. 遗传因素

遗传因素也可能是脑血管病认知障碍的形成机制之一。与脑血管病认知障碍相关的基因多与脑血管病相关。Notch3 基因突变可引起伴皮质下梗死和白质脑病的常染色体显性遗传性脑动脉病，后者可引起脑缺血性事件和痴呆症。Notch3 编码一种只在血管平滑肌细胞上表达的跨膜受体，其突变后会使编码产物蓄积于血管平滑肌细胞和周细胞的胞质膜上，并募集其他蛋白形成胞外沉积物，这些蛋白中的玻璃粘连蛋白和组织金属蛋白酶抑制因子 −3 可能与伴皮质下梗死和白质脑病的常染色体显性遗传性脑动脉病的发病相关。携带载脂蛋白 E3（ApoE 3）以及 ApoE 4 多态基因的脑卒中患者易发生认知障碍，如果同时合并高血压或者糖尿病，其患脑血管病认知障碍的风险可能会更高，不过目前还没有确切证据。ApoE 4 引起脑血管病认知障碍的机制可能与其影响机体血脂代谢、促进动脉粥样硬化、阻止神经细胞功能修复和影响神经突触的可塑性相关。

（二）脑血管病认知障碍的病理学基础

1. 兴奋性氨基酸细胞毒性

谷氨酸是脑组织中含量最高的一种兴奋性氨基酸。在脑缺血急性期，缺血缺氧可增加谷氨酸的释放并抑制谷氨酸的再摄取，导致胞外谷氨酸水平显著升高，继而激活 N− 甲基 −D− 天冬氨酸等受体，使突触后膜持续去极化，胞外钙离子内流，引起钙超载，导致神经元死亡（图 1−3−6）。研究发现，脑血管病认知障碍患者的血清谷氨酰胺水平升高，而高水平的血清谷氨酰胺是对谷氨酸诱发的神经毒性的一种代偿表现，提示兴奋性氨基酸的细胞毒性作用

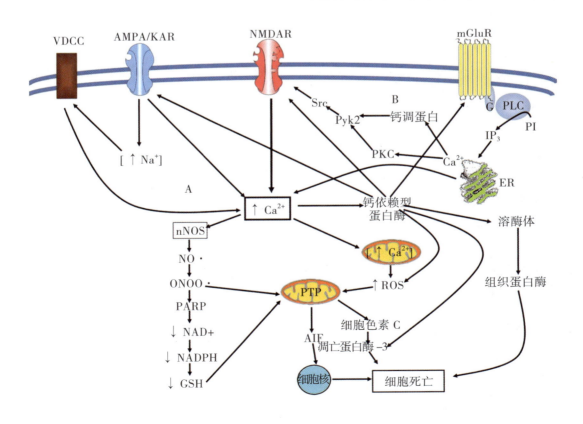

图 1−3−6　兴奋性谷氨酸细胞毒性机制

可能是发生认知障碍的发病机制之一。

2. 胆碱能神经元受损

脑血管病认知障碍患者中存在胆碱能神经元受损的病理学和临床证据，在临床试验中已对胆碱酯酶抑制药治疗的效果进行了研究。胆碱能神经递质系统是与认知功能相关的主要神经递质系统，其功能异常与认知障碍相关。胆碱能递质系统分泌的神经递质主要是乙酰胆碱，后者对记忆和学习功能起着至关重要的作用。而脑缺血性病变可损害胆碱能神经元投射通路。研究认为，胆碱能通路的破坏可能是导致急性缺血性脑卒中患者进展为痴呆症的重要原因。

3. 氧化应激损伤

大量研究表明，氧化应激损伤在脑缺血后神经元损伤中起着关键作用。正常情况下，体内氧自由基的产生与清除是平衡的。当自由基产生过多或体内抗氧化系统出现故障时，体内氧自由代谢就会出现失衡，自由基蓄积过多，攻击机体，即为氧化应激。急性脑缺血，特别是再灌注时会产生大量的氧自由基，同时伴发氧自由基清除酶活性降低。过多的氧自由基可引发脂质、蛋白质、核酸的过氧化反应。氧化应激不仅可以直接损伤脑细胞膜，导致脑细胞膜通透性提高而引发细胞毒性水肿。脑细胞溶酶体膜损伤后会使大量溶酶溢入胞浆，促使脑细胞发生自溶，最终导致脑细胞死亡。还可以通过介导线粒体途径、DNA修复酶及转录因子等间接导致细胞凋亡，并使梗死范围扩大、神经元大量丢失，进而引起认知功能损害。

三、脑血管病认知障碍的基础与临床研究进展

（一）脑血管病认知障碍（CVDCI）的基础研究进展

国内外关于CVDCI的基础研究多围绕脑血管灌注不足展开，脑卒中后认知障碍的动物模型少见，联合药物的研究居多。

研究发现，长期服用水胺硫磷可降低海马乙酰胆碱酯酶活性和乙酰胆碱含量，明显损害学习记忆功能，导致认知障碍，这可能与脑血管功能障碍有关。Ahmed等的一项随机对照试验中，确定了坎地沙坦或其他血管紧张素受体激动剂对自发性脑卒中后大鼠长期认知功能的影响，坎地沙坦的治疗有效地保留了认知功能，减少细胞毒性，并防止脑卒中后慢性反应性小胶质细胞增生。即使治疗延迟至脑卒中后7天，这些保护作用也很明显。此项研究表明，血管紧张素受体激动剂可以有效预防脑卒中后的认知障碍。Han等探讨了拉莫三嗪对脑缺血大鼠海马的认知障碍、β-淀粉样蛋白1-42积累和tau蛋白高磷酸化的影响，研究发现，拉莫三嗪能显著减轻脑缺血诱导的认知障碍和海马区神经元损伤。此外，拉莫三嗪可降低缺血后海马β淀粉样蛋白1-42积累和磷酸化。提示拉莫三嗪对脑缺血的认知功能保护作用可能与抑制海马β-淀粉样蛋白积累和tau蛋白过度磷酸化有关。在Du等的一项关于血管性认知障碍大鼠的试验中表明，针刺治疗可减少大鼠的海马神经元丢失和氧化应激，针刺通过减少相关的氧化应激和炎症的表达起到神经保护作用，从而治疗认知障碍，对血管性认知障碍有效。

随着人口的老龄化，脑血管病的发病率和病死率将继续上升，血管性认知障碍患者的数量也将增加。目前还没有严格规范的治疗方法。虽然基础试验研究证据支持某些药物或疗法可以预防脑血管病认知功能下降，但其作用机制及病理生理尚不清楚，还需进一步探讨。

（二）脑血管病认知障碍（CVDCI）的临床研究进展

脑血管病的共同特点是引起脑组织缺血或出血性意外，导致患者残障或死亡，其发病率占神经系统总住院病例的25%~50%。认知障碍对患者日常生活的影响远大于躯体功能障碍。对于脑血管病认知功能的改善，一直是神经康

复医生的工作重点及难点，故研究脑血管病认知障碍的康复治疗方法具有重要的社会及临床意义。

1. 关于影响因素的研究进展

现代研究认为，认知障碍的影响因素有很多，其中年龄是被普遍认可的影响因素。多项研究结果均证实，年龄相对较大的脑卒中患者更容易出现痴呆。一项对脑卒中患者进行的前瞻性队列研究结果显示，遗传因素对认知障碍的发生有一定的影响。PSCI 的发生还与文化程度、病程、病变部位、病灶大小与数量、脑卒中次数、有无合并疾病等有关。大面积、多部位病灶、多次脑卒中对脑组织的损害必然大于小面积、单发病灶、初发脑卒中。不同部位如左侧大脑前动脉、后动脉供血区的病变，更容易造成认知障碍。左半球病变后，认知功能较易受损，其原因可能与左半球对大多数人是优势半球有关，优势半球受损较非优势半球受损更易发生认知障碍，这与大脑半球功能定位学说相一致。情绪对认知功能亦有影响。情绪低落会造成脑卒中躯体症状的扩大化，导致患者对慢性疾病的心理调节能力降低，从而加重认知障碍和神经功能障碍。

高血压、糖尿病、高脂血症、心脏病等合并疾病均是 PSCI 的危险因素。近年来，颈动脉内膜厚度与缺血性脑卒中后认知障碍的关系成为研究热点，颈动脉内膜增厚是缺血性脑卒中后认知障碍的独立危险因素（图 1-3-7）。这些危险因素长期存在，必然会引起反复的微栓塞，小动脉痉挛、硬化，脑微小血管病变，加之血流动力学方面的原因，导致脑组织缺血缺氧，形成脑组织弥漫性脱髓鞘或腔隙性缺血改变，表现为明显的认知功能减退其至血管性痴呆。同时，生活方式也影响着脑卒中后认知障碍程度，包括饮食、体力活动和躯体功能以及吸烟等因素。合理的饮食及运动干预可能会预防认知障碍的发生或延缓其发展。

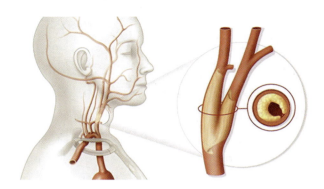

图 1-3-7 颈动脉内膜增厚伴斑块

2. 关于诊断标准的研究进展

2017 年 6 月《脑卒中后认知障碍管理专家共识》提出了 PSCI 的具体诊断标准，包括了从 PSCI 非痴呆至脑卒中后痴呆的不同程度的认知障碍。PSCI 是血管性认知障碍的重要组成部分，其诊断标准包含在 2014 年 7 月国际血管行为和认知障碍学会发布的《血管性认知障碍的诊断标准共识》之中。PSCI 新的诊断标准包括：① PSD 的诊断：痴呆的诊断必须建立在基于基线的认知功能减退之上，≥ 1 个认知域受损，会严重影响日常生活活动能力。痴呆诊断必须依据认知测验，至少评估 4 项认知域——执行功能 / 注意力、记忆、语言能力、视空间能力。日常生活活动能力受损应独立于继发血管事件的运动 / 感觉功能缺损。②脑卒中后非痴呆型认知障碍（post-stroke cognitive impairment no dementia，PSCIND）的诊断：PSCIND 的分类必须依据认知测验，至少应评估 4 个认知域——执行功能 / 注意力、记忆、语言能力、视空间能力。诊断必须依据基于基线的认知功能减退的假设和至少 1 个认知域受损。工具性日常生活活动能力可正常或轻度受损，但应独立于运动 / 感觉症状。目前临床上常用的量表有简易精神状态量表（MMSE）和蒙特利尔认知评估量表（MoCA），适用于各种病因引起的认知障碍筛查。随着对 PSCI 表现的认识，还会伴有视野缺损、空间忽略、失用等障碍。针对脑卒中后认知障碍的特殊性，近 2 年国内外研发了专门针对 PSCI 认知评估的量表，如伯明翰认知筛查量表（Birmingham cognitive screen，BCoS）和牛津认知筛查量表（Oxford cognitive screen，OCS）。BCoS 是专门为脑卒中患者定制的认知评估量表，该量表特别适用于患有失语症和/或忽略的患者。但是由于 BCoS 筛查所需时间过长（大约 1 h），因此不方便用于急性期脑卒中患者的认知筛查。OCS 是一个专门针对 PSCI 快速筛查的评估工具。2016 年汉化版的 OCS 已经被翻译和修订，并在脑卒中患者中做了信度和效度研究。研究结果显示该量表适用于中文普通话人群，可用于我国脑卒中患者的认知功能筛查，但具体临床操作应用还有待进一步检验。

3. 关于药物、康复治疗方法的研究进展

中医认为，该病病位在脑，涉及心、肝、脾、肾，病机为本虚标实，病因涉及虚、瘀、痰等方面，最终导致脑络瘀塞，髓海失养，灵机失用而呈现出认知障碍。对于本病目前尚无统一的疗效标准，临床多是以观察各项临床症状及指标来判断疗效。中医在诊治脑卒中和脑血管病认知障碍方面历史悠久，有独特的优势，但也存在一些问题，有待于在今后的研究中不断改进。

PSCI 缺乏各国指南一致推荐的治疗药物。尼麦角林是一种被广泛用于治疗认知、情感及行为异常等疾病的麦角衍化类药物，它可作用于多种神经递质通路，包括乙酰胆碱、去甲肾上腺素和多巴胺等。循证医学认为，尼莫地平不仅能改善皮质下痴呆患者的认知功能，同时还能降低患者心脑血管事件的发生率。丁苯酞是我国自主研制的一种新的神经保护药，可改善缺血性脑卒中患者的认知功能，且安全性高。此外，一些脑活素的研究得出了阳性结果，认为其可以改善血管性痴呆患者的认知功能。

脑卒中后认知障碍的康复训练十分重要。脑卒中后认知功能的恢复有赖于受损神经细胞的修复和皮质功能重塑，而强化功能训练可加速皮质功能重塑过程。康复训练大致可分为补偿训练策略和直接修复认知训练。补偿训练策略应重点关注如何教育患者针对特定的活动能力损害，去管理自身的认知障碍，促进其恢复独立的生活，包括生活环境的改变或改变做某件事情的方式。直接修复认知训练应重点关注如何通过某种训练方法直接改善患者损害的认知域，它包括实践练习、记忆训练（如缩略词、歌曲）或者基于计算机的针对特定认知域的训练方法等。

针对 PSCI 患者不同认知领域的功能障碍，应进行个体化认知功能训练（表 1-3-2）。

认知康复治疗能训练脑损伤患者的认知能力，越早进行康复治疗，效果越好。制订合理的康复计划，对脑卒中后认知障碍的功能恢复有重要意义。

表 1-3-2　个体化认知功能训练一览表

认知功能训练	训练方法
记忆力训练	对数字、图片、实物等信息进行记忆，并逐渐增加信息量，然后回忆记忆内容
逻辑思维训练	物品归类、排序、分析电视剧情、连接游戏等
注意力训练	背诵乘法口诀，找字找物，比较两幅图的相同或不同之处，从电话号码本中找出需要的电话号码，甚至可以利用软件对患者进行驾驶模拟训练等
定向力训练	反复提醒三餐、睡觉和起床时间，识记某一段路线及辨别家人或朋友的照片来对时间、地点、人物进行定向力训练
计算力训练	计算 100 连续减 7，或模拟购物等
执行功能训练	解决与日常生活有关的问题。如指出报纸中的消息或从报纸中找出所需信息，将数字、字母、图片打乱后进行排序，将各种物品的卡片或实物打乱后进行分类，设想迷路后、门被锁住后、想喝水时怎么办，穿脱衣服的顺序等
视空间忽略训练	刺激忽视侧肢体并站在忽视侧进行交谈

四、脑血管病认知障碍的病程、转归和预后

（一）脑血管病认知障碍的病程和转归

脑血管病不仅增加了患者的病死率，亦严重影响患者的日常生活活动能力和社会功能。大部分脑血管病在发病后2个月内恢复较快，2个月后继续恢复的可能性小，知觉障碍与思维运作能力较定向力和视觉运动整合能力恢复慢。半球大面积病变可导致严重的功能障碍，而且很难恢复，治疗有很大难度。已经发展至痴呆的患者，目前尚无特效的治疗方法。研究结果表明，早期执行功能障碍、视觉记忆障碍、主观单侧忽略的患者在脑卒中后6个月，躯体功能、心理健康状况及社会功能均显著下降；且随着认知功能的降低，患者的功能独立性减弱，社会参与能力变差，生活满意度降低。此外，脑血管病的认知障碍还将加重患者的残疾程度。研究者经过2年随访对脑血管病后认知功能恢复进行调查研究，分别在2年前后测量患者定向力、记忆力、注意力、视觉空间觉、视觉构筑能力、语言能力、计算能力等神经心理学方面的指标，发现认知功能区的功能随时间显著改善，注意力功能区改善最明显，记忆功能无明显改善，少数患者所有功能区功能均可恢复，说明脑血管病后认知功能的恢复仍有很大空间。

（二）脑血管病认知障碍的预后

认知障碍的存在会增加患者疾病复发和死亡的风险，降低患者的生活质量。在积极进行药物、康复治疗的前提下，认知障碍会得到一定程度的改善，但不会完全恢复，对患者以后的日常生活必然造成影响，降低患者的生活质量。因此，加强脑血管病的预防尤为重要。预防包括一级预防和二级预防。一级预防即干预血管性危险因素，如高血压、糖尿病、冠心病、高血脂等；二级预防主要是针对脑血管病的干预，包括抗血小板，控制血压、血脂、血糖及房颤的抗凝治疗等。尽早发现脑血管病患者的认知障碍，寻求能改善认知障碍的有效治疗方法，在康复期的功能锻炼中增强认知训练，将在很大程度上改善伴发血管性痴呆的脑血管病患者的预后状况。同时，影响预后的因素也有很多，如脑血管病发生后急性期是否给予了正确的救治，以及给予救治的时间是否及时，这将直接影响病情的严重程度；以及病程中康复介入的时间、康复治疗的有效性，早期康复干预不仅可以提高患者的躯体功能和日常生活活动能力，对患者的认知能力、情感、工作能力以及与人交往的能力也有较好的促进作用，进一步提高患者的生活质量。医疗体制、社会支持和家属配合程度也与脑血管病认知障碍的预后息息相关。

对于脑血管病导致的认知障碍，目前已有一定的治疗方式，但患者仍然面临疗效不明显和费用昂贵等问题。要采取积极的预防措施，做到早发现、早治疗，以延缓认知障碍进一步发展，改善患者的生活质量，减轻家庭及社会的负担。

（刘　勇）

第四节　脑血管病认知康复的原则

一、脑血管病认知康复的理论基础

随着康复医学在我国的深入发展，脑卒中后康复的理念被越来越多的医务工作者和患者认可并逐渐受到重视。但是无论是科研工作还是临床工作，关注点一直集中在促进偏瘫躯体运动功能的恢复和改善语言障碍能力等方面。而脑卒中后出现的认知障碍，如注意障碍、记忆障碍、执行功能障碍以及各种知觉障碍等则长期未受到重视，一些仅仅影响认知功能的脑

卒中患者甚至根本得不到任何治疗。实际上，这种治疗观念上的偏颇极大地影响了脑卒中患者的康复效果和生活质量。众所周知，脑血管病认知障碍康复是一个主动的过程，患者参与度的高低直接影响着康复效果的好坏。研究显示，脑卒中后认知障碍常常干扰患者对外界环境的感知和适应，不仅会直接导致其生活和社会适应性等方面的障碍，还可造成焦虑、抑郁、激惹等情感障碍。上述问题也会直接或间接影响其一级、二级预防的执行状况（如情绪不稳引发不必要的血压波动，认知障碍增加不规则服药和出现各种意外的概率等）。同时，抑郁和执行能力差也使得患者难以严格执行复杂且漫长的康复计划，进而影响脑卒中患者运动功能的恢复。认知损害对生活质量的影响甚至远远超过躯体功能障碍的影响。此外，由此导致的住院时间延长，医疗资源消耗增加，不仅会加重患者家属的经济、生活及心理负担，也加重社会负担。

长期以来，由于对脑血管病认知障碍存在认识上的不足和各种偏见，大家一致认为其发病率较低，并严重低估了它的危害和严重后果。但实际上，它的发生率和近远期危害远高于人们的想象。Hachinski 等的研究显示，高达 64% 的脑卒中患者存在不同程度的认知障碍，约 1/3 的患者会发展为痴呆。脑卒中患者人群发生认知障碍的风险至少是未患脑卒中人群的 6~9 倍。尤其是脑卒中后 12 个月内发生认知障碍的风险更高，而且可能持续数年之久，甚至终生。缺血性脑卒中占所有类型脑卒中的比例较高，西方发达国家可高达 85%，我国为 60%~80%，因此对于脑卒中后认知障碍的研究，多以缺血性脑卒中患者为主要研究对象。Jaillard 及其同事的研究发现，缺血性脑卒中后 2 周非痴呆的患者中，高达 91.5% 的患者至少存在一个认知领域的障碍，而有 73.4% 的患者存在多个认知领域的障碍。因此，及早发现并有效治疗缺血性脑卒中后的认知障碍对脑卒中康复十分重要。

（一）脑血管病认知障碍的病理机制

认知是机体认识和获取知识的智能加工过程，涉及学习、记忆、语言、思维、精神、情感等一系列随意、心理和社会行为。认知障碍（cognitive disorder）指与上述学习、记忆以及思维、判断有关的大脑高级智能加工过程出现异常，从而引起严重的学习、记忆障碍（learning and memory impairment），同时伴有失语（aphasia）、失用（apraxia）、失认（agnosia）或失行（disturbance in executive functioning）等改变的病理过程。认知的基础是大脑皮质的正常功能，任何引起大脑皮质功能和结构异常的因素均可导致认知障碍。由于大脑的功能复杂，且认知障碍的不同类型互相关联，即某一方面的认知问题可以引起另一方面或多个方面的认知异常（例如一个患者若有注意力和记忆方面的缺陷，就会出现解决问题的障碍）。因此，认知障碍是脑疾病诊断和治疗中最困难的问题之一。

认知的结构基础是大脑皮质。大脑皮质由主区（primary cortex）和辅助区（associated cortex）组成，对事物的观察、分析与判断以及对躯体运动的协调均由主区控制，但主区完成这些功能依赖辅助区对行为和智能进行高层次整合（图 1-4-1）。

大脑皮质形态分区分别执行不同的功能：①额叶皮质区负责自主运动、书写、记忆、创造性思维、判断、远见、社会责任感等复杂的智力活动，该区损伤将导致中侧性偏瘫（4 区）、失写症（6 区）及额叶性痴呆（9 区和 12 区）等；脑左半球额叶皮质 Broca 语言区（44 区和 45 区）损伤导致运动性失语症。②顶叶皮质的主要功能是对感觉信息的高级加工和整合。顶叶皮质 1 区至 3 区的损伤导致对侧感觉障碍；39 区的损伤导致感觉性失读症（此时患者无构语障碍，但不能理解书写的文字）；40 区的损伤引起触觉缺失等。③颞叶接受听觉刺激，其41 区和 42 区感受声音，而听觉辅助皮质 22 区

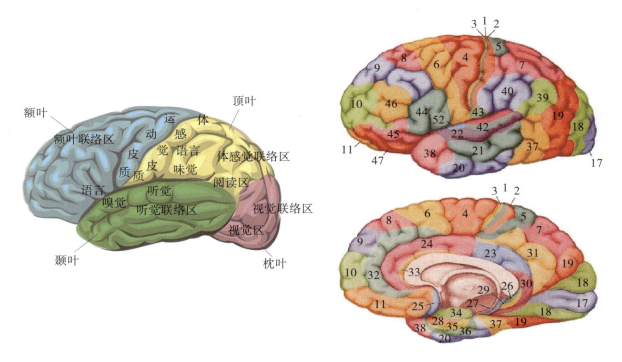

图 1-4-1　大脑各区域功能划分

帮助对声音的理解，22 区损伤将导致感觉性失语症（Wernicke 失语症），与 Broca 失语症不同，Wernicke 失语症患者者不能正确使用语言和语法，常常言不达意；颞叶的海马和蓝斑结构参与记忆加工。损伤时分别引起空间或情感记忆障碍。④枕叶含有原始视皮质，17 区感知和接受视觉刺激，该区损伤引起视野缺陷；视觉联络皮质 18 区和 19 区包绕视皮质，诠释视觉信息和内容。该区损伤将导致个体不能识别物体，不理解物体的用途或生命的形式（如不能区分猫和狗）。

1. 病因及发病机制

认知是大脑皮质复杂、高级功能的反映，任何直接或间接导致大脑皮质结构和功能慢性损伤的因素均可通过不同机制引起认知障碍，现将其归纳如下。

（1）脑组织调节分子异常

1）神经递质及其受体异常：大多数神经元之间的信息传递是通过神经递质及其相应的受体完成的。这些神经递质或受体异常改变均可导致不同类型和不同程度的认知异常。

①多巴胺：多巴胺是以酪氨酸为底物，在酪氨酸羟化酶（tyrosine hydroxylase）和多巴脱羧酶（dopamine decarboxylase）的作用下合成的。研究发现，脑中多巴胺含量显著降低时可导致动物智能减退、行为情感异常、言语错乱等高级神经活动障碍。例如，帕金森病患者黑质多巴胺能神经元减少，酪氨酸羟化酶和多巴脱羧酶活性及纹状体多巴胺递质含量明显下降。此外，在动物实验中发现多巴胺过多也可导致动物认知功能的异常改变。多巴胺受体有 D1 和 D2 受体两大家族，精神分裂症与大脑额叶皮质的 D1 受体功能低下和皮质下结构 D2 受体功能亢进双重因素有关，因此有人提出用 D1 激动和 D2 阻断治疗精神分裂症的新概念。

②去甲肾上腺素：去甲肾上腺素是最早被发现的单胺类神经递质，是多巴胺经 β 羟化酶作用生成的产物。在脑内，去甲肾上腺素通过 α1、α2 和 β 受体发挥调节作用。在突触前，α2 受体通过 Gi 蛋白介导，减少 cAMP 的生成和 cAMP 依赖性蛋白激酶的活性，减少蛋白激酶对 N- 型 Ca^{2+} 通道的磷酸化，以至 Ca^{2+} 通道

关闭，Ca^{2+}内流减少，从而对去甲肾上腺素的释放起抑制作用（负反馈调节）。α2受体激动还可抑制在警醒状态下的蓝斑神经元的放电增加。在突触后，α1受体激动可引起K^+通道开放，K^+外流增加，神经元倾向超极化而产生抑制效应。而α1受体激活则使K^+通道功能降低，K^+外流减少，神经元去极化产生兴奋效应。一般认为，脑中α2受体激动与维持正常的认知功能有关，而α1受体持续、过度激活可导致认知异常。在正常警醒状态时，脑细胞含适量去甲肾上腺素，α2受体功能占优势，维持正常的认知功能。在应激状态下产生大量去甲肾上腺素，α1受体功能占优势；这可能是个体长期处于应激状态更易出现认知障碍的机制之一。

③乙酰胆碱：乙酰胆碱由乙酰辅酶A和胆碱在胆碱乙酰转移酶的作用下生成。神经细胞合成并释放的乙酰胆碱通过M–受体（M-AchR，毒蕈碱受体）和N–受体（N-AchR，烟碱受体）发挥调节作用，M-AchR是G–蛋白偶联受体，N-AchR是配体门控离子通道受体。脑内的胆碱能神经元被分为两类，即局部环路神经元和投射神经元，自Meynert基底核发出的胆碱能纤维投射至皮质的额叶、顶叶、颞叶和视皮质，此通路与学习记忆功能密切相关。阿尔茨海默病（AD）患者在早期便有Meynert基底区胆碱能神经元减少，导致皮质胆碱乙酰转移酶活性和乙酰胆碱含量显著降低，这是AD患者记忆障碍的重要机制之一。精神分裂症患者认知障碍的程度与皮质胆碱乙酰转移酶活性呈负相关；给AD和精神分裂症患者使用胆碱酯酶抑制剂或M受体激动剂可改善其记忆缺损。

④谷氨酸（glutamate）：在脑内，氨基酸类递质含量最高，其中，谷氨酸在人大脑皮质中的含量约为$9\sim11\mu mol/g$，比乙酰胆碱或单胺类递质的含量高10^3数量级，比神经肽的含量高10^6数量级。谷氨酸是不能透过血脑屏障的非必需氨基酸，脑内的谷氨酸可分别由谷氨酰胺在谷氨酰胺酶的作用下水解或α–酮戊二酸在其转氨酶的作用下生成。谷氨酸借N–甲基–D–门冬氨酸（N-methyl-D-aspartate，NMDA）和非NMDA受体起作用。NMDA受体是配体门控的离子通道型受体；非NMDA受体主要指海人藻酸（kainate，KA）和α–氨基–3–羟基–5–甲基–4–异噁唑–丙酸（α-mino-3-hydroxy-5-methy-4-isoxa-zolep-propionate，AMPA）是Na^+-K^+通透性离子通道型受体。纹状体的谷氨酸神经纤维抑制丘脑向大脑皮质发出感觉冲动，当谷氨酸能神经低下时，这种冲动发出增多，大脑皮质单胺活性增强，引起相应的认知功能异常。由于谷氨酸是哺乳动物脑内最重要的兴奋性神经递质，故当谷氨酸含量异常增高时，可引起"兴奋性毒性"损伤。

⑤神经肽异常：神经肽（neuropeptide）是生物体内的一类生物活性多肽，主要分布于神经组织。在脑内，神经肽与神经递质（neurotransmitter）常常共存于同一神经细胞。但神经肽与经典神经递质有诸多不同：神经肽比神经递质分子量大，在脑组织中含量低；神经肽由无活性的前体蛋白加工而成，而神经递质可在胞体或神经末梢直接合成；神经肽释放后主要经酶解而失活，神经递质则主要通过神经末梢重吸收反复利用；神经肽的调节缓慢而持久，神经递质的调节快速而精确等。神经肽的异常与认知障碍密切相关。有人报道PD患者脑苍白球和黑质中P物质水平下降30%~40%，在黑质中胆囊收缩素（cholecystokinin，CCK）下降30%，在丘脑下部和海马区神经降压肽（neurotensin，NT）含量也下降。血管升压素（vasopressin，VP）、血管活性肠肽（vasoactive intestinal peptide，VIP）及其受体含量减少与记忆减退相关，给脑外伤、慢性乙醇中毒及AD患者使用VP可改善其记忆减退。促甲状腺素释放激素（thyrotropin releasing hormone，TRH）是第一个从丘脑下部分离出来的三肽激素，TRH可引起行为改变，如兴奋、精神欣快

及情绪暴躁等。TRH 既可以作为一种神经激素通过受体调节其他递质起作用，又可以作为一种神经递质直接起作用。腺垂体分泌的促肾上腺激素释放激素（adrenocorticotropic hormone，ACTH）是一种 39 肽激素，其水平改变影响动物的学习记忆、动机行为等。ACTH 影响动物学习和行为的关键分子区域是其分子中第 4~10 位氨基酸残基，该片段能提高大鼠的注意力和记忆力，同时减轻动物的焦虑行为。多发性硬化（multiple sclerosis，MS）患者丘脑下部 - 垂体 - 肾上腺皮质（hypothalamus-pynear-adrenocorticode，HPA）轴功能紊乱与其反应迟钝、智能低下、重复语言等认知障碍显著相关。绝经期女性 AD 的发病率高于男性，且经绝后接受雌激素替代疗法者的患病率降低，有人据此提出性激素代谢紊乱也可能参与认知障碍的发病过程。

⑥神经营养因子缺乏：神经元和胶质细胞可合成、分泌大量的神经营养因子，如神经生长因子（nerve growth factor，NGF）、睫状神经营养因子（ciliary neurotrophic factor，CNTF）、脑源性神经营养因子（brain-derived neurotrophic factor，BDNF）和胶质源性神经营养因子（glia-derived neurotrophic factor，GDNF）等。这些神经营养因子对神经元的存活和神经元突起的生长具有重要作用。已发现在多种神经退行性疾病中均有神经营养因子含量的改变。例如，在 PD 患者黑质 NGF、BDNF 和 GDNF 的含量明显降低，离体和在体实验均证明 BDNF、GDNF 和 CNTF 对吡啶类衍生物 1-甲基 4- 苯基 1，2，3，6- 四氢吡啶（MPTP）造成的多巴胺能神经元损伤具有很强的保护作用。

2）脑组织蛋白质异常聚集：脑组织中蛋白质异常聚集可见于一大类脑细胞退行性变性疾病中，如 AD、PD、亨廷顿病（Huntington disease，HD）、海绵状脑病等。蛋白质的异常聚积与基因异常、蛋白质合成后的异常修饰、

脑组织慢病毒感染、脑老化和环境毒素中毒等多种因素有关。

①基因异常：已发现多种基因异常参与神经细胞的退行性变性。例如，PD 患者有 ot-synuclein，parkin 和 park3 基因突变，a-synuclein 基因第 209 位的核苷酸发生了 G-A 错义突变，使其蛋白质第 53 位的丙氨酸（Ala）变成了苏氨酸（Thr），变异的蛋白质是 PD 患者神经细胞胞浆中特征性嗜酸性包涵体，即路易（Lewy）小体的重要成分；已发现有 30 多种不同 parkin 基因缺失和点突变与早发性 PD 有关，改变的 parkin 蛋白可导致依赖泛素的蛋白降解过程异常，促使 parkin 蛋白聚集。在 AD 患者中，已发现 5 个相关基因突变，所编码的蛋白质依次为淀粉样前体蛋白（amyloid precursor protein，APP）、早老蛋白 -1（presenilin-1，PS-1）、PS-2、载脂蛋白 E（apolipoprotein E，ApoE）和 α2- 巨球蛋白（α2-macroglobulin）。

②蛋白质合成后的异常修饰：正常时，蛋白质合成后的不同加工修饰赋予蛋白质不同的结构和功能，是蛋白质结构和功能多样性的基础。蛋白质的异常修饰导致其结构异常、功能降低或丧失。在 AD 患者中，发现细胞骨架蛋白 tau 被异常磷酸化（phosphorylation）、异常糖基化（glycosylation，酶促反应）、异常糖化（非酶促反应）和异常泛素化修饰，异常修饰的 tau 蛋白沉积在神经细胞中形成神经原纤维缠结。关于 tau 蛋白异常糖基化、异常糖化和异常泛素化的机制尚不清楚，目前认为 AD 患者 tau 蛋白被异常磷酸化可能与蛋白磷酸酯酶（protein phosphatase）和蛋白激酶（protein kinase）调节失衡有关。蛋白磷酸酯酶催化蛋白质去磷酸化，AD 患者脑中蛋白磷酸酯酶的活性明显降低，使 tau 蛋白去磷酸化减弱，导致 AD 患者脑中 tau 蛋白异常过度磷酸化。蛋白激酶催化蛋白质磷酸化，在 AD 患者中，大脑颞叶皮质多种蛋白激酶的表达量或活性比对照者显著增强。上述磷酸化系统失衡导致 tau 蛋白异常过度磷酸

化，异常修饰的 tau 蛋白在神经细胞内聚集是 AD 患者神经细胞退化的重要机制。

③脑组织慢病毒感染：最常见的由慢病毒感染引起的人类中枢性疾病为 CJD，是由一种具传染性的朊蛋白（prion protein，PrP）所致。这种 PrP 类于病毒，可传播疾病；但与已知病毒不同的是，它没有任何可检测到的核酸序列。人类 PrP 有 2 种异构体，分别是存在于正常细胞的 PrP（PrPc）和引起朊蛋白病的 PrPsc（PrP scrapie）。两种异构体的序列并无差别，但蛋白质的空间构型不同。PrPc 是一种细胞内膜结合蛋白，PrPsc 不仅存在于细胞内膜，还存在于朊蛋白病患者神经细胞外的淀粉样蛋白纤丝和斑块中；Prpsc 可促进 PrPc 转化为 PrPsc。在人体内，PrPsc 的增殖是通过一分子 PrPc 与一分子 PrPsc 结合形成杂二聚体，此二聚体再转化成 2 分子 PrPsc，PrPsc 便依此呈指数增殖。有朊蛋白基因突变时，细胞中的 PrPc 更易从 α-螺旋转变成 β-片层，此时更容易与 PrPsc 结合，导致 PrPsc 增殖和聚集。

3）慢性脑缺血性损伤：神经元能量储备极少，对缺血、缺氧非常敏感，完全缺血 5min 即可导致神经元死亡。脑缺血造成大脑皮质损伤是引起不同类型认知障碍的常见原因。统计资料表明，脑卒中患者在发病后出现痴呆的危险性较同龄对照组明显增高，有脑卒中史的老年群体的认知水平亦低于无脑卒中史的同龄老人。在缺血性脑卒中超急性期，病灶本身可直接造成认知功能下降，而缺血半暗带区域的低灌注和梗死核心区的无灌注均可导致脑组织代谢率下降（图 1-4-2）。

神经细胞兴奋性降低，加重这种认知功能损害的程度，随着溶栓治疗的进行，核心病灶周围低灌注组织血流的改善，认知功能得以部分恢复，这就从另一个角度论证脑组织缺血能够导致认知障碍，脑细胞缺血引起认知异常的机制可能与下列因素有关。

①能量耗竭和酸中毒：在缺血、缺氧状态下，细胞的能量代谢转为无氧酵解。无氧酵解生成 ATP 的效率低，使细胞出现能量耗竭。无氧酵解引起脑组织缺血性乳酸酸中毒，细胞 Na^+-K^+ 泵功能损伤，K^+ 大量外溢，同时 Na^+、Cl^- 及 Ca^{2+} 大量流入胞内引起细胞损伤；缺血区乳酸堆积还可引起神经胶质和内皮细胞的水肿和坏死，加重缺血性损害。

②细胞内 Ca^{2+} 超载：脑缺血时，神经细胞膜去极化，引起大量神经递质释放，兴奋性递质（如谷氨酸）的释放激活 NMDA 受体，使钙通道开放，Ca^{2+} 内流增加；如激活非 NMDA 受体，使 Ca^{2+} 从内质网释放至细胞浆内；膜去极化本身也启动了电压依赖性钙通道，加重 Ca^{2+} 内流。神经细胞 Ca^{2+} 超载可通过下述机制导致细胞死亡：a.Ca^{2+} 超载时，大量 Ca^{2+} 沉积于线粒体，干扰氧化磷酸化，使能量产生障碍。b.激活细胞内 Ca^{2+} 依赖性酶类，其中 Ca^{2+} 依赖的中性蛋白水解酶过度激活可使神经细胞骨架破坏。c.激活磷脂酶 A 和磷脂酶 C，使膜磷脂降解；产生大量游离脂肪酸，特别是花生四烯酸，后者在代谢过程中产生血栓素、白三烯，一方面通过生成大量自由基加重细胞损害；另一方面可激

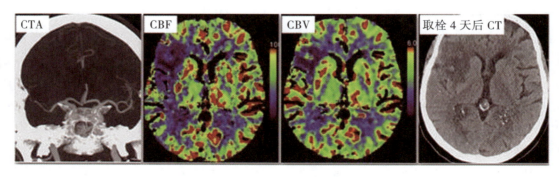

图 1-4-2　缺血半暗带在各种磁共振成像中的对比

活血小板，促进微血栓形成，在缺血区增加梗死范围，加重脑损害。d. 脑缺血时，脑血管平滑肌、内皮细胞均有明显 Ca^{2+} 超载，前者可致血管收缩、痉挛，血管阻力增加，延迟再灌流，使缺血半暗带内侧支循环不能形成，从而造成脑梗死灶扩大；后者可导致内皮细胞收缩，内皮间隙扩大，血脑屏障通透性增高，产生血管源性脑水肿。

③自由基损伤：在急性脑缺血时，自由基产生和清除平衡状态受到破坏而引起脑损伤。其机制为：a. 缺血脑细胞能量衰竭，谷氨酸、天门冬氨酸（Asp）增多，此时电压依赖性钙通道和 NMDA 受体操纵的钙通道开放，钙离子大量内流，使黄嘌呤脱氢酶转化为黄嘌呤氧化酶，后者催化次黄嘌呤氧化为黄嘌呤并同时产生氧自由基；钙离子大量内流还可激活磷脂酶 A，造成血管内皮细胞和脑细胞的膜磷脂降解，花生四烯酸产生增加，后者代谢产生自由基。b. 缺血区脑细胞线粒体内钙离子增多，三羧酸循环发生障碍，不能为电子传递链的细胞色素氧化酶提供足够的电子将 O_2 还原成 H_2O，导致生成氧自由基，并漏出线粒体。c. 急性脑缺血时，NO 增多，NO 能与氧自由基相互作用形成过氧亚硝基阴离子，后者又分解成羟自由基（OH^-）和二氧化氮自由基（NO_2^-）。d. 梗死灶内游离血红蛋白和铁离子与存在于细胞内的 H_2O_2 发生反应，产生 OH^- 和氧自由基。儿茶酚胺等物质亦可发生氧化反应生成氧自由基。e. 缺血灶由于趋化因子增加，在血管内皮表面吸附大量中性粒细胞和血小板，前者通过细胞色素系统和黄嘌呤氧化酶系统产生氧自由基和 H_2O_2，后者通过血小板活化因子引起细胞内 Ca^{2+} 浓度升高，促进自由基生成。

④兴奋性毒性：中枢神经系统中大部分神经递质是氨基酸类，包括谷氨酸、天冬氨酸、γ-氨基丁酸（GABA）和甘氨酸。其中，谷氨酸和天冬氨酸对神经元有极强的兴奋作用，故称为兴奋性氨基酸（excitatory amino acid，EAA），

GABA 和甘氨酸对神经元起抑制作用，故称为抑制性氨基酸（inhibitory amino acid，IAA）。"兴奋性毒性（excitatory toxicity）"指脑缺血、缺氧造成的能量代谢障碍直接抑制细胞膜上 Na^+-K^+-ATP 酶活性，使胞外 K^+ 浓度显著增高，神经元去极化，EAA 在突触间隙大量释放，因而过度激活 EAA 受体，使突触后神经元过度兴奋并最终死亡的病理过程。EAA 通过下述两种机制引起"兴奋性毒性"：一是 AMPA 受体和 KA 受体过度兴奋引起神经细胞急性渗透性肿胀，可在数小时内发生，以 Na^+ 内流，以及 Cl^- 和 H_2O 被动内流为特征；另一种是 NMDA 受体过度兴奋所介导的神经细胞迟发性损伤，可在数小时至数日发生，以持续的 Ca^{2+} 内流为特征。

⑤炎症细胞因子损害：在脑缺血损害发生后，产生多种多效性细胞因子。在致炎细胞因子占主导地位时，加重脑缺血损害，在抗炎因子占主导地位时，对脑缺血产生保护作用。如白细胞介素-1β（IL-1β）和肿瘤坏死因子-α（TNF-α）加重脑缺血损害，转化生长因子 β-1（TGFβ-1）对脑缺血有保护作用。此外，在缺血损伤的神经元释放的细胞因子激发下，缺血区吞噬细胞明显增加，吞噬细胞既能释放细胞因子刺激修复过程，又可释放神经毒素杀伤存活神经元。

4）环境、代谢毒素对脑的损害：对绝大多数 50 岁以后发病的典型散发性神经退行性疾病而言，环境和代谢毒素对脑的损害起主要作用，这些危险因素包括毒品、药物、酒精或重金属中毒等。各种慢性代谢性或中毒性脑病时，如心肺衰竭、慢性肝性脑病、慢性尿毒症性脑病、贫血、慢性电解质紊乱、维生素 B 缺乏、叶酸缺乏等，其主要表现为认知异常。

5）脑外伤：脑外伤对学习记忆和智力有不同程度的影响。轻度外伤者可不出现症状；中度外伤者可失去知觉；重度者可导致学习记忆严重障碍，乃至智力丧失。例如，一些"被打得晕头转向"的拳击手，脑反复损伤可出现构

语障碍（口吃），心不在焉，好争辩，注意力涣散，近期记忆减退，步态僵硬、痉挛等。

6）脑老化：认知功能一般随年龄增长（约60岁以后）而下降。研究发现，PD患者黑质多巴胺能神经元、酪氨酸羟化酶和多巴脱羧酶活力、纹状体多巴胺递质自30岁以后随年龄增长而逐年减少或降低。老年人脑内血液供应减少，合成和分解代谢以及对毒素的清除能力均降低，这些都是造成老化脑细胞死亡、认知功能降低的主要因素。

7）慢性全身性疾病：心血管系统病变，如高血压、糖尿病、慢性阻塞性肺疾病等，可通过减少脑血液供应等机制，继发性降低大脑功能而引起认知障碍。处于亚临床阶段的心脑血管病的高危人群，其认知测验的得分明显低于无任何亚临床特征的同龄老人，说明这些病变可能已经造成脑部的缺血、缺氧及脑功能损伤。此外，整体功能水平降低，如老年人听力下降使其与外界环境的接触以及对外界刺激的加工减少，也可降低老年人对外界环境的感知和认同；躯体功能，特别是操作性活动减少也可导致认知功能减退。有人发现，冠脉搭桥手术后的患者常出现短期记忆丧失和注意力下降。还有人认为，任何一种大的外科手术都可能导致大脑皮质功能的上述改变。

8）精神、心理异常：轻松、愉快、多彩的生活环境可促进实验动物大脑皮质的增长，使脑重量增加。相反，不良的心理、社会因素，如负性生活事件、处境困难、惊恐、抑郁等均可成为认知障碍的诱因。近年来，利用计算机断层扫描（CT）与磁共振成像（MRI）对精神活动失调患者的脑成像研究发现，社会心理功能减退患者的有关脑区的皮质萎缩。用正电子发射体层成像（PET）和单光子发射计算机体层摄影（SPECT）结合同位素示踪对局部脑血流量（rCBF）和18F-氟代脱氧葡萄糖（18F-FDG）或11碳-脱氧葡萄糖（CDG）代谢的研究证实，精神失常患者的有关脑区局部血流低灌注，葡萄糖利用率降低。用电子显微镜观察并经图像分析发现，精神分裂症患者的有关脑区神经细胞数目减少，细胞体积变小。

9）人文因素的影响：在诸多的人文因素中，受教育程度是报告最多、结果最恒定的影响因素，认知测验的得分与受教育年限呈负相关。社会地位低下，经济生活状况较差与认知功能减退和痴呆的发生有一定关系。但在多因素分析中控制了年龄、性别、脑卒中史等较重要的因素后，社会经济因素的影响一般不再显著。此外，女性认知功能损害的发生率高于男性，对各年龄组进行多因素分析的结果表明，这种差异与女性的受教育程度较低和慢性病患病率较高有关。

（二）PSCI 的康复分期与步骤

脑卒中不仅引起感觉、运动功能障碍，还可能导致认知障碍。认知是个体认识和理解事物的心理过程，包括对自己与环境的确定、感知、注意、学习和记忆、思维和语言等。有学者认为，脑卒中后认知障碍（PSCI）的机制主要表现为脑卒中后神经退行性病变与血管损害的相互作用。认知障碍对于脑卒中患者的影响甚至超过肢体功能障碍对脑卒中患者日常生活活动能力的影响，认知障碍影响脑卒中患者神经功能的全面康复，因此近年来越来越受到国内外学者的重视。

1. PSCI 的主要表现

（1）定向力障碍：认知障碍患者对时间、地点和任务缺乏定向力，他们不知道每天的时间，他们在哪里，他们的名字和个人的详细情况，不记得家庭成员。

（2）注意力障碍：当认知障碍患者进行一项活动时，不能持续保持注意力集中。注意力代表了基本的思维水平，这个过程的破坏对其他认知领域有负面影响。

（3）记忆力障碍：记忆力障碍是常见的主诉。记忆力障碍对个人重返生活岗位和培养独立生活能力都有较大的影响。

（4）执行功能障碍：执行功能障碍是PSCI患者较特征的表现。许多脑卒中患者难以选择并执行与活动相关的目标，不能提出解决问题的办法。

（5）感知觉障碍：感知觉障碍常见的表现是失认症和失用症。

（6）精神行为异常。

（7）皮质下缺血型血管性痴呆患者易出现精神行为异常，主要表现为抑郁（60%）、淡漠、人格改变、精神运动迟缓、情感失控、行为异常（如无抑制或反常行为）。

脑卒中后神志清醒者的主要心理变化过程是：①恐惧，怕病治不好、怕死亡会随时降临；②绝望，对治疗无信心，害怕自己会成为一个全身残废的人；③烦躁焦虑，主要来自对职业、家庭等方面的忧虑。④担心，担心病治不好而成为社会和家庭中多余的人。悲观失望、情绪不稳，这在高龄患者中更明显。

2. PSCI 的康复治疗方法

PSCI的康复治疗主要包括心理治疗、社会支持和应用精神类药物。心理康复的治疗措施包括：①热情宣教：医务人员对患者要热情，深入病房，多与患者交谈，要在病情发展不同阶段，向患者及其家属耐心说明当前病情及应主动配合事项。家属在照顾患者的日常生活方面要耐心、周到，不要流露出不耐烦的情绪。②树立信心：鼓励患者参加力所能及的社会、家庭活动和娱乐活动，分散由疾病产生的不良情绪和注意力。对患者在康复过程中每一点进步都要给予鼓励，帮助他们树立战胜疾病的信心。③对脑卒中后抑郁患者治疗药物的选择：三环类抗抑郁剂由于其禁忌证和副作用（直立性低血压、房室传导阻滞）发生率高，故不作为首选药。多数学者认为，去甲替林、5-HT再摄取抑制剂对脑卒中后抑郁是有效的，如帕罗西汀、氟西汀都有较好的疗效。此外，还可选用中枢兴奋、抗焦虑和镇静催眠药。

当患者的心理问题得到良好解决和疏导后即可将注意力转移至具体生活能力的训练和康复中，例如在此时期，患者的记忆训练是重点之一。脑卒中后95%的患者可出现记忆障碍，但早期发现较困难，尤其患者存在各类失语时。失语不仅会影响脑卒中患者的理解能力，还可同时累及其表达能力。通过个人或集体言语训练、声调训练，强化联络措施和代偿策略可改善失语。

对脑卒中后的记忆障碍康复训练内容主要有外部辅助训练和内部辅助训练两个方面。外部辅助训练主要包括：①环境记忆辅助：应用路牌、提示板、箭头符号、地域颜色的区分、日历、钟表等进行时间和空间的辨别训练。②个人记忆辅助工具：常用的有日记本、时间表、地图、闹钟、手表以及各种电子辅助物等。内部辅助训练主要包括：①背诵：反复无声或大声地背诵要记忆的信息。②精细加工：让患者对要记住的信息进行详细分析，找出各细节，并将其与已知的信息联系起来。③兼容：使患者所接触的新信息与其固有的并存概念联系起来记忆。④自身参照：让患者仔细探讨要记住的信息与他本身有何关系，并尽量使其和自身联系起来。⑤视意象：让患者将要记住的信息在脑中形成与之有关的视觉形象。⑥记忆方法：有首词或关键词记忆法，编故事等。总之有关记忆康复的措施目前较少，相信随着康复研究的不断深入，尤其是在智能化、脑机接口技术、虚拟技术等领域的飞速发展，在不久的将来，脑卒中的记忆康复将成为认知康复临床上一项常规的治疗内容。

二、脑血管病认知障碍早期康复原则

大量临床观察表明，认知障碍的存在将对脑血管病患者的康复产生不利的影响。同样，认知障碍的出现也将使患者的日常生活活动、工作以及休闲活动等严重受限。甚至有时认知障碍对日常生活活动能力的影响要大于躯体功能障碍的影响。严重认知障碍的患者在生活上将需要依赖他人并需要更多的专业护理。因此，若能及时、早期发现脑血管病患者存在的认知障碍，及时制订正确的治疗方案，不但有利于认知障碍的康复，对于促进肢体功能障碍的康复和提高日常生活的独立性均具有积极的现实意义。及时发现和诊断认知障碍也有助于制订正确的康复和护理计划并预测患者的残疾状况，脑血管病认知障碍的早期康复源于早期诊断，只有早期诊断，才能有早期康复。

（一）血管性认知障碍的诊断标准

（1）符合认知障碍的诊断标准。

（2）伴有血管性疾病或伴有一种或多种血管性因素。

（3）排除非血管性因素引起的认知障碍。

（4）未达到痴呆的诊断标准。

（二）血管性认知障碍的评定方法

1. 筛查法

认知综合功能的快速筛查通常是认知功能评定的第一步。通过筛查可以发现有无脑的器质性病变，可决定是否需要给患者做进一步详细、深入的检查。

2. 特异性检查法

特异性检查法用于评定某种特殊类型的认知障碍。通过对某一种类型的障碍进行系统评估和进一步的了解，并对其损害程度做出判断，有助于制订个体化的治疗计划。

3. 成套测验

一整套标准化的测验主要用于认知功能较全面的定量测定。H.R 神经心理学成套测验（Halstead Reitan neuropsychological battery，H.R.N.B）是常用的神经心理学成套测验。

4. 功能检查法

如前所述，认知功能损害到一定程度必然会影响到患者的日常生活等各方面的能力，因此，通过直接观察患者从事日常生活活动的情况来评定相关认知障碍的程度是认知功能评定的重要步骤。

（三）脑血管病认知障碍的临床特点

1. 脑血管病认知障碍与脑血管病变发生的部位有关

大量的临床资料证实，脑血管病发生的不同部位与血管性认知障碍的发生发展关系十分密切。当病灶累及与认知功能密切相关的重要皮质及联系纤维，可导致认知障碍的发生。有学者研究证实，认知障碍的发生与额叶、颞叶、丘脑及基底节区有关。其可能机制为额叶的功能是发音、语言及高级思维活动，颞叶与听觉、语言与记忆功能有关，且额叶血管病变破坏了前额皮质和纹状体环路的完整性，颞叶血管病变破坏了海马与内侧颞叶结构，而这些均是大脑内主要的神经认知结构，所以脑血管病认知障碍与脑血管病变发生的部位有关。

2. 脑血管病认知障碍是部分性障碍为主、非认知功能全部衰退

大量临床实践证明，脑血管病认知障碍的早期核心症状是记忆减退。也有资料显示，脑血管认知障碍的患者较早出现执行功能和语言功能的损害，定向力、注意力在认知功能损害到一定程度时才逐渐出现。

3. 脑血管病认知障碍的其他特点

脑血管病认知障碍的发生与性别、脑卒中类型无关，但与年龄、文化程度、病程、病变部位、病灶大小与数量、脑卒中次数、有无合并疾病等有关。脑血管病认知障碍者老年人较非老年人高，文化程度低较文化程度高者高，急性期较恢复期高，左半球病变较右半球病变高，多部位、大面积病灶较单发、小面积病灶高，再发、复发、多发较初发高，合并疾病存在较单纯脑卒中者高。

（四）脑血管病认知障碍的早期康复策略

认知康复的治疗分为功能性恢复和代偿性

恢复两大策略。功能性恢复策略旨在通过反复训练能恢复丧失的功能，侧重于改善某种特定的功能。代偿性恢复策略则是为某种特别的认知功能努力去发展内在替代物和／或外在的辅助物，它的训练侧重在对已有认知障碍的适应上。换句话说，认知康复不是专注于恢复已丧失的高级脑功能，而是利用残存的功能，使其能力发挥到最佳状态。

在实践中，代偿性恢复策略可能在某些时候有恢复性效果，因此，这两种策略不是独立存在的。虽然在治疗中两种方法各有侧重点，但认知康复是两种策略的混合，某些认知康复训练采用单一的策略（如计算机辅助的认知康复训练），但是另外一些方法采用了综合的跨学科的方案。在之后的注意障碍、记忆障碍的康复中，将有许多关于恢复性和代偿性方法的具体介绍。

（五）脑血管病认知障碍早期康复原则

（1）早期发现，早期介入。

（2）一定要以评定为基础，即评估患者有哪些方面的认知障碍。针对患者存在认知障碍的特点，再制订相应的康复方法，一定要有针对性。如果没有针对性，所有的治疗原则、治疗方法、康复手法用在不同的患者身上是没有康复价值的。

（3）用专业的康复手段进行认知障碍的康复，切忌将小学教材或游戏与专业训练混为一谈。

（4）认知障碍的康复，一定是由简单逐渐到高级的认知训练，否则很容易挫伤患者的积极性。

（5）做认知障碍康复的时候，一定是一对一，要面对面，才能达到给患者树立信心、及时纠正患者不良康复习惯的目标。

（6）注意使用一些辅助工具，现在已经有很多认知障碍的辅助工具，比如纸质图表，软件方面的认知工具，均能够帮助我们很好地解决言语上的不足。

（7）认知康复一定要制订短期及长期计划，循序渐进，持之以恒。

（8）环境改良的目的是通过改良原有的环境，从而配合患者现有的能力及技巧。方法是通过控制及改良原有的工作及家居环境、设施，或简化工作程序，令患者适应新的或原有的环境。这个方法较适合学习能力较差及后天认知能力受损的患者。一般人都不可能拥有完美的智能，患者最重要的是要从容面对，接受自己在某方面的认知障碍，妥善使用现存的认知能力，集中精神逐一完成手头上的工作。

三、脑血管病认知障碍的中晚期康复

（一）临床表现

脑血管管认知障碍的中晚期临床特点见表1-4-1。

表1-4-1　脑血管病认知障碍中晚期的主要临床特点

方面	中期	晚期
情感	抑郁	无法评估
认知	未达明显痴呆程度	皮质下血管性痴呆
大小便	偶尔失禁	失禁
步态	失用性步态	不能行走，卧床
假性延髓麻痹	构音及吞咽障碍，强哭强笑	严重构音障碍，吞咽明显障碍
ADL	吃饭、穿衣、洗漱、二便明显需要帮助	吃饭、穿衣、洗漱、二便不能完成

（二）康复目标

脑血管病根据损害面积、年龄等不同，其预后、遗留的大脑功能缺损症状也不尽相同，认知障碍程度也不一样，因而制订个性化的康复治疗计划显得尤为重要。不论脑的损伤程度如何，大脑始终是学习的重要器官，故而针对自知恢复、认知恢复、学习能力恢复始终是患者康复治疗的重要内容。

脑血管病认知障碍中晚期的总康复目标是最大限度地恢复患者的认知功能、言语交流功能、生活自理功能和社会生活功能。

（三）康复原则

脑具有极大的冗余度，即功能的重复性和普遍性。这种特征成为脑在受损伤后具有惊人的自身重组能力的生理基础。在进行认知康复训练时，应遵循以下原则：①根据认知障碍的特点，实施个体化训练。②训练方法必须具有专业性，切忌将小学教材或游戏与专业训练混为一谈。③训练内容的设计应具有连续性，训练程度由易到难，循序渐进。④刚开始训练时应注意环境安静，避免干扰，以后逐渐转移到接近正常生活或正常生活的环境中训练。⑤一对一、面对面训练与计算机辅助训练相结合。⑥基本技能的强化训练与能力的提高训练相结合。⑦强化训练与代偿训练相结合。⑧鼓励患者及其家属共同参与。

（四）康复方法

1. 注意力障碍的康复治疗

治疗方法包括兴趣法、示范法、奖赏法、电话交谈、猜测游戏、删除作业、时间感、数目顺序等。

2. 记忆障碍的康复治疗

（1）记忆障碍的训练原则：①进行记忆训练时，注意进度要慢，训练从简单到复杂，将记忆作业化整为零，然后逐步串接。②每次训练的时间要短，开始要求患者记住的信息量要少，信息呈现的时间要长，以后逐步增加信息量。

③患者成功时应及时强化，给予鼓励，增强信心。④如此反复刺激，反复训练，提高记忆能力。

（2）记忆障碍的康复训练方法包括环境适应、记事本、活动日程表、地图的使用、记忆提示工具的使用及方法等。

3. 思维障碍的康复治疗

思维障碍的康复治疗包括提取信息、排列顺序、物品分类、一般到特殊推理训练法、解决问题能力训练法、计算和预算训练法、失认症的训练方法等。

4. 失用症的训练方法

失用症的训练方法包括结构性失用、意念运动性失用、运动性失用、穿衣失用、定向力障碍的训练等。

5. 知觉障碍训练

（1）躯体构图障碍训练识别自体和客体的身体各部位，身体的左右概念等。

（2）单侧忽略通过视觉扫描训练、感觉觉醒训练等方法进行训练。

（3）空间关系综合征基本技能训练与功能训练相结合的方法训练。

（4）失认症物品失认患者可进行与物品相关的各种匹配强化训练，如图形－汉字匹配、图形的相似匹配、声－图匹配、图形指认等。

（5）失用症对于意念性失用的患者，可采用故事图片排序。根据患者的进步可逐渐增加故事情节的复杂性。

6. 失算症的训练方法

失算症的训练方法包括原发性失算、额叶型失算、纯失读型、失语型失算、空间型失等。

四、脑血管病认知障碍的主要康复手段

PSCI不同于阿尔茨海默病（AD）的显著特点之一是PSCI的防治可以从脑卒中预防的角度入手，因此相对AD来说，其预防的手段更多，目的性也更明确。综合干预措施包括对已知危险因素的干预和预防、药物治疗和康复

治疗。PSCI 的主要影响因素包括脑卒中的危险因素（如高血压病、糖尿病、高脂血症、动脉粥样硬化等）及脑卒中事件本身。因此，预防 PSCI 的基本方法是控制脑卒中的危险因素，减少脑卒中的发生，延缓脑卒中的进展。尽管诸多的研究纷纷指出胆碱酯酶抑制剂、兴奋性氨基酸受体拮抗剂、丁苯酞、尼麦角林、尼莫地平等药物对 PSCI 均有可观的治疗效果，但普遍存在证据的权威性不足、作用有限且效果维持时间短暂等问题。因此相对于 AD，PSCI 缺乏各国指南一致推荐的治疗药物，但不可否认，认知障碍的首选干预手段依然还是药物治疗（表 1-4-2）。

PSCI 的康复目标是改善认知功能和行为障碍，延缓疾病进展，提高日常生活活动能力。

康复方法主要包括认知干预、运动训练及其他非药物治疗方法。康复治疗要考虑患者的病程阶段和症状表现，遵循早期、个体化、循序渐进的原则。

（一）认知干预

认知干预是指采取各种主动措施来改变或影响个体已有的认知思维模式，进而达到影响个体的（运动）行为水平的目的。Ylvisaker 等将认知干预的理论依据总结为修复和代偿两个方面。修复理论基于"神经可塑性"，通过针对特定认知域的重复训练，驱动相应脑功能区的神经再生和功能性募集。代偿理论基于"认知保留"，通过针对相对存留的功能和结构进行训练，最大限度地利用未受损害的脑功能代

表 1-4-2　认知障碍专家共识用药方案

药物分类		药物名称
认知功能障碍		
痴呆	胆碱酯酶抑制剂	卡巴拉汀
精神症状		
抑郁	多巴胺受体激动剂	普拉克索
	SSRI	西酞普兰、艾斯西酞普兰、氟西汀等
	SNRI	维拉法辛缓释剂
	三环类抗抑郁药物	去甲丙咪嗪、去甲替林
精神病性症状	非典型抗精神病药	氯氮平、喹硫平
	胆碱酯酶抑制剂	卡巴拉汀
睡眠障碍		
RBD	苯二氮䓬类	氯硝西泮
	激素	褪黑激素
自主神经功能障碍		
便秘	渗透性泻药	聚乙二醇
	氯离子通道激活剂	卢比前列腺素
胃肠道症状	外周多巴胺受体激动剂	多潘立酮
直立性低血压	外周多巴胺受体激动剂	多潘立酮
	盐皮质激素	氟氢可的松
	血管升压素	米多君
	胆碱酯酶抑制剂	吡斯的明
	去甲肾上腺素前体物质	屈西多巴
流涎	神经毒素	肉毒毒素
其他		
疲劳	兴奋剂	哌醋甲酯、莫达菲尼

偿受损部分实现功能最大化。Clare 等将认知干预方法分为 3 类，即认知训练、认知刺激和认知康复，其采用的干预方法、靶向治疗人群和治疗目的各不相同。

1. 认知障碍康复的神经学基础

认知训练基于脑组织功能的可塑性和部分可替代性原理，通过一系列重复的、标准化的工作任务，针对某一个或多个特定认知域进行反复训练，如记忆、定向、语言、注意、思维、视空间、执行功能训练等。认知训练在临床研究中发展迅速。国内外研究显示，认知训练对脑卒中后幸存患者的认知功能、语言功能、执行功能等方面均有很大的改善作用。2016 年美国发布的首部《成人脑卒中康复指南》强烈推荐脑卒中患者应尽早开展认知训练（Ⅰ A 级）。认知训练可以针对一个或多个认知域开展。目前认为，大多数的认知域具有可塑性，即针对一个认知域的训练，可以提升在训练任务和没有训练的同认知域任务上的表现。部分研究显示认知训练的效果具有迁移性，即针对一个认知域开展训练，可以同时提升其他认知域的表现。认知训练的实施要优先考虑涵盖多认知领域的综合性训练方案。

Meta 分析结果表明，包括信息加工速度、语言、记忆、视空间功能和执行功能等在内的多认知域的综合性认知训练能够有效提升整体认知功能。考虑到个体差异，应对训练方案进行个性化调整。

认知训练实施的方式有多种，如采用纸笔材料进行训练或借助计算机辅助程序进行训练。计算机的应用使得训练方式更加多元化，可以针对受试者的认知水平选择训练难度，并可根据训练表现进行动态调整，从而实现适应性的训练效果。随着计算机多媒体和三维技术的进步，计算机丰富的听觉、视觉刺激和直观、规范的训练方法在脑卒中认知训练方面具有广阔的应用前景。因此电脑虚拟现实认知训练、通过互联网进行远程控制的居家认知训练将是当

前以及今后认知功能恢复研究领域的一个重要方向。大脑的可塑性是脑组织病变后功能恢复或代偿的基础。研究表明，认知训练增加默认模式网络连接，即改善神经重塑，这在认知功能恢复中起着重要作用。

脑卒中后 3 个月是神经重塑的关键时期，因此认知训练干预应尽早开展。一项基于功能磁共振的研究指出，认知训练增加静息状态下海马、额叶及顶叶的功能连接是脑卒中后认知功能恢复的重要机制。人类大脑不同脑功能区之间有着极为丰富的结构或功能连接，多重感觉的交互和刺激有利于神经网络重塑。因此多形式的认知训练可通过视觉、听觉、触觉等多种感觉传入，使大脑在有限的时间内处理、整合信息，激活更多脑细胞，重塑神经网络，开发认知潜力。其具体的神经电生理机制等需进一步研究。随着认知障碍干预的重点转移到痴呆前阶段，目前仍无有效的针对痴呆前阶段进行干预的药物，认知训练有望成为痴呆前阶段患者早期干预手段。

2. 认知障碍的初期康复

认知康复将强制重复训练作为主要方式，以达到重塑脑组织的目的，是由治疗师与患者及其家人一起制订个性化的目标和达到目标的策略方法，强调增强残留的认知技能及应对缺乏的认知技能。认知康复的实施通常是结合患者的日常生活，其主要目的不是提升患者的认知功能，而是维持和改善患者在日常生活中的独立性和关键个体功能，其干预对象主要为因认知障碍而导致日常生活活动能力或社会功能受损的患者。患者通过学习与重复的练习使用外界支持以及语言指导、行为示范，掌握代偿技术并应用到相应的环境中去，帮助提升日常生活活动能力。代偿技术包括学习如何处理钱财，如何使用日历或者纸笔来组织和记忆重要的信息等。近几年基于虚拟现实特别是日常生活活动能力模拟的认知康复系统取得了重要进展。有研究显示，通过日常生活活动能力虚拟

现实系统进行认知康复的效果优于传统方法，显示出改善认知康复的潜力。但仍需要更多的临床试验来验证其有效性。由于认知训练对于认知保留的能力要求较高，而脑卒中后非痴呆型认知障碍（post-stroke cognitive impairment no dementia，PSCIND）患者保留有大部分认知能力，并且日常生活活动能力受损很轻微，因此，PSCIND患者应以认知训练为主，而认知康复可能是脑卒中后痴呆患者更能适应的方式。

3. 认知的社会属性康复

认知刺激基于代偿的机制，指通过社会团体活动以非特异的方式提高整体认知功能和社会功能，它是一种综合性的干预方法，通过现实导向、再回忆、再激发、活动、游戏、讨论和辩论等方式进行。如手工制作、主题讨论和数字迷宫任务等，包含了视觉和听觉等多种感官的刺激。不同于认知训练，认知刺激在内容上更强调信息加工而非记忆。相比于认知训练，认知刺激在提升语言处理和日常生活活动能力方面优势更明显。研究显示，认知刺激疗法能够活跃轻度认知障碍患者的思考、记忆和社交能力，提升患者社会参与度、人际关系及生活质量，减少照顾者的压力，有延缓轻、中度AD患者认知减退的趋势。国际阿尔茨海默病协会在2011年全球阿尔茨海默病报告中建议，认知刺激应纳入痴呆早期干预的常规方案，并建议将家庭看护者纳入以实施认知刺激疗法。认知刺激以其团体参与的形式和相对轻松的氛围，被认为更适合于认知损害更加严重的患者。尽管国外目前对于AD患者认知刺激的研究已较成熟，但对脑卒中患者认知刺激的研究仍然处于探索阶段，其效果还有待进一步提高。

（二）运动训练

脑卒中后体育锻炼可以提高认知能力。体育锻炼主要分为有氧运动和抗阻运动，有氧运动与抗阻运动相结合改善认知功能的作用显著大于各自单独的临床效果。每周3次体育锻炼并坚持19周能改善认知功能，增加颞叶内侧面血流量并防止萎缩。有Meta分析发现体育锻炼对痴呆患者的认知功能有积极影响，这种有益的效果独立于临床诊断（AD或其他痴呆）和干预的频率。一项正在进行的随机对照试验旨在研究体育锻炼是否可以预防短暂性脑缺血发作后的急性期或轻度脑卒中后的认知能力下降。动物实验表明，有氧训练及抗阻运动可能通过减少自由基损伤、减少细胞凋亡，促进神经及血管修复，改善海马区突触可塑性，保护神经细胞，从而改善血管性痴呆小鼠的学习记忆功能。目前关于运动训练的形式、有效强度、持续时间以及各自对具体认知域的影响观点尚不统一，需进一步研究制订适合PSCI人群的运动方案。

（三）其他非药物治疗方法

1. 优化环境

丰富环境表现为多感官刺激、主动运动、社会性刺激及相互交往机会的增多。丰富环境能够有效改善血管性痴呆模型对外界刺激的感觉和认知，促进学习、记忆及社交等多方面功能活动的恢复，是当前国内外学者们的研究热点。但是，如何将其作为医疗手段应用于临床还有一段很长的路需要探索。

2. 音乐治疗

音乐治疗的目的是通过帮助痴呆患者发展其听觉、视觉、运动、语言交流，提高患者正确的自我表达能力和活动能力。在常规治疗的基础上，辅以音乐治疗，让患者参与其中，可改善痴呆患者的认知衰退。主动音乐刺激（选取自己喜爱的音乐）比被动聆听更能调动患者的积极性，患者随音乐唱歌、运动、微笑等正性活动明显增多。音乐治疗可以减少抑郁、激越等精神症状，促进日常生活活动，促进沟通，减轻照顾者的苦恼。音乐治疗因无不良反应、疗效显著等优点，在美国和其他发达国家被广泛应用。美国规定所有的"护理之家"必须配备专业的音乐治疗师。音乐治疗在中国起步较晚，近几年才逐渐在痴呆康复中应用。最近的研究提示，音乐治疗对非痴呆型血管性认知障碍患者的认知功能改善可能有效，可以改善PSCI患者的总体认知功能和执行功能。随着音乐治疗在中国的逐步发展，我们相信其将在脑卒中认知障碍的治疗中发挥越来越重要的作用。

3. 神经调控技术

神经调控技术包括重复经颅磁刺激（rTMS）和经颅直流电刺激（tDCS）。已有研究报道神经调控技术通过调节皮质回路的兴奋性可改善脑卒中患者的功能状态，如高频rTMS左侧前额叶背外侧皮质，可明显改善血管性认知障碍非痴呆患者的认知功能，tDCS可改善脑卒中后记忆和学习障碍、注意力障碍、失用症和失认症等。但多数研究的样本量较小，只评估了短期效果，尚需大样本量临床研究进行验证和长期随访。目前大多数研究采用神经心理学量表评估rTMS和tDCS对PSCI的疗效，少有报道fMRI、事件相关单位P300等客观指标用于rTMS和tDCS的治疗效果评估。rTMS和tDCS促使认知功能改善的确切机制，以及合适的刺激位点、最佳参数和刺激方案，都需要进一步深入研究。

4. 中医疗法

（1）经络与血管性认知障碍：PSCI在中医古代文献中无对应病名，且与阿尔茨海默病未做明确区分，二者均包含在呆病的范畴中，根据发病症状的特点常以善忘、喜忘、不慧、健忘、多忘、好忘、痴呆、呆痴、愚痴、神呆、言语错忘等记载。中医认为呆病的病位在脑，脑为髓海，位于颅内，为"元神之府"。

（2）古今针灸治疗血管性认知障碍的选穴规律：古今治疗呆病的立法处方发生了变迁，古人认为"心主神志"，故古代医家将脑血管病变导致的认知功能改变主要归结为"心神失常，或心包代君受邪"，治疗多强调心经、心包经的取穴。当代医家结合现代医学知识，在兼顾心经的基础上，更为强调脑主元神的作用，治疗时更加重视与脑络属的经脉如"督脉、足太阳经"的作用。中医古代文献中治疗呆病用穴频次前5位为百会、神庭、神道、曲池、神门。

（李水琴）

脑血管病认知障碍的常见分类方法和常见分型

第2章

脑血管病认知障碍（CVDCI）是血管神经病学和认知障碍学的综合，其类似概念的国际指南、共识和声明有十余个，但关于脑血管病认知障碍的分类及定义至今仍然没有统一的标准。脑血管病认知障碍的病因、临床特征及影像学表现具有较大异质性，且可与神经退行性认知障碍合并存在，同一患者可同时存在多种脑血管损伤的病理和影像学表现。故有必要就脑血管病的常见分型进行说明。

第一节　脑血管病认知障碍常见分类方法

一、脑血管病认知障碍概念的由来及发展

脑血管病认知障碍（cerebral vascular disease cognitive impairment，CVDCI）特指由各种脑血管病引发的缺血性、出血性脑卒中和其他任何造成认知相关脑区低灌注的脑血管病所导致的，从轻度到重度的认知障碍综合征。CVDCI并非一种疾病，而是一个涵盖多种病因、状态、发展方式和结局的疾病谱。本书界定的CVDCI至少符合以下两个条件：①有明确的脑血管病证据；②有明确的认知障碍。

考虑到在实际临床工作中，有许多相似但不同的概念，现阐述如下：1993年，Hachinski教授首次提出了血管性认知障碍（vascular cognitive impairment，VCI）的概念，包括中度血管性痴呆、伴血管病变的阿尔茨海默病和非痴呆的血管性认知障碍。2006年，美国国立神经病与脑卒中研究院（National Institute of Neurological Disorders and Stroke，NINDS）和加拿大脑卒中网络（Canadian Stroke Network，CSN）联合发布血管性认知障碍（VCI）的定义：由血管因素导致或与之相关的所有认知功能损害，包括从轻度认知损害到痴呆这一广谱病程。2011年，美国心脏协会/美国脑卒中协会（American Heart Association/American Stroke Association，AHA/ASA）联合发表VCI科学声明，定义VCI为由于脑血管病变及其危险因素导致的从轻度认知障碍到痴呆的一系列综合征，认知功能至少损伤一个认知域。2014年国际血管性行为与认知障碍协会（Society for Vascular Behavioral and Cognitive Disorders，VASCOG）共识声明中提出了VCDs这一概念，具体指脑血管病变既包括脑内血管本身的疾病——脑梗死、脑栓塞、蛛网膜下腔出血等，也包括心脏病变与颅外大血管病变所间接引起的脑血管灌流异常。这些疾病所导致的颅内脑血管灌流异常都有可能引起认知障碍。中国血管性认知障碍诊治指南（2011年）及中国血管性认知障碍诊治指南（2019年）对VCI的定义是：VCI是脑血管病变及其危险因素导致的临床脑卒中或亚临床血管性脑损伤，涉及至少一个认知域受损的临床综合征，涵盖了从轻度认知障碍到痴呆，也包括合并阿尔茨海默病（Alzheimer disease，AD）等混合性病理改变所致的不同程度的认知障碍。

在 VCI 的分类上，国内外指南对 VCI 的分类具有一定差异，AHA/ASA 指南、VASCOG 共识声明、血管性认知损害分类共识研究组指南（vascular impairment of cognition classification consensus study，VICCCS）分类共识均按病程进行分类。2011 中国血管性认知障碍诊治指南推荐采用病因分类方法对 VCI 进行分类，指由脑血管病危险因素（如高血压、糖尿病和高脂血症等）、显性（如脑梗死和脑出血等）或非显性脑血管病（如白质疏松和慢性脑缺血）引起的从轻度认知障碍到痴呆的一大类综合征。

二、常见分类

（一）脑血管病认知障碍的病因分类（表 2-1-1）

1. 缺血性 CVDCI

①大血管性：有明确的脑卒中病史；认知障碍相对急性出现，或呈阶梯样进展；神经影像学显示大脑皮质或皮质下病灶的直径 > 1.5cm。②小血管性：有明确的脑卒中病史，认知障碍相对缓慢出现，神经影像学显示多发腔隙性脑梗死或广泛白质病变，或两者兼而有之。

2. 低灌注性 CVDCI

存在导致脑低灌注的病因：①脑动脉狭窄、心搏骤停、急性心肌梗死、失血性休克及降压药服用过量等；②认知障碍与低灌注事件之间存在明确的因果关系及时间关系。

3. 出血性 CVDCI

①有明确的脑出血病史：脑实质出血、蛛网膜下腔出血及硬膜下血肿等。②急性期神经影像学显示相关部位存在脑出血。

4. 其他脑血管病性 CVDCI

①除上述以外的脑血管病变：脑静脉窦血栓形成、脑动静脉畸形等。②神经影像学显示相应的病灶。

5. 脑血管病合并 AD

①脑血管病伴 AD：患者首先有脑血管病的病史，在发病后一段时间内逐渐出现以情景记忆损害为核心症状的认知障碍，记忆障碍不符合血管病变导致的记忆障碍的特点。神经影像学显示脑血管病的证据，同时亦显示海马和内侧颞叶萎缩。患者发病年龄大，有 AD 家族史则支持诊断。脑脊液 T-tau 和 P-tau 的水平升高、Aβ42 的水平降低支持诊断。② AD 伴脑血管病：患者首先缓慢起病，逐渐进展，表现为以情景记忆损害为核心症状的认知障碍；在病程中又发生了脑血管病，使患者已存在的认知障碍进一步加重。神经影像学显示海马和内侧颞叶萎缩，同时亦显示本次脑血管病的证据。

表 2-1-1　脑血管病认知障碍的病因分类

分类	包括疾病
缺血性	
大血管性	多发性脑梗死、关键部位梗死等
小血管性	Bingswanger 病，伴有皮质下梗死和白质脑病的常染色体显性遗传脑动脉病（cerebral autosomal dominant arteriopathy with subcortical infarcts and leukoencephalopathy，CADASIL），腔隙性脑梗死等
低灌注性	血容量不足，心脏射血障碍或其他原因导致血压偏低
出血性	脑出血、蛛网膜下腔出血、脑淀粉样血管病、慢性硬膜下血肿等
其他脑血管病性	脑静脉窦血栓形成、脑动静脉畸形等
脑血管病合并 AD	脑血管病伴 AD、AD 伴脑血管病

（二）脑血管病认知障碍根据严重程度和病程分类

参考血管性认知损害分类共识研究组指南（VICCCS）进行分类如下（图 2-1-1）。

1. 根据认知严重程度分类

（1）轻度 CVDCI：神经心理学评估证明至少存在 1 个认知域的损害，不影响或轻度影响日常生活活动能力或工具性日常生活活动能力（ADL/IADL），不造成生活独立性的丧失（排除血管的运动/感觉后遗症）。

神经影像学和/或临床表现证明脑血管病为导致认知损害的主要原因。①神经影像学证据（满足其中任意一条即可）：≥1 个大血管梗死，≥1 个关键位置梗死，脑干外多发腔隙性梗死（>2）或关键位置 1~2 个腔隙伴广泛的白质病变，广泛融合的白质病变，关键位置颅内出血或 ≥2 个颅内出血等。②排除其他原因所致的认知损害。

（2）重度 CVDCI：神经心理学评估证明存在至少 1 个认知域的损害，严重影响 ADL/IADL 并导致独立性的丧失。

神经影像学和/或临床表现证明脑血管病为导致认知损害的主要原因。①神经影像学证据（满足其中任意一条即可）：≥2 个大血管梗死；≥1 个关键位置梗死；脑干外多发腔隙性梗死（>2）或关键位置 1~2 个腔隙伴广泛的白质病变；广泛融合的白质病变；关键位置颅内出血或 ≥2 个颅内出血。②排除其他原因所致的认知损害。

（3）重度 CVDCI 的不同亚型

①脑卒中后痴呆（post stroke dementia，PSD）：PSD 患者有明确的脑卒中病史，可能会或可能不会在脑卒中前出现轻度认知障碍，患者可表现出即时和/或延迟的认知衰退，其在脑血管事件后 6 个月以内开始认知损害并且不会逆转。

PSD 诊断的关键在于认知减退与脑血管事件的时间关系，将 PSD 与其他形式的重度 VCI（VD）区分开来。脑卒中后认知障碍发生率高达 61.7%，脑卒中后 1 年内 1/3 以上患者发生脑卒中后痴呆。

②皮质下缺血性血管性痴呆（subcortical ischemic vascular dementia，SIVD）：SIVD 的主要病因是皮质下小血管病，主要病变类型为腔隙性梗死和缺血性白质病变。疾病发作通常较隐匿，早期记忆损害通常没有 AD 严重。认知损害的特征是注意力和执行功能的早期损害，伴有运动执行和信息处理的延迟。情绪不稳、淡漠、抑郁和人格改变是较普遍的现象。

③多发性脑梗死痴呆（multi-infarct

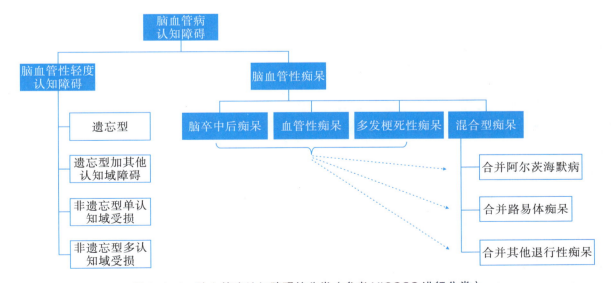

图 2-1-1　脑血管病认知障碍的分类（参考 VICCCS 进行分类）

dementia，MID）：MID 存在多个大的皮质梗死，只占重度 VCI（VD）中的少数。MID 易发生在较大的血管，尤其是 Willis 环及其主要大脑动脉，一般表现为皮质性认知障碍，典型的 MID 常呈阶梯式进展，可突发认知障碍。

④混合型痴呆（mixed dementia，MD）：患者同时存在血管性损伤与神经变性两种病理特征。若有可能，命名的先后顺序应反映不同病理导致认知损害的贡献大小，如：VCI-AD 或 AD-VCI。MD 的具体病理类型还缺乏可操作的标准，生物标记物尤其是血液标记物可能是未来进行血管性认知障碍病理分类的重要依据。

2. 根据认知域受损分类

CVDCI 可根据认知域受损分为遗忘型、遗忘多认知域受损、非遗忘单认知域受损和非遗忘多认知域受损。遗忘型：各认知域功能中仅存在记忆认知域功能受损；遗忘多认知域受损：存在记忆认知域受损，以及其余至少一种认知域功能受损；非遗忘单认知域受损：记忆认知域功能正常，存在其余任何一种认知域功能受损；非遗忘多认知域受损：记忆认知域功能正常，存在其余至少两种认知域功能受损。

（徐　俊　李润芝　徐武华）

第二节　脑血管病认知障碍常见分型

一、多部位梗死性痴呆

多部位梗死性痴呆是由 Hachinski 等定义的，最早的概念是指多发不同大小和位置的皮质梗死灶导致认知障碍。此类患者急性发作性症状表现为阶梯式的认知功能减退和神经功能查体存在局灶性神经功能缺损体征。神经影像学提示存在多个皮质病灶（图 2-2-1）。房颤可能是多部位梗死性患者的常见病因。而且房颤与没有临床表现的脑卒中引起的血管性认知障碍相关。房颤对认知损害的影响更多是通过亚临床的"静止性"梗死引起的。

脑梗死的部位、体积、数量、脑血流量降低的程度与认知功能具有相关性。梗死灶数目越多，其痴呆发生率越高，多发性小梗死灶对痴呆的发生起重要作用。由于多发性小梗死灶导致皮质下白质传导纤维的损害与多处断裂，破坏了边缘系统的完整性和统一性，从而引起痴呆。

典型临床表现为一侧的感觉和运动障碍，突发的认知损害、失语、失认、视空间或结构障碍。早期可出现认知障碍但较轻，多伴有一定程度的执行能力受损，如缺乏目的性、主动性、计划性、组织能力减退和抽象思维能力差。

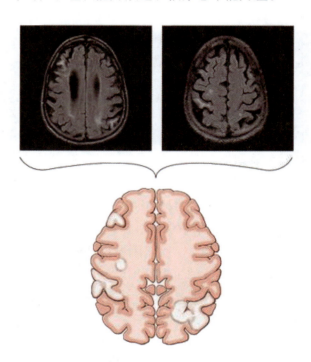

图 2-2-1　心源性栓塞导致多发皮质梗死性痴呆

二、关键部位梗死性痴呆

关键部位梗死性痴呆表现为突然的认知障碍，包括记忆力丧失。其突发性的起病方式区别于神经退行性疾病引起的缓慢进展的认知障碍。根据美国神经疾病脑卒中研究所和国际神经科学研究协会关于"与关键部位的认知损害相关的脑区"的定义，皮质部位包括海马、角回、扣带回，皮质下部位包括丘脑、穹隆、基底节的尾状核和壳核（图 2-2-2）。

海马位于侧脑室颞角下部，冠状面呈 C 形，海马头部较饱满，其纤维向内后方聚集，形成海马伞，进一步向后与穹隆脚相延续并通过穹隆最终止于乳头体（图 2-2-3）。海马与边缘系统相关，涉及记忆过程和情绪表达。功能性影像证明在关键部位梗死患者中虽梗死面积不大，因摧毁广泛的脑神经工作网络可以导致显著的认知障碍。认知障碍的特点为记忆障碍、淡漠、缺乏主动性和忍耐力、发音困难、意识障碍。

角回是人类视觉性语言中枢，又称阅读中枢，此中枢受累，虽视觉没有障碍，但不能理解文字符号的含义，临床上称为失读症。角回梗死导致的痴呆称为角回综合征，容易被误诊为阿尔茨海默病，表现为急性的记忆丧失、流利性语言困难，视空间定向力障碍、失写。优势侧角回受损可表现为古茨曼综合征（Gerstman syndrome），即计算不能、书写障碍、手指失认、左右辨别不能，有时表现为失读。

丘脑是各种感觉（深浅感觉、视觉、听觉）进入皮质前的整合站，称为皮质下中枢，对运动系统、感觉系统、边缘系统、上行网状系统、

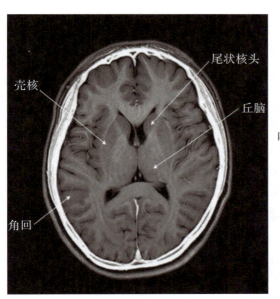

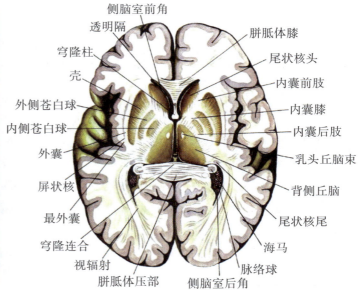

图 2-2-2　关键部位梗死的解剖示意图

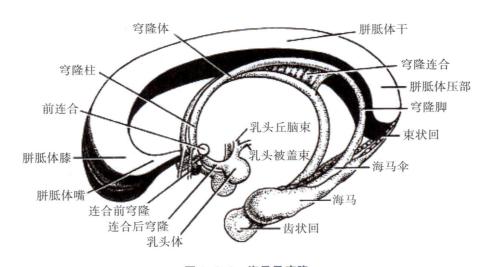

图 2-2-3　海马及穹隆

大脑皮质的活动均具有重要影响，与边缘系统、Papez-Ston 环路等具有广泛的纤维联系。丘脑性痴呆（thalamic dementia，TD）是由于丘脑梗死引起的一系列神经精神症状，包括记忆减退、淡漠、抑郁、冲动、幻觉、妄想，具体表现有：①记忆障碍：记忆过程中出现的任何缺损现象，如遗忘、记忆错构、记忆增强、虚构等；②其他认知损害：时间、地点、人物定向障碍，缺乏判断力，计算力减退；③语言障碍：言语含糊不清，自发语言减少，音量降低，言语缓慢，命名不能，有时伴有错语，理解力中度受损，但复述功能保留；④精神行为症状：表现为淡漠，缺乏主动性，注意力不集中，幼稚行为等。

三、皮质下缺血性血管性痴呆

皮质下缺血性血管性痴呆（subcortical ischemic vascular dementia，SIVD）是在小血管病变的基础上，出现的腔隙状态和 Bingwanger 病两种神经病理和临床状态，以腔隙性梗死、局灶和弥散的缺血性白质病变和不完全性缺血性损伤为特征，主要表现为慢性阶梯性进行性加重的认知障碍，腔隙性脑梗死症状（纯运动性偏瘫、假性延髓麻痹），皮质下损害（步态不稳、小便障碍）。

皮质下的概念指基底核、内囊、丘脑、放射冠、半卵圆中心等。缺血性的概念指脑部缺血性损害，包括完全性梗死如皮质下腔隙性梗死和微梗死，以及不完全性梗死，如脑深部白质病变。腔隙性脑梗死和广泛融合的脑白质高信号是最常见的影像学表现。

SIVD 临床表现：①腔隙性脑梗死症状和体征：纯运动性轻偏瘫、纯感觉性腔隙状态、共济失调性轻偏瘫、构音障碍－手笨拙综合征；②皮质下损害的特征：情感障碍、性格改变、步态异常、易跌倒、小便障碍（小便次数增多、尿失禁）、帕金森综合征；③认知障碍。

SIVD 认知障碍的特点：①执行障碍综合征：包括制订目标、主动性、计划性、组织性、排序和执行能力、抽象思维等能力下降，同时有信息加工减慢的情况。SIVD 的执行功能比较隐匿，临床医生较难发现，家属和护理人员可以发现如行为缺乏计划性、认知过程速度减慢。②记忆障碍：较 AD 轻，主要表现为健忘和自发回忆受损，但可以通过提示和暗示得到改善。语言、计算能力相对保留。完整的再认和语言流畅性可以鉴别。③行为异常及神经症状：包括抑郁、人格改变、情绪不稳、情感淡漠、迟钝、二便失禁、精神运动迟缓。起病隐匿、病程进展缓慢、逐渐加重。

四、低灌注型血管性痴呆

长期慢性脑灌注不足是导致认知障碍的主要因素，有研究认为在磁共振灌注成像发现有低灌注区域的患者较没有低灌注区域的患者更易出现词汇能力损害和偏侧空间忽略等认知功能损害。低灌注的常见原因有颈动脉闭塞、大血管狭窄、低血压（尤其是波动性低血压状态如腹泻、大量出汗、脱水状态、术中低血压）、心搏骤停。脑血流低灌注会出现分水岭性脑梗死（图 2-2-4）、不完全白质损害、脑缺氧，进而导致低灌注型血管性痴呆。其机制可能为慢性缺血时自由基生成增加、脂质过氧化程度加剧，抗氧化系统清除能力下降。

低血压与脑低灌注密切相关。低血压引起脑灌注不足，脑代谢降低。痴呆患者的脑血流减少，而低血压加重了这一过程。对 75 岁以上老年人的研究发现，血压与 MMSE 呈正相关，3 年随访发现收缩压下降 ≥ 10mmHg 的老年人认知功能下降明显。直立性低血压也可能与认知功能下降有关。

五、出血性血管性痴呆

出血性血管性痴呆（出血性脑血管病引起的痴呆）常见的病因是：自发性脑实质出血、慢性硬膜下血肿、蛛网膜下腔出血，其中脑实质出血引起的痴呆最常见。认知障碍的严重程

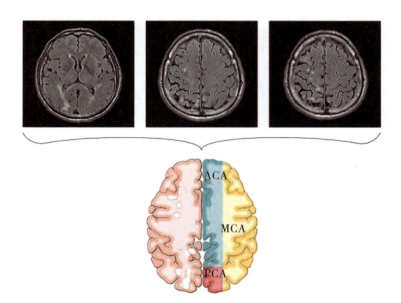

图 2-2-4　大血管狭窄致低灌注分水岭性脑梗死

度及表现与出血部位、出血量、昏迷时间、基础脑萎缩及脑白质病变均具有相关性。

1. 高血压性脑出血

脑实质出血导致认知障碍发生与脑梗死发生机制相似。脑出血导致脑细胞直接坏死、继发占位效应损伤周围组织并引发脑水肿。出血量大、昏迷时间长可导致认知障碍发生率明显增高。丘脑壳核、外囊出血认知障碍发生率高，另外额颞顶区、优势半球以及反复脑卒中患者认知障碍发生率高，这是由于基底核区核与核之间、各核与皮质之间有广泛的纤维联系，许多纤维与记忆和认知功能有关。额顶区出血导致痴呆可能与额叶深部白质的纤维以及连接额叶皮质和其他部位的联络纤维遭受破坏有关，造成这一部位的功能分离，使额叶功能广泛低下而出现痴呆。左颞叶病变可损害由听觉或视觉呈现的言语材料的学习和再认，颞叶病变最突出的缺陷是听觉言语的记忆障碍，表现为不能复述一系列由听觉呈现的词语，左颞叶病变有时导致命名困难。反复发作的脑出血，使白质传导纤维多处受损与断裂，损坏了边缘环路的完整性与统一性。

2. 脑淀粉样血管病

脑淀粉样血管病（cerebral amyloid angiopathy,

CAA）是由淀粉样物质在软脑膜和大脑皮质小动脉中层沉积导致的脑血管病，以反复多灶性自发性脑实质出血为主要特点。有研究认为，在脑叶出血的患者中，CAA 是继高血压之后导致颅内出血的第二大常见原因。30% 的 CAA 患者晚期表现为痴呆。除脑出血外，痴呆是脑淀粉样血管病最主要的症状，分为慢性进行性痴呆和脑卒中后急性痴呆。由于脑血管弥散性淀粉样变性，广泛脑缺血或脑缺血性损伤，可有不同程度的认知障碍和行为异常，表现为记忆力、定向力、计算力、综合分析能力障碍或有幻觉与妄想，甚至出现精神运动性兴奋状态或假性偏执狂状态。少数患者早期无痴呆，或在脑卒中后才发生急性起病的痴呆。

CAA 相关性疾病可能有 3 种亚型：出血型（占 30%），痴呆出血型（占 40%）和痴呆型。根据神经病理检查结果，痴呆出血型患者又可分为两种：伴萎缩性老年性阿尔茨海默型痴呆的 CAA 和伴弥漫性白质脑病的 CAA。伴萎缩性老年性阿尔茨海默型痴呆的 CAA 患者有由 CAA 所致的多发性脑出血，同时伴有阿尔茨海默病病理改变；伴弥漫性白质脑病的 CAA 患者表现为伴 Binswanger 皮质下血管脑病样痴呆型。

3. 蛛网膜下腔出血

自发性蛛网膜下腔出血（subarachnoid hemorrhage，SAH）是高病死率和病残率的脑血管病之一，颅内动脉破裂是主要病因。在SAH或颅内动脉瘤手术后的患者中，其记忆力、注意力、思维能力和语言等认知功能方面仍有持续性损害，即使临床预后良好或无神经功能障碍的蛛网膜下腔出血患者，仍存在相当比例的认知障碍。主要表现为言语、非文字记忆、心理活动速度、管理能力及其他认知区域功能缺失。SAH后认知功能损害集中在认知速度、注意力和记忆力方面。其病理生理机制可能是出血引起脑血管痉挛造成脑组织缺血缺氧、血管内栓塞或者开颅手术刺激血管、脑组织不当牵拉、局部脑组织软化灶形成。动脉瘤SAH后慢性脑积水也是导致认知下降的原因之一。

六、遗传性血管性痴呆

单基因遗传的脑小血管病是诱发缺血、出血性脑卒中和弥漫性脑白质病变以及导致血管性认知障碍的重要组成部分。虽然每种疾病的基因突变类型和基因缺陷不同，但这些改变最终引起了脑动脉和微血管结构和功能的变化。基因遗传学分析是该病诊断的主要工具，也是诊断的金标准。

目前研究较多的与血管性认知障碍相关的单基因遗传性病有皮质下梗死伴白质脑病的常染色体显性遗传性脑动脉病（cerebral autosomal dominant arteriopathy with subcortical infarct and leukoencephalopathy，CADASIL）、弥漫性躯体性血管角化瘤（angiokeratoma corporis diffusum）等，另外研究还发现了其他与VD相关的遗传性疾病，例如能够导致凝血障碍的Snedden综合征、引起代谢障碍的视网膜血管病变与脑白质营养不良等，以及可能为多基因因素导致的皮质下动脉硬化性脑病（subcortical arteriosclerotic encephalopathy，SAE）等。

但只有少数患者的发病可能与单基因因素有关，多数患者都和多基因因素有关。越来越多的研究关注与血管性认知障碍发病相关的基因突变，分析易感基因的结构与功能的关系，以期从遗传学角度研究影响血管性认知障碍发生发展的机制。目前研究较多的是载脂蛋白E（apolipoprotein E，Apo E）基因。

CADASIL是一个Notch3基因相关的脑小血管病，Notch3基因编码位于血管平滑肌细胞上的跨膜受体，导致颗粒状嗜银物质沉积，其核心临床症状主要有4个：①有先兆的偏头痛（20%~40%）：典型表现为视觉或感觉先兆，持续20~30min后出现持续几个小时的头痛。②皮质下缺血事件（60%~85%）：如短暂性脑缺血发作或脑梗死，以腔隙性梗死多见，患者往往没有脑梗死的危险因素，缺血事件几乎均为皮质下，反复发作，逐渐出现步态异常、假性球麻痹、尿失禁等。③情感障碍（20%~31%）：可表现为持续抑郁或抑郁躁狂交替，早期常被误诊为抑郁症或双向情感障碍，很多患者也会出现淡漠。④认知障碍：主要累及执行功能和处理速度，不过也可能与记忆和注意力缺陷有关。所有≥50岁的患者几乎均有认知障碍。

其他的临床表现还有癫痫（5%~10%）、脑出血（intracerebral hemorrhage，ICH）、耳聋和帕金森综合征。上述主要症状的依次发生构成了CADASIL的自然病程：患者常在30岁左右出现有先兆的偏头痛，40~60岁出现皮质下缺血事件，50~60岁左右逐渐出现痴呆，65岁左右因行走困难而卧床。男性患者的平均寿命65岁，而女性患者的平均寿命71岁。死亡原因依次为肺炎、猝死及窒息。通过神经心理测试认为认知障碍受累表现为认知速度、执行功能和注意力受损。

（一）影像学表现（图2-2-5）

1. 脑白质病变

CADASIL患者在临床症状出现前即可有影像学上的改变，多对称分布，主要位于侧脑室周围和深部白质。以额叶白质最常受累，其次为颞叶和顶叶，而枕叶受损程度相对较轻，不累及弓状纤维。其中，外囊、颞极的对称性异常信号对诊断有高度提示作用。胼胝体亦可全层受累，引起胼胝体萎缩。皮质一般不受累。

（1）疾病早期出现血管周围间隙加大，白质异常信号可以进一步扩大，表现为外囊和颞极的高信号，对于年龄在20~30岁的亚临床患者，其颞极白质以及侧脑室周围出现帽状异常信号是其最早期的改变。随着病程进展双侧半球白质内大片长T2信号区相互融合，晚期小脑和脑干也受累，出现双侧脑干病灶的CADASIL患者可能预后不良。

（2）颞极白质T2/FLAIR呈高信号是CADASIL的特征性表现，也称为O'Sullivan征，对本病的诊断敏感度为89%，特异度为86%，但在皮质下动脉硬化性脑病中无此现象。

（3）外囊受累是CADASIL的另一特异征象，表现为T2/FLAIR高信号，诊断CADASIL

的敏感度和特异度分别为93%和45%，并有助于CADASIL与其他小动脉疾病的鉴别诊断。本病也可累及基底节区内囊前肢额桥束，如外囊钩状纤维束和内囊前肢同时受累，在T2/FLAIR横轴位图像高信号呈"人"字征（Herringbone pattern）。

2. 腔隙性脑梗死

可广泛存在于大脑皮质下白质、基底节、丘脑、外囊、胼胝体和脑干等部位。腔隙性脑梗死在基底节的出现率高达100%，但出现在胼胝体和外囊等特殊部位的梗死灶更具有特征性和诊断价值。

3. 脑微出血

40岁以上的CADASIL患者通常会出现颅内微出血，直径多<5mm，微出血部位由多到少依次为皮质和皮质下白质、脑干、丘脑、基底节和小脑。发生的比例在25%~69%之间。

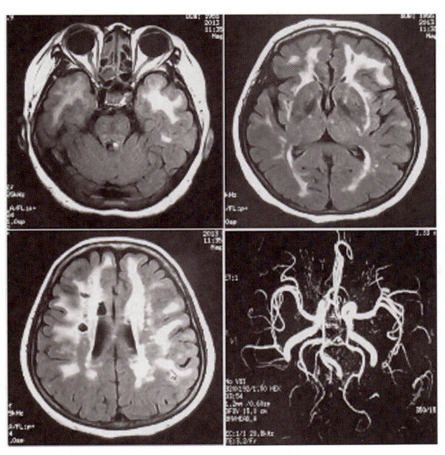

图 2-2-5　CADASIL 的影像学表现

4. 脑萎缩

CADASIL 患者的脑萎缩进展较正常人明显加快。主要表现为大脑皮质萎缩，萎缩程度与脑白质病变范围呈正相关，脑萎缩可以作为评估病情进展程度的一个重要指标。

2007 年我国袁云教授提出的临床诊断标准包括：①发病情况：中年起病，多有家族病史及先证者，符合常染色体显性遗传，多无高血压、糖尿病、高胆固醇血症等血管危险因素；②临床表现：符合缺血性脑卒中发作、认知障碍或情感障碍等表现中的一项或多项；③颅脑 MRI：脑白质广泛对称性高信号病灶，颞叶受累明显，伴有多发性腔隙性脑梗死灶；④病理学检查：血管平滑肌细胞表面有 GOM 沉积或 Notch3ECD 蛋白免疫组化染色呈阳性；⑤基因检查：Notch3 基因突变。同时满足①～③加④或⑤为确定诊断，仅①～③为疑似诊断，仅①～②为可能诊断。

CARASIL 是另一种遗传性血管性痴呆综合征，由 HTRA1 基因突变引起，临床表现与CADASIL 相似，同时可累及脑、眼、毛发、骨骼，进而出现相应的临床表现。脱发较常见，可能伴有关节畸形、腰痛、椎间盘突出症。

家族性脑淀粉样血管病与突变的 APP、ITM2B（或 BRI2）和 CST3 基因相关。

七、其他类型的血管性痴呆

1. 混合型痴呆

混合型痴呆的血管性脑损伤与神经变性病理并存，以脑血管病伴发阿尔茨海默病（AD）最为常见，血管病变可能发生在 AD 或其他神经退行性疾病之前、之后或同时发生。混合型痴呆的诊断需要结合临床表现、影像学特征和生物标志物来确定哪一种病理损害在认知损害中占主导地位，代表血管病和神经变性疾病之间的每种组合的表型，命名的先后顺序应尽可能反映两种病理对痴呆影响的差异（图 2-1-1）。

过去认为 AD 病理改变与血管因素完全无关，但目前脑血管功能障碍及血脑屏障在 AD中的作用正在逐渐被认识。而且临床上 AD 和脑血管病认知障碍合并存在成为常见的痴呆类型之一。AD 合并血管性认知障碍的病理学标准为脑部同时具有两种类型的病理改变，即 AD型脑损害如血管外淀粉样蛋白沉积、细胞内神经原纤维缠结与血管性认知障碍脑损害如脑梗死、多发性腔隙性梗死、缺血性脑室周围白质疏松同时发生。

对于 AD 合并血管性认知障碍的危险因素的研究认为，血管性危险因素更为重要，研究较多的是高血压病，因为高血压病是血管性认知损害的危险因素。研究发现，相较无认知损害的高血压病患者，存在 AD 或血管性认知损害的高血压病患者患病时间长达 10~15 年。中年高血压病患者晚年发生认知障碍的风险增加，给予降压治疗可以降低 AD 和全因痴呆的风险。吸烟、糖尿病、心脏病及心房颤动等与血管性认知障碍相关的其他危险因素也可能是 AD 的危险因素。现推荐从预防血管性危险因素的角度预防痴呆是痴呆预防的重要进展。2019 年 5月 14 日，世界卫生组织发表了《降低认知衰退和痴呆症风险指南》，推荐降低痴呆风险的生活方式改变措施包括体育锻炼、戒烟、营养均衡或地中海饮食、戒酒、认知训练、体重管理、高血压管理、糖尿病管理、血脂异常管理、抑郁症管理、听力损失管理。其中血压、血糖、血脂、体重、烟、酒均是已知的脑血管病的危险因素。

2. 脑小血管病认知障碍

脑小血管病是指各种病因影响脑内小动脉、微动脉、毛细血管、微静脉和小静脉所导致的一系列临床、影像学和病理综合征。脑小血管病认知障碍常累及注意力、加工速度和执行功能等认知域，而记忆任务受损相对较轻。

根据 2013 年国际血管改变神经影像标准报告小组发表的"脑小血管病研究影像诊断标准"并结合 2015 年《中国脑小血管病诊治共识》，

脑小血管的主要影像学特征包括新发的小的皮质下梗死、血管源性脑白质高信号、血管源性腔隙、血管周围间隙、脑微出血和脑萎缩。

结合目前国内外指南，诊断脑小血管病认知障碍需满足以下条件：

①证实存在认知障碍；②证实存在脑小血管病；③确定脑小血管病是引起认知障碍的主要原因。但目前关于脑小血管病认知障碍尚未形成统一的标准。我们在国内外关于认知障碍病因分类的基础上，提出以下关于脑小血管病认知障碍的诊断标准，见表 2-2-1。

表 2-2-1　脑小血管病认知障碍诊断标准

项目	证据
认知障碍：主观报告的认知功能下降，客观检查存在认知功能损害	轻度认知障碍：①出现一个或多个认知功能域的认知下降；②认知障碍不足以影响生活独立性 痴呆或重度认知障碍：① ≥ 2 个认知域的障碍；②认知缺陷足以导致生活独立性受损
确定存在脑小血管病，并存在以下证据之一	①白质和深度灰质中有多处腔隙性梗死；②缺血性白质改变；③血管周围间隙扩大；④皮质微梗死和微出血
确定脑小血管病引起认知功能损害的相关证据	（1）临床证据：①认知损害与脑小血管病事件具有时间相关性。脑小血管病事件证据：脑卒中病史记录，脑卒中体征；②无脑小血管病事件发生但处理信息速度、复杂注意、执行功能显著受损，且同时存在以下至少 1 种症状：早期步态障碍、早期排尿控制障碍（无法被泌尿系统疾病所解释）、人格情感障碍。 （2）脑小血管病的影像学证据足以解释存在的认知障碍，①或②。①存在 2 个以上脑干以外的腔梗死，1~2 个关键部位的腔梗死同时合并有广泛的白质高信号，或②广泛严重脑白质病变 WML：广泛的脑室周围及深部脑白质损伤，脑室周围出现广泛的帽（平行脑室测量 >10mm）或深部出现不规则的晕（>10mm 宽，不规则边缘并延伸至深部白质）以及弥漫融合性的白质高信号（>25mm，不规则形状）或广泛的白质变化（无局灶性损伤的弥漫性白质高信号）及深部灰质的腔隙。③血管周围间隙扩大：界定仍需大样本研究提供相应的证据（有研究结果显示：皮质下直径短轴 >3mm 的扩大血管周围间隙使血管性痴呆的风险增加）；④皮质微梗死和微出血：界定仍需大样本研究提供相应证据（有研究显示：>3 个脑微梗死的患者可出现显著的认知功能下降；脑微出血数量 ≥ 3 个，不论位置，均与痴呆和血管性痴呆相关）
排除标准	排除足以解释记忆或其他导致认知损害的影像学改变或疾病，如：无皮质和 / 或皮质下的非腔隙性梗死、脑出血；脑白质特殊原因（多发性硬化、结节病、脑部放疗）；脑部病变（如阿尔茨海默病、路易体痴呆、额颞叶痴呆、帕金森病、肿瘤、脑积水、外伤、梅毒、艾滋病、克雅氏病）；严重精神疾病及癫痫、酒精及药物滥用、中毒和代谢异常等

案例 1　关键部位梗死性痴呆

患者，男性，75 岁，既往有高血压病史，以急性记忆力受损为主诉就诊，表现为反复向妻子询问"我现在在哪里？"初步诊断为短暂性全面遗忘综合征（transient global amnesia，TGA）。头颅核磁提示丘脑前核急性脑梗死，住院治疗。出院后患者仍表现为持续的顺行性遗忘合并空间障碍。其妻子反映，患者会在家中迷路，跑到卧室或衣帽间去找卫生间。此病例考虑是高血压性小动脉穿支病变引起的关键部位脑梗死。

点评：

丘脑前核是记忆网络的重要组成部分。记忆网络还包括扣带回、海马、乳头体、眶额和内侧额叶。丘脑前核接受来自丘脑后交通动脉的分支丘脑结节动脉的供血。丘脑前核梗死的临床表现为顺行性遗忘综合征，患者仍保留其他认知功能。遗忘综合征是由于乳头丘脑束及其皮质投射的中断引起的。左侧丘脑前核梗死患者通常有非文字记忆障碍和自我信息记忆障碍，而右侧丘脑前核梗死患者则出现地形定向障碍和视空间功能障碍。也有报道称前丘脑脑卒中的患者表现为持续性行为，即不相关信息的叠加，表现为前后对话之间无关联性。

案例2　关键部位梗死性痴呆

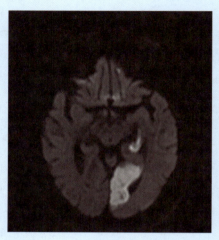

轴位扩散核磁显示左侧大脑后动脉的急性梗死，包括左侧海马和左侧腹侧视辐射（枕颞区）梗死（案例2图）

患者，女性，73岁，因"给家人们发了一系列不正常的邮件"，而被家人带到急诊就诊。邮件的原文是：谢谢你收到我的邮件并把我带回家。谢谢你们把我及我的东西都搬回家。非常感谢你来接我并帮我把我的东西搬进来。我甚至不记得我是否感谢过你。我并不想忘记我的感谢，尤其是当你为了帮我做了这么多事情后。谢谢你带我回家并把我的东西搬进来。当我忘记说谢谢的时候，我很难过（语无伦次，语法错误，语义重复）。急诊神经功能查体时发现患者有明显的右侧同向性偏盲，并于次日完全缓解。认知功能检查发现：患者无法回忆5min前给出的4个词语。同时，患者在视力正常、阅读能力正常的情况下出现视觉失认，她不能通过视觉辨认物体，而通过听觉、触觉可以正确命名物体。MRI显示左侧海马和左侧腹侧视辐射（枕颞区）梗死。6个月后，患者的记忆力和视觉失认均没有改善。

点评：

本例说明大动脉缺血也可导致关键部位梗死。这名患者因海马梗死而患上了顺行性失忆症，此外，因左侧腹侧视辐射受损而患上视觉失认症。

案例3　多发梗死性痴呆

患者，男性，69岁，右利手，以认知迟缓、视空间障碍和多任务处理困难为主诉到神经病学门诊就诊。患者指出，他的症状在2年前突然出现，当时他出现左侧肢体无力，并被诊断为中风。他的神经心理学检查提示该患者存在显著的认知速度减慢、执拗、执行功能受损。他在听觉词语学习测验（auditory verbal learning test，AVLT）的延迟回忆部分得了11/15分。他的神经系统查体显示，左侧轻瘫试验阳性，左侧腱反射活跃。核磁共振显示多处皮质梗死。

点评：

这个病例体现了多发梗死性痴呆的典型表现。这个患者突然出现认知障碍且查体时存在局灶性体征，核磁共振显示多发性皮质梗死。

案例4　遗传性血管性痴呆：CADASIL

患者，49岁，女性，因突发性左侧肢体无力而就诊。MRI显示右侧内囊梗死病灶。予阿司匹林和氯吡格雷二级预防。4个月后，她出现头晕和精神错乱，MRI提示第二次脑梗死。鉴于她两次发生脑梗死，且较年轻，遂转诊到脑血管病门诊就诊。家族史显示其母亲 60 岁发生脑卒中和痴呆，其舅舅和姐姐均在 60 岁左右出现脑卒中。否认偏头痛病史。MRI：除皮质下缺血性脑梗死外，前颞叶和外囊出现白质 T2 高信号。基因检测证实了 Notch3 基因的致病性突变，确诊为 CADASIL。

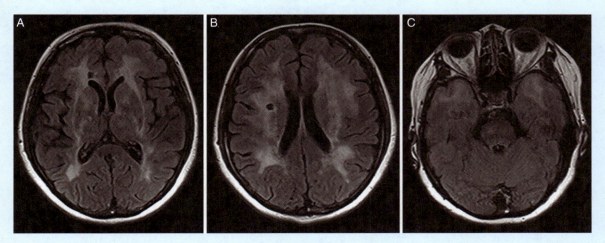

MRI 轴位液体衰减反转恢复（FLAIR）像显示皮质下缺血性梗死（A 图，B 图），前颞叶（C）和外囊（A）中发现明显的 T2 白质高信号，这是常染色体显性遗传性动脉瘤伴皮质下梗死和白质脑病的特征表现（案例 4 图）

点评：

此患者因发病年龄较轻、典型的 MRI 表现和家族史疑诊断为 CADASIL。CADASIL 也可以通过皮肤活检来确诊，通过电子显微镜检查 CADASIL 患者的血管平滑肌细胞壁，可以发现颗粒状嗜银物质沉积。

（徐　俊　李润芝）

第3章 脑血管病认知障碍的临床表现及诊断与鉴别诊断

根据目前国际上有关血管性认知障碍的主流学说以及本书前文对脑血管病认知障碍（cerebral vascular disease cognitive impairment，CVDCI）的界定，CVDCI特指同时符合以下两个条件的疾病谱：①具有明确的脑血管病（包括已发生过或正在发生的脑卒中，也包含无脑卒中的脑血管病变）；②同时符合国内外指南关于血管性认知障碍（VCI）的诊断标准。因此，它既不等同于VCI，也不等同于血管性痴呆（vascular dementia，VD）和脑卒中后痴呆（post-stroke dementia，PSD），而是涵盖了从明确的脑血管病到脑卒中，从轻度认知障碍到痴呆的疾病谱。鉴于VCI已经成为老年期认知障碍的第二大原因，仅次于神经变性病所致的认知障碍，且两者之间的病理机制存在高度的关联性，其受关注程度正在逐年上升。早在1985年Loeb首先提出了血管性痴呆的概念，泛指脑血管病后的获得性智能损害，这一概念虽然强调了血管性痴呆的重要性，但因过分强调脑卒中与痴呆间的关联而存在明显的局限性，后逐渐被Hachinski和Bowlerl（1993年）提出的VCI概念所取代。

第一节　CVDCI 的临床表现

与其他类型的认知障碍相比，CVDCI的临床表现复杂多变，不仅与脑卒中病灶大小和部位相关，也受患者年龄、受教育程度、遗传因素以及AD等共病的影响。额叶病变时，患者出现语言、抽象思维、高级智力活动及情感活动等方面的障碍；颞叶特别是海马参与记忆环路，其病变时可出现明显的记忆障碍；丘脑参与记忆有关的Papez-Ston环路，乳头体丘脑束对记忆有重要作用，丘脑背侧核与间脑之间的密切联系与中枢整体功能有关。丘脑旁内侧核病变可造成定向力障碍、淡漠、缺乏主动性，而双背内侧核梗死可出现记忆减退、淡漠、性格改变及嗜睡等。

一、流行病学特点

1. 发病年龄

脑血管病认知障碍的患者以中老年患者为主，多数>50岁，随着现代社会的发展，高血压、糖尿病等脑卒中相关危险因素在中青年群体中的发病率升高，中青年脑卒中发病率越来越高，中青年的脑血管病认知障碍患者也占了不少的比例。

2. 性别

老年患者男女比例差不多，中青年患者发病男性多于女性。

3. 起病形式

起病形式多种多样。例如多发梗死型患者常以突然起病、波动或阶梯样病程，局灶神经功能缺失（运动、感觉缺损和皮质高级功能损害）为主，认知障碍常表现为斑片状（某一功能明显受累而另一功能相对保留）；关键部位梗死型患者临床表现与损伤的功能区关系密切；

脑小血管病认知障碍发病隐匿，持续缓慢进展，但更多则呈现出一种梯形下行式的发展方式，患者认知表现以注意执行功能的突出受损为特点。此外，由于老年患者常常同时合并有中枢神经系统变性疾病或存在上述疾病的病理改变，起病方式将更加复杂多样。如脑血管病伴 AD 患者，首先有脑血管病发病病史，发病后一段时间内逐渐出现以情景记忆为核心的认知障碍，这种记忆障碍不符合脑血管病变导致记忆障碍的特征。因此在临床上，不能简单地将起病形式作为脑血管病认知障碍的唯一诊断标准。

二、临床症状和体征

神经系统损伤的症状和体征：此类患者常有运动、感觉、吞咽、言语及日常生活活动能力等功能障碍，具体临床表现取决于患者神经损伤的部位及程度。

认知功能下降是最主要的临床表现，不仅包括严重下降（血管性痴呆），还包括没有达到痴呆，但已经有极轻度、轻度、中度损害的认知障碍，而且有些认知障碍可能是隐匿性的。此外，认知损害的表现也与患者病损部位、类型及程度相关。

1. 未达到痴呆的脑血管病认知障碍的临床表现

记忆力、执行功能、注意力、语言及视空间功能等认知域的损害，但未达到痴呆的诊断标准。认知损害可以突然出现，也可隐匿起病，可伴有个性改变，但日常生活活动能力基本正常。

2. 认知功能严重下降至痴呆的患者

此类患者其认知障碍表现为执行功能受损显著，如制订目标、计划性、主动性和抽象思维以及解决冲突的能力下降；常有近记忆力和计算力降低，可伴有表情淡漠、少语、焦虑、抑郁或欣快等精神症状，导致患者日常生活活动能力、学习能力、工作能力及社会交往能力明显减退。

精神及行为改变：皮质下缺血型血管性痴呆患者易出现，主要表现为抑郁（60%）、淡漠、人格改变、精神运动迟缓、情感失控、行为异常（如无抑制或反常行为）、幻听、幻视等。

日常生活活动能力下降：轻者因记忆力下降会出现在生活中经常问重复性问题，爱好、兴趣缺失，工具性日常生活活动能力下降，逐渐发展为生活需要照料，基础的生活能力下降，出现有悖道德的行为；重度痴呆患者生活不能自理，激越、睡眠模式改变，需要全面生活照顾，如穿衣、喂食，洗澡等。

（徐武华）

第二节　CVDCI 的神经影像学特点

一、磁共振成像

磁共振成像（magnetic resonance imaging，MRI）能增加脑血管病认知障碍诊断和鉴别诊断的特异性，对患者进行随访有助于判断疾病预后及药物疗效。CVDCI 患者的 MRI 特点主要是脑血管病变，如缺血性病灶，多位于额顶颞叶皮质、海马、基底节区等部位。另外，脑萎缩、出血性改变也是 CVDCI 较为常见的影像学改变。故病灶部位不固定、病灶类型多样，引起相应的认知功能损害存在异质性。

（一）脑部病变

大脑额叶、颞叶、顶叶、枕叶、海马等与记忆相关脑区出现病损时都可以出现认知障碍的表现（图 3-2-1）。当双侧基底节区、丘脑、角回、海马及左侧半球等结构损伤后也可导致 VCI（图 3-2-2，图 3-2-3）。MRI 可以显示脑卒中的部位、病灶的体积、脑白质病变的程度、海马体积等，为 CVDCI 的诊断提供证据。

（二）脑小血管病

脑小血管病（cerebral small vessel disease，

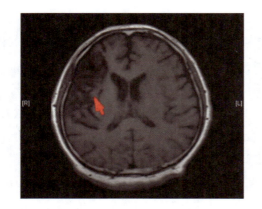

图 3-2-1　T1 相：额颞叶梗死灶

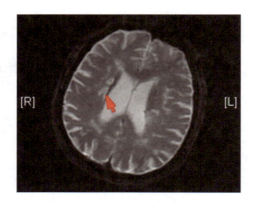

图 3-2-2　T2 相：放射冠多发梗死灶

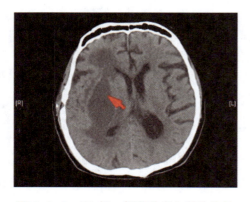

图 3-2-3　T1 相：额颞叶出血后软化灶

CSVD）的特征性表现为脑白质病变（white matter lesions，WML）（图 3-2-4）、脑萎缩（brain atrophy，BA）（图 3-2-5）、腔隙性脑梗死（lacunar infarction，LI）（图 3-2-6），还有脑内血管多发硬化、狭窄（图 3-2-7）等。脑白质疏松症可表现为多个点状或融合性病变，当脑白质疏松症病变超过 10cm² 或占白质体积的 25% 时会影响认知功能，导致 CVDCI。脑微出血引起

的认知障碍占 CVDCI 的 65%，通过常规 MRI 技术不能对脑微出血进行检测，但是随着磁敏感加权序列和磁共振梯度回波 T2 加权成像的应用，临床对于脑微出血的检出率显著增高。

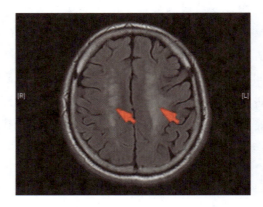

图 3-2-4　T1Flair 相：大脑白质疏松

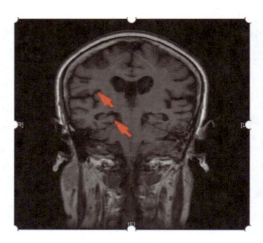

图 3-2-5　T1 相：脑萎缩、海马萎缩

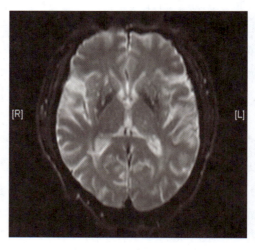

图 3-2-6　右侧基底节区多发腔隙性脑梗死

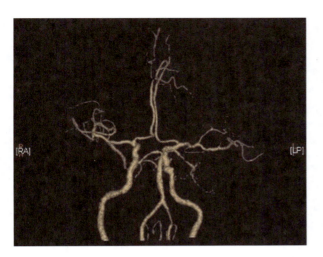

图 3-2-7　CTA 示脑内血管多发硬化、狭窄

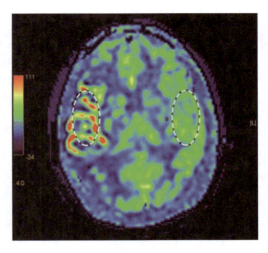

图 3-2-9　双侧额颞叶脑灌注比较

二、磁共振动脉自旋标记技术

磁共振动脉自旋标记（arterial spin labeling，ASL）技术利用血液中的水质子作为示踪剂，通过射频脉冲激发血管内流动的水分子作为内源性对比剂来测量局部血流量，具有无须使用放射核素显像剂、无辐射等较高的安全性以及较好的可重复性，其高空间分辨率及时间分辨率的特点使之成为血管性疾病的诊断和深入了解神经元活动所伴随的复杂生理活动的有效工具。血管性认知障碍患者的颅脑 ASL 成像可以表现为梗死部位或者脑小血管病变部位局部脑血容量降低（图 3-2-8，图 3-2-9）。

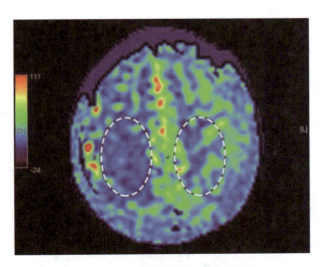

图 3-2-8　双侧额顶叶脑灌注比较

三、弥散张量成像

弥散张量成像（diffusion tensor imaging，DTI）能显示 CVDCI 看似正常的脑白质微观结构及沃勒变性的改变，为脑小血管病导致的 CVDCI 提供组织完整性定量标志。脑小血管病患者的脑白质结构网络密度、网络强度和效率较低，并更容易引起 CVDCI。另外，脑小血管病患者的额上回、楔前叶、丘脑和纹状体存在异常的网络结构改变，为其认知障碍改变提供了结构网络改变的依据。通过 DTI 估计个别脑区或单束的白质改变，可以解释 CVDCI 患者认知障碍的小病灶和多发病灶的累积效应，对疾病进展和干预研究是有益的。通过 DTI 进行全脑的纤维束成像可以构建脑白质结构网络，脑小血管病和脑淀粉样变性血管病可表现为与认知功能下降相关的低拓扑效率的改变。DTI 反映组织弥散程度的主要参数包括各向异性分数（fractional anisotropy，FA）以及平均弥散率（mean diffusivity，MD），它们的改变可以解释不同类型的血管病导致认知障碍的共同机制。一般 FA 值越高表明纤维束排列越紧密，轴突髓鞘完整性越好，它的下降与神经元丢失及白质纤维脱髓鞘有关，而 MD 值的变化多与此相反。相较而言，FA 值对神经纤维完整性破坏更为敏感。

四、磁共振波谱分析

磁共振波谱（magnetic resonance spectroscopy, MRS）分析在血管性痴呆方面的潜在临床应用价值正随着该领域技术的进步而上升。研究显示，CVDCI患者与遗忘型轻度认知障碍患者相比，双侧额叶和左侧枕叶下白质、右背侧丘脑出现N-乙酰天门冬氨酸/胆碱的浓度降低；左侧额叶皮质下白质胆碱水平升高。另外，CVDCI与多域轻度认知障碍的患者对比显示，额叶白质病变部位肌酸明显增多，相邻侧脑室白质的胆碱和肌酸明显增多。对于早期认知功能下降患者，MRS可以通过识别微损伤引起的代谢改变，从分子能量代谢角度提供更多客观的证据，是研究CVDCI很有潜力的一种方法。

五、功能磁共振成像

功能磁共振成像（functional magnetic resonance imaging, fMRI）不推荐用于痴呆的常规诊断，但临床上对诊断及鉴别诊断有参考价值。fMRI的成像原理为：可用于脑皮质的激活功能定位，也可同时进行认知功能测试，识别特定任务和刺激激活的脑区。有研究对CVDCI患者进行了fMRI全脑区局部区域一致性（regional homogeneity，Re Ho）与认知检查的分析，结果显示Re Ho与蒙特利尔认知量表评分负相关，而且在左侧小脑脚更为明显；Re Ho与斯特鲁普的成绩正相关，最明显的部位为扣带回的中间。对脑默认网络进行血氧水平依赖（blood oxygenation level dependent，BOLD）分析显示，与正常对照组相比，CVDCI患者左侧前扣带回、右侧海马旁回BOLD信号显著降低，左侧尾状核、右侧额叶、颞上回、顶下小叶表现出BOLD信号较高的情况。对CVDCI患者的低频振幅（amplitude of low frequency fluctuation，ALFF）分析显示，与对照组相比，CVDCI组内侧前额叶和额下回的皮质活动下降，ALFF对CVDCI的早期诊断具有重要价值。对于结构

MRI上无明显形态学改变或认知障碍尚未达到痴呆诊断标准的CVDCI患者而言，fMRI有可能为其早期诊断提供依据，通过fMRI能很好地将脑区与认知功能相结合，为认知损害提供客观的影像学证据。

六、磁敏感加权成像

磁敏感加权成像（susceptibility weighted imaging，SWI）对识别脑微出血（cerebral microbleeds，CMBs）极具优势。已有研究表明，CMBs可引起认知功能下降，在CVDCI的发生发展中起着重要作用。在梯度回波T_2^*加权像基础上发展起来的SWI极大地提高了CMBs的检出率。在SWI序列上CMBs表现为均匀一致、直径2~5mm的圆形低信号区域（图3-2-10，图3-2-11）。既往研究表明，CMBs与认知功能减退存在相关性，显示CMBs数量及部位的不同与认知障碍相关，尤其是位于额颞叶以及基底节区的CMBs，可能与局部血脑屏障受损、血液分解产物刺激、代谢障碍引起神经元坏死、皮质下纤维连接中断相关。CMBs数量增加可以作为认知功能下降的预测指标。准确评价CMBs的部位和严重程度可能有助于CVDCI的早期诊断以及早期预防，从而延缓认知障碍的进程，进而改善患者的生存质量。

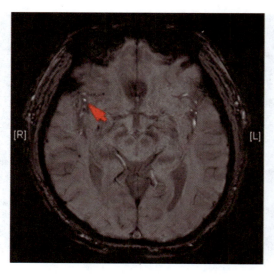

图3-2-10　SWI相：额颞叶微出血灶

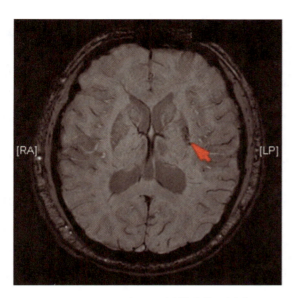

图 3-2-11 SWI 相：双侧基底节区微出血

七、正电子发射断层成像

正电子发射断层成像（positron emission tomography，PET）是一种功能强大的分子成像工具，通过在典型脑区可视化脑功能来辅助临床诊断，但对痴呆患者不常进行。根据显影剂功能不同 PET 可分为多种类型，常用于 CVDCI 研究的有观察糖代谢的 ^{18}F-FDG-PET，以及观察 β 淀粉样蛋白沉积的 ^{11}C-PIB-PET。通过 ^{18}F-FDG-PET 检测，发现 CVDCI 患者可表现为额中回、基底节、小脑、颞顶叶皮质和脑干出现低代谢。VD 患者主要在深部灰质核团、小脑、初级皮质、颞中回、前扣带回表现为低代谢分化。而通过 ^{11}C-PIB-PET 检测，VD 患者中 PIB（+）患者认知减退较 PIB（-）患者更快，通过 PET 筛查入组的 PIB（-）患者，CVDCI 与 VD 患者在前额、上内侧额叶、眶额叶和顶叶区域皮质厚度存在差异。通过与认知功能的相关性分析发现，平均皮质厚度与认知功能的语言、执行及视空间能力有关，而海马形态在不同程度的 CVDCI 患者中也存在差异。由于目前关于 CVDCI 的病理机制尚无定论，没有对于 CVDCI 针对性更好的示踪剂，故采用 PET 对 CVDCI 的研究较少。

八、经颅多普勒超声

经颅多普勒超声（transcranial Doppler，TCD）是检查颅内血流变化的主要影像学手段。CVDCI 患者脑组织的血流灌注、脑血管硬化程度及脑血管反应性等情况均可以通过 TCD 早期发现。当患者的 TCD 结果提示存在左侧大脑中动脉、双侧颈内动脉终末端、双侧大脑前动脉、右侧大脑后动脉的血流动力学变化及血管狭窄时，说明存在额、颞、海马区、左大脑半球、左顶叶血流动力学异常，可以造成脑组织缺血缺氧，导致 CVDCI。CVDCI 患者的脑血管硬化程度常常比较高，血管反应性差，在 TCD 检查结果中表现为搏动指数（pulsatility index，PI）增高、屏气指数降低。

九、脑电图

脑电图（electroencephalogram，EEG）能够反映大脑功能的变化，对鉴别正常大脑和痴呆、或不同类型的痴呆具有一定的辅助诊断价值。CVDCI 患者脑电图的主要表现：α 节律变慢，波幅较低，调幅较差，θ 波、δ 波出现率增高。有研究提示，θ 波和 δ 波的增多以及 α 波的减少，被认为是大脑功能发生改变的早期指标，具有较好的敏感性及特异性。

（高呈飞）

第三节 CVDCI 的神经电生理学特点

神经电生理学方法是用电生理仪器、微电极、电压钳及膜片钳技术等记录或测定整体动物或离体器官组织、神经和细胞离子通道等的膜电位改变、传导速度和离子通道活动的方法。常用于在屏蔽干扰的环境中精确地测定各种器官的自发性电活动（如心电、脑电、神经电）、诱发电位和离子通道开放与关闭等电活动。而对于脑血管病认知障碍患者，其主要表现为脑电信号方面的异常。

脑电信号与大脑皮质的认知活动密切相关，同时包含大量心理与疾病信息，是分析神经系统与大脑活动的有力工具。根据脑电诱发的条件，可分为自发脑电和诱发脑电，前者为自身发出的脑电活动，经临床一般脑电图检查即可获得，后者由特定刺激事件诱发，主要见于实验室研究认知功能，也称为事件相关电位或认知电位。当患者因脑血管病出现认知障碍时，不仅会引起自发脑电的改变，也会引起认知电位的改变。

一、自发脑电——脑电图

自发脑电由医院一般脑电图检查即可完成，其主要原理是将脑细胞群的同步放电活动经电子生物放大技术放大后记录下来，目前已成为脑功能评价的一项常规检查技术，可分为定性脑电图和定量脑电图。在临床上常用于评估脑功能的方式是定性脑电图。定性脑电图是对脑电的波形进行描述，常用的描述指标有 α 节律、β 活动、δ 波及 ε 波。首先，目前普遍认为 VD 患者的脑电图正常 α 波活动减少并且慢波（0.5~7Hz）增多，并且 α 波/慢波功率比及平均频率下降。此外，有研究发现，随着认知障碍程度的加重，α 波频率变慢、背景脑电慢波出现或替代 α 波的比例增高，而 β 波活动减少。有人认为 β/α 比值可作为评价老化的指标，但目前 β 波活动增多在 VD 患者中意义尚不明确。其次，额中线 θ 波，由前扣带皮质产生，主要分布在额正中线，与注意力、思维活动等有关，在脑血管病中其电流密度与葡萄糖代谢成反比。最后，对于 δ 波，目前通常认为 α 波和 β 波功率的下降及 θ 波、δ 波功率的增多与大脑的病理改变和总体认知功能下降有关。另外，脑电图变化不仅存在于脑血管病认知障碍患者中，AD 患者的脑电图也存在一定改变，且随着治疗的好转，脑电图也出现相应的改变。

二、诱发脑电——事件相关电位

事件相关电位（event-related potential, ERP）是大脑对刺激带来的信息做出相关反应，通过仪器在脑区收集到的电位变化，作为可以反映大脑高级思维活动的一种客观方法，在研究认知功能中得到了广泛应用。P300 是 ERP 中最典型、最常用的成分，不受文化和受教育水平的影响，主要与人在从事某一任务时的认知活动，如注意、辨别及工作记忆有关。P300 潜伏期代表了信息处理时间，潜伏期延长，信息处理时间长。P300 波幅与注意力及工作记忆有关。P300 主要起源于大脑颞顶叶，目前研究发现可作为脑血管病认知障碍患者病情恶化的评价指标。国内研究发现，P300 的潜伏期及波幅还可用于对 AD 患者的认知功能进行客观评价，并指出对认知功能异常的识别较神经心理测验更为敏感，且能对治疗效果进行评价。但是总体研究对象较少，因此虽然 P300 具有重要的临床价值，但仍需多中心、大样本的临床研究。

（程文文）

第四节　CVDCI 的经颅多普勒超声特点

经颅多普勒超声（transcranial Doppler, TCD）是检查颅内血管血流动力学最重要的检查方法之一，因其具有无创、简便、重复性高等优点，可作为筛查颅内血流变化的主要影像学手段。

进行 TCD 检查时，患者取仰卧位经颞窗探查双侧大脑中动脉、双侧颈内动脉终末端、双侧大脑前动脉、双侧大脑后动脉，然后取坐位经枕窗探查双侧椎动脉、基底动脉。通过探测颅内主要大动脉的血流动力学指标，从而反映脑组织的血流灌注、脑血管硬化程度及脑血管反应性等情况，从而及早发现病变部位脑血流信号是否存在异常，对 CVDCI 患者的早期诊断和治疗有重要作用。

一、脑组织血流灌注

经颅多普勒超声可以通过对脑内各供血区主干及其分支动脉的收缩期和舒张期最高血流速度、平均血流速度来评价各供血区脑组织的灌注情况。当血流速度减慢时，脑组织的血流灌注就会下降，从而引起疾病的发生。当患者出现左侧大脑中动脉、双侧颈内动脉终末端、双侧大脑前动脉、右侧大脑后动脉的血流动力学变化及血管狭窄时，说明存在额、颞、海马区、左大脑半球、左顶叶血流动力学异常，造成脑组织缺血、缺氧，代谢率下降，兴奋性降低，导致 CVDCI。

二、脑血管硬化程度

搏动指数（pulsatility index，PI）是反映脑血管的顺应性即动脉硬化程度的参数，其计算公式为：PI=（血流速度峰值 – 舒张末血流速度）/平均血流速度。PI 值越大，血管的顺应性越差，动脉硬化的程度随之增加，脑血管病发病风险增加，同时，血管阻力随之增加，血流减慢，也提示脑组织灌注减少。因此血管性认知障碍患者常常出现血流速度减慢、PI 值增高。

三、脑血管反应性

临床上常采用屏气试验来测定脑血管反应性。屏气试验：受试者取仰卧位，无任何声光刺激，平静呼吸室内空气 5min，观察 TCD 频谱，待流速稳定后冻结记录。受试者于自然吸气末开始屏气，30s 末冻结记录。屏气指数（BHI）通过下列公式计算：BHI =（Vm' −Vm）/Vm ×100/ 屏气秒数（Vm' 为屏气后 MCA 平均血流速度，Vm 为屏气前 MCA 平均血流速度）。需要注意的是，在进行试验前受试者需要先进行屏气练习，以便正确配合试验。在 CVDCI 患者中，BHI 值明显降低，提示患者血管反应性差、储备力下降。

（高呈飞）

第五节 CVDCI 的诊断步骤

根据前文对 CVDCI 的定义，CVDCI 的诊断步骤基本参考 VCI 的诊断流程和明确诊断所需的核心要素：认知损害、血管因素和认知障碍与血管因素之间的因果关系。但考虑到 CVDCI 与 VCI 之间存在着细微的差别，因此前者的诊断首先必须符合后者的标准，然后从功能障碍康复的角度，前者还必须符合存在明确的脑血管病的临床和/或神经影像学标准。为此，CVDCI 的诊断应从临床评估、神经心理学检查、神经影像学检查及实验室检查等方面进行评估，综合判断支持 VCI 分类诊断的证据，并排除其他可能导致认知功能减退的潜在原因，例如在排除抑郁、中毒和代谢异常等其他疾病后做出诊断（图 3-5-1）。

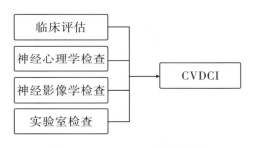

图 3-5-1 CVDCI 诊断步骤

一、临床评估

临床评估包括病史采集和体格检查，需详细收集患者的年龄、性别、职业、受教育水平、婚姻状况及左（或右）利手等基本信息。

（一）病史采集

应当从患者及知情者口中详细采集患者认知障碍的发生时间、发病形式、具体表现（全面评估各认知域的损害情况）、发展和演变过程及诊治情况；有无精神行为改变，认知障碍是否影响了其日常生活活动能力和社会功能。要了解是否有脑血管病危险因素（如高血压、糖尿病、高血脂及家族史等）及其干预情况，明确是否有脑卒中病史，脑卒中次数、脑卒中与认知障碍的时间关系等。同时还要详细了解患者是否有其他导致认知功障碍的疾病或病史，如甲状腺功能减退症等，以排除非脑血管性疾病的因素。

（二）体格检查

应对患者进行详细的神经系统体格检查和全身体格检查，以明确是否有脑血管病的危险因素，并寻找支持脑血管病的局灶体征，如偏瘫、吞咽困难、尿失禁、病理反射等，同时排除其他可导致认知障碍的疾病。另外，某些部位脑卒中可引起认知障碍但无局灶体征，应予以重视。

二、神经心理学检查

包括对患者认知功能、日常生活活动能力以及精神行为症状等进行评估，神经心理学评估量表是识别和诊断CVDCI的重要手段，也是监测疗效和随访评定的重要工具。应对CVDCI患者进行多个认知域的评估，尤其应重视执行功能的评估。

（一）认知功能评估

1. 单领域测试

记忆功能测试常用霍普金斯词语学习测验（Hopkins verbal learning test，HVLT）或加利福尼亚词语学习测试（California verbal learning test，CVLT）等量表。语言和视空间能力检查常用波士顿命名测试（Boston naming test，BNT）、语言流畅性测试（verbal fluency test，VFT）、画钟测验（clock drawing test，CDT）及Rey-Osterrieth复杂图形测试（Rey-Osterrieth complex figure test，ROCFC）。执行功能测试常用量表有连线测验（trail making test，TMT）、Stroop测试、威斯康辛卡片分类测试（Wisconsin card sorting test，WCST）等。

2. 多领域测试方案

（1）简易认知量表（Mini-cog）包括2个简单的认知测试，满分5分，≤3分提示认知功能受损。

（2）简易精神状态量表（MMSE）：MMSE是临床诊断中最常用的认知测试，也是最常用的认知损害筛查、程度分级和终点结局的评估工具。但对轻度认知障碍不灵敏，且侧重于记忆力的评估。

（3）蒙特利尔认知评估量表（MoCA）：MoCA能较好地测试患者的执行功能、注意力及延迟回忆能力，比MMSE更能识别轻微的认知损害。但不适用于受教育程度低的患者，且不能具体评估中重度认知障碍，应与MMSE联合使用。

（4）美国神经病学和脑卒中协会/加拿大脑卒中网络（National Institute of Neurological Disorders and Stroke/Canadian Stroke Network，NINDS/CSN）提出了3种神经心理学评估方案，分别耗时60min、30min和5min。3套方案都包括执行能力和记忆力的评估。由于文化差异，根据中文版认知筛查工具研究结果，2016年我国发布了30min神经心理学评估共识方案。该方案由记忆、语言、执行、视空间4个认知领域和整体认知测评项目构成，补充了工具性日常生活活动量表。

（二）日常生活活动能力评估

日常生活活动能力（activity of daily living，ADL）量表共有14项，包括两部分内容：一是躯体生活自理量表，共6项：上厕所、进食、穿衣、梳洗、行走和洗澡；二是工具性日常生活活动能力量表，共8项：打电话、购物、备餐、做家务、洗衣、使用交通工具、服药和经济自理。ADL在一定程度上可以反映认知程度的变化，是制订长期照料计划的主要决定因素。

（三）精神行为症状评估

临床上脑卒中患者常常因抑郁导致认知障碍。因此，评估患者是否伴有抑郁有助于正确处理认知障碍。常用量表为神经精神症状问卷（neuropsychiatric inventory，NPI）和汉密尔顿抑郁量表（Hamilton depression Scale，HAMD）。

三、神经影像学检查

神经影像学检查在 CVDCI 诊断及鉴别诊断中起着非常重要的作用：①可以提供支持 CVDCI 的病变证据，如脑卒中病灶的部位、数量及体积，白质病变的程度等。MRI 扫描敏感性高，在发现脑梗死、白质病变、微出血、脑萎缩方面具有比 CT 更好的作用，尽管它难以单独判断血管病变与认知障碍之间的因果关系。②对 CVDCI 进行分型诊断时，如缺血性 CVDCI，大血管病变可见大脑皮质或皮质下相应的责任病灶；小血管病变可见多发腔隙性脑梗死和 / 或广泛白质病变等。而危险因素相关性 CVDCI 一般脑内无明显的血管病灶。③还可排除其他原因导致的认知障碍，如炎症、肿瘤、正常颅压脑积水等。

推荐应该对所有首次就诊的患者进行脑结构影像学检查，首选颅脑 MRI 检查。

四、实验室检查

实验室检查对 CVDCI 的病因诊断和鉴别诊断有重要的作用。CVDCI 患者血液检测的目的主要为：①发现 CVDCI 的危险因素，如糖尿病、高脂血症、高同型半胱氨酸血症等。②排除其他导致认知障碍的原因，如甲状腺功能减退、HIV 感染、维生素 B_{12} 缺乏、结缔组织病、梅毒性血管炎等。怀疑变性疾病或需要鉴别诊断时可行脑脊液检查，脑脊液中总 tau 蛋白和异常磷酸化 tau 蛋白增高有助于鉴别 AD 和 VD。

（高呈飞）

第六节　CVDCI 的鉴别诊断

一、阿尔茨海默病

阿尔茨海默病（Alzheimer's disease，AD）是一种起病隐匿的进行性进展的中枢神经系统退行性疾病，以显著的记忆功能受损为主，早期主要为记忆受损和存储障碍，而 VD 以执行功能受损为主。AD 多伴随精神行为异常，多数无偏瘫等局灶性神经系统症状，神经影像学表现为显著的脑萎缩，颞、顶叶对称性血流不足，Hachinski 缺血量表 ≥ 7 分提示 VD，≤ 4 分支持 AD 诊断。

二、Pick 病

该病起病隐匿，进展缓慢，进行性痴呆，早期就有明显的人格改变、行为障碍及语言功能受损，随病情逐渐进展出现记忆等认知功能受损。额叶释放症状如吸吮反射、强握反射可在病程早期出现，晚期可发生肌阵挛、锥体束及锥体外系损害体征。神经影像学显示显著的额叶和 / 或颞叶萎缩。

三、路易体痴呆

路易体痴呆（dementia with Lewy body，DLB）是神经系统变性疾病，核心特征为：①波动性认知障碍，主要表现为无任何先兆，注意力、警觉性下降；②以反复发作的复杂生动的视幻觉为突出表现的精神行为症状；③自发的帕金森综合征症状，继认知功能减退后出现；④快速眼动期睡眠行为障碍。其锥体外系症状有以下特点：①肌张力增高，手足和面部运动迟缓、步态不稳和姿势异常表现更突出；②双侧对称性帕金森运动症状多见；③震颤少见，典型的 DLB 震颤为对称性姿势性震颤，而不是静止性震颤；④对左旋多巴反应差。患者的认知障碍常在运动症状之前出现。DLB 患者出现的反复跌倒和晕厥及短暂性的意识丧失可能会被误诊为血管性痴呆，但无明显影像学脑梗死等病灶，无局灶性神经系统受损的症状体征。

四、帕金森病痴呆

帕金森病痴呆（Parkinson disease dementia, PDD）是帕金森病的非运动症状，起病隐匿，进展缓慢，早中期 PDD 属于"皮质下痴呆"，以注意力、执行力及视空间受损更突出。晚期 PDD 表现为全面的认知功能损害。神经影像学检查无明显病灶，神经系统检查无局灶性神经体征。

五、正常颅压性脑积水

正常颅压性脑积水（normal pressure hydrocephalus, NPH）起病隐匿，进展缓慢，影像学检查显示脑室扩大，主要临床表现为步态障碍、认知功能减退和尿失禁。步态障碍主要为步态失衡和移动缓慢，认知障碍表现为精神活动缓慢，注意力、执行力及视空间损害。结合临床评估和神经影像学检查可鉴别。

（高呈飞）

脑血管病认知障碍的诊断工具

第 4 章

第一节　病史采集和体格检查

脑血管病认知障碍（CVDCI）的临床检查包括病史采集、体格检查以及各种辅助检查，其中病史采集和体格检查由康复医师完成。通过详细询问病史，涵盖认知功能、生活活动能力和可能导致认知障碍的疾病或诱发因素，为认知障碍的诊断和病因诊断提供依据。体格检查是对患者进行一般查体和神经查体。

完成病史采集和体格检查后，根据患者的症状和体征，结合既往史、个人史和家族史进行综合分析，既要纵向比较患者发病前后的认知水平，又要与患者的同龄人的认知水平进行对照，提出一系列可能的认知障碍诊断。

一、病史采集

脑血管病认知障碍的病史采集原则与神经系统病史采集相同，康复医师首先向患者简单问候，然后向患者或知情者获取一些基本信息，比如患者年龄、性别、职业、居住地、左利手/右利手、主诉、现病史、发育情况（儿童）、系统回顾、既往病史、个人史和家族史。病史采集时应注意系统完整，客观真实，重点突出，避免暗示。

病史采集包括以下几个方面。

（一）主诉

主诉是患者在疾病过程中感受最明显的障碍点，并促使其就诊的最主要原因，包括主要认知障碍症状，发病时间和症状变化或演变情况。医生在询问病史的过程中再围绕主诉进行询问。主诉是认知障碍诊断的首要线索。

（二）现病史

现病史是主诉的延伸，包括脑血管病发病后到本次就诊时自觉认知障碍的症状发生和演变的过程，各种症状发生的时间关系和相互关系，以及症状发生的诱因和前驱症状等。以此判断是否有再次发生其他脑血管病的可能性。

1. 病史采集

（1）脑血管病相关血管因素。

（2）脑血管病的病变部位、范围和严重程度。

（3）脑血管病引发的认知障碍的发生情况：包括发病时间、发病形式、发病的具体临床表现、认知障碍与精神行为变化对日常生活及社会功能的影响，同时询问基本日常生活活动能力与工具性日常生活活动能力表现等。

（4）症状的发展和演变，了解症状加重或减轻可能的原因和诱因，症状的进展方式、诊治经过及转归，尤其是认知障碍症状出现的前后顺序。

（5）伴随症状以及与该病相关的其他疾病情况。

（6）病程中的一般情况包括饮食、睡眠、体重、精神状态以及二便情况等，对儿童还需了解营养和发育情况。

2. 神经系统疾病常见症状的问诊

神经系统疾病的常见症状包括头痛、疼痛、感觉异常、眩晕、抽搐、瘫痪、视力障碍、睡眠障碍和意识丧失等，应重点询问，判断是否有再次并发其他脑血管病的可能性。

（三）既往史

着重询问：①以往的基本健康状况，过去几年是否有记忆障碍、思维和行为速度减慢、精神状态及社会活动异常现象；②是否存在心血管和脑血管病史，包括心脑血管病发作的时间，是否有心脑血管病介入及手术史；③是否有高血压、糖尿病、高血脂、心功能不全、房颤；④过敏及中毒史等。

除了曾经明确诊断的疾病，还应注意曾经发生但未接受诊治的情况。对婴幼儿患者还应询问母亲怀孕期间和胎儿出生时的情况。

（四）个人史

个人史包括：出生地、居住地、种族、文化程度、职业、兴趣爱好、是否到过疫区、生活习惯、性格特点、左／右利手等，儿童应注意围生期、疫苗接种和生长发育等情况。除此以外，还应询问患者是否接触过化学物质，有无烟酒嗜好和具体情况，是否有药物滥用史、有无输血史和应激事件。

（五）家族史

询问家族成员尤其是一级家属的脑血管病史，以及是否有认知障碍症状的家属。

二、体格检查

病史采集完成后，应对患者进行详细的体格检查，包括一般检查和神经系统检查，用以提示脑血管病认知障碍的类型和病因。尤其要注意脑血管病的阳性体征：偏瘫、偏身感觉障碍、震颤、平衡障碍、共济失调、异常步态、吞咽障碍、日常生活活动能力下降、认知和行为异常等。

（一）一般检查

一般检查是对患者整体健康状况的初步了解，是体格检查的第一步。主要包括一般情况（性别、年龄、发育、营养、面容表情）、生命体征（体温、呼吸、脉搏、血压）、语言、体位、姿势、步态、皮肤黏膜、头面部、胸腹部、脊柱、四肢检查，同时也要注意患者服饰仪容、个人卫生、体味或呼吸气味，以及患者精神状态、对周围环境中人和物的反应、全身状况等。

（二）神经系统检查

神经系统检查主要包括：意识障碍检查、精神状态和高级皮质功能检查、运动功能检查、感觉功能检查、脑神经检查、神经反射检查、脑膜刺激征检查和自主神经功能检查。

1. 意识障碍检查

意识障碍是指人对周围环境及自身状态的识别和觉察能力出现问题，多由于高级神经中枢功能活动（意识、感觉和运动）受损引起，可表现为嗜睡、意识模糊和昏睡、昏迷。意识包括觉醒状态和意识内容两个组成部分。觉醒状态是指与睡眠呈周期性交替的清醒状态，由脑干网状激活系统和丘脑非特异性核团维持和激活。意识内容是指人的知觉、思维、记忆、情感、意志等心理活动（精神活动），还有通过言语、听觉、视觉、技巧性活动及复杂反应与外界环境保持联系的机敏力，属于大脑皮质的功能。简而言之，当上行网状激活系统和大脑皮质受到广泛损害可导致不同程度的觉醒水平障碍，而意识内容变化则主要由大脑皮质病变造成。

对于意识障碍的患者，在进行全身和神经系统检查时，应当强调迅速、准确，不可能做得面面俱到，一方面注意生命体征是否平稳，另一方面应尽快确定有无意识障碍及其临床分级，临床上先通过视诊观察患者的自发活动和姿势，再通过问诊和查体评估意识障碍程度，明确意识障碍的觉醒水平和意识内容的改变，从眼征、对疼痛刺激的反应、瘫痪体征、脑干反射、锥体束征和脑膜刺激征等对患者进行检查，根据意识障碍程度分为以下几类。

（1）嗜睡：嗜睡是最轻的意识障碍，患者陷入持续的睡眠状态，可被唤醒，并能正确回答问题和做出各种反应，但当刺激去除后再次入睡，是一种病理的倦睡。

（2）意识模糊：意识模糊是意识水平轻度下降，较嗜睡更深的一种意识障碍。患者能保持简单的精神活动，但对时间、地点、人物的定向能力发生障碍。

（3）昏睡：接近于人事不省的状态，患者处于熟睡状态，不易被唤醒。在强烈刺激下（如压迫眶上神经、摇动患者身体等）可被唤醒，但答话含糊或答非所问，很快又再次入睡。

（4）昏迷：昏迷是最严重的意识障碍，患者意识持续中断或完全丧失。

国际上常用 Glasgow 昏迷评定量表（表4-1-1）评价意识障碍的程度，最高 15 分（无昏迷），最低 3 分，得分越低表示昏迷程度越深。通常 8 分以上恢复的概率较大，7 分以下预后不良，3~5 分者有潜在死亡危险。但此量表有一定局限性，对眼肌麻痹、眼睑肿胀者不能评价其睁眼反应，对气管插管或切开者不能评价其语言活动，四肢瘫患者不能评价其运动反应。1978 年此量表被修订为 Glasgow-Pittsburg 量表，增加了瞳孔光反应、脑干反射、抽搐、自发性呼吸四大类检查，总分 35 分，在临床工作中要注意总分相同但单项分数不同者意识障碍的程度可能不同，必须灵活掌握量表的使用。

2. 精神状态和高级皮质功能检查

精神状态和高级皮质功能检查用于判断患者所得的是神经性疾病还是精神性疾病，明确精神症状背后潜在的神经疾病基础，并协助确定是局灶性脑损害还是弥漫性脑损害。除原发性精神疾病外，在神经疾病中，精神状态和高级皮质功能异常可由以下原因导致：脑卒中或肿瘤引起的额、颞叶病变，颅内感染，代谢性

表 4-1-1 Glasgow 昏迷评定量表

检查项目	临床表现	评分
A. 睁眼反应	自动睁眼	4
	呼之睁眼	3
	疼痛引起睁眼	2
	不睁眼	1
B. 言语反应	定向正常	5
	应答错误	4
	言语错乱	3
	言语难辨	2
	不语	1
C. 运动反应	能按指令做出动作	6
	对刺激能定位	5
	对刺激能躲避	4
	刺痛肢体屈曲反应	3
	刺痛肢体过伸反应	2
	无动作	1

脑病，以阿尔茨海默病为代表的神经变性病等。检查患者的精神状态时要注意观察其外在行为、动作举止和谈吐思维等，高级皮质功能可分为认知功能和非认知功能两大部分，认知功能检查主要包括记忆力、计算力、定向力、失语、失用、失认、视空间技能和执行功能等方面；非认知功能检查包括人格改变、行为异常、精神症状（幻觉、错觉和妄想）和情绪改变等。下面简单介绍认知功能检查方法。

（1）记忆力：记忆是获得、存储和再现以往经验的过程，一般分为瞬时记忆、短时记忆和长时记忆三类。注意是心理活动指向一个符合当前活动需要的特定刺激，同时忽略或抑制无关刺激的能力。注意是记忆的基础，也是一切意识活动的基础。因此在做记忆检查的同时也是对注意力的初步检测。

①瞬时记忆检查法：顺行性数字广度测验是用于检测注意力和瞬时记忆的有效方法。检查者给患者若干位的数字，一般从 2 位数开始给起，一秒钟给出一个，让患者复述刚才的数串。然后逐渐增加给出数串的长度，直到患者不能

完整复述为止。所有的数串必须是随机、无规律可循的，比如不能使用电话号码或身份证号等，一般重复的数字长度在 7 ± 2 为正常。逆行性数字广度测验则是让患者反向说出所给出的数串，一般顺行性数字广度测验的成绩优于逆行性数字广度测验，后者成绩不应低于前者的 2 个以上。

②短时记忆检查法：先让患者记一些非常简单的事物，比如橙子、雨伞或汽车；或一些短语，比如"张三、复兴路 42 号、上海"，其中各条目应属于不同的类别，确认患者记住这些条目后再继续进行其他测试，约 5min 后再次询问患者对这些词条的回忆情况。有严重记忆障碍的患者不仅不能回忆刚才的词条，可能连所问所指的是什么都想不起来了。有些患者在他人的提醒下可以想起来，或者在词表中可以找出。

③长时记忆检查法：根据患者的年龄提问一些常识性问题。如国家首都、著名人物；当前在位主席、总理及相关公众人物；自己的相关信息，如家庭住址和电话号码等。

（2）计算力：计算力可通过患者正向或反向数数、数硬币、找零钱来进行检查，一般从最简单的计算开始，如 2+2= ？或者提出简单的数学计算题，如芹菜 2 元 1 斤，10 元买几斤？检查计算能力更常用的方法是从 100 中连续减 7 五次，此时需要注意力参与协助。

（3）定向力：检查时可分为时间定向力（星期几、年月日、季节），地点定向力（医院或家的位置）和人物定向力（能否认出家属和主管医生等）。该检查需要患者在注意力集中的状态下进行。

（4）失语：临床检查包括口语表达、听理解、复述、命名、阅读和书写能力，对其进行综合评价有助于失语的临床诊断。

①口语表达：检查时注意患者谈话语量、语调和发音，谈话是否费力，有无语法或语句结构错误，有无实质词或错语、找词困难、刻

板语言，能否达意等。

②听理解：指患者可听到声音，但对语义的理解不准或不完全。具体检查方法：要求患者执行简单的口头指令（如"张嘴""睁眼""闭眼"等）和含语法的复合句（如"用左手摸鼻子""用右手摸左耳朵"等）。

③复述：要求患者重复检查者所用的词汇或短语等内容，包括常用词（如铅笔、苹果、大衣）、不常用词、抽象词、短语、短句和长复合句等。注意能否一字不错或一字不漏地复述，有无复述困难、错语复述、原词句缩短或延长或完全不能复述等。

④命名：让患者说出检查者所指的常用物品如手电、杯子、牙刷、钢笔或身体部位的名称，不能说出时可描述物品的用途等。

⑤阅读：让患者朗读书报上的文字和执行写在纸上的指令等，判定患者对文字的朗读和理解能力。

⑥书写：要求患者书写姓名、地址、系列数字和简要叙事以及听写或抄写等判定其书写能力。

（5）失用：失用症通常很少被患者自己察觉，也常被医生忽视，检查时可给予口头和书面命令，观察患者执行命令、模仿动作和实物演示能力等。注意观察患者穿衣、洗脸、梳头和用餐等动作是否有序和协调，能否完成目的性简单的动作，如伸舌、闭眼、举手、书写和系纽扣等。可先让患者做简单的动作（如刷牙、拨电话号码、握笔写字等），再做复杂动作（如穿衣、划火柴和点香烟等）。

（6）失认：失认是指感觉通路正常而患者不能经由某种感觉辨别熟识的物体。此种障碍并非由于感觉、言语、智力和意识障碍引起，主要包括视觉失认、听觉失认、触觉失认。体像失认也是失认的一种，是自身认识缺陷，多不作为常规体检。

①视觉失认：给患者看一些常用物品，照片、风景画和其他实物，令其辨认并用语言或

书写进行表达。

②听觉失认：辨认熟悉的声音，如铃声、闹钟、敲击茶杯和乐曲声等。

③触觉失认：令患者闭目，让其触摸手中的物体并加以辨认。

④体像失认：患者偏侧肢体失认或自体肢体失认。让患者动一动偏瘫肢体或命名身体的一些部位。

（7）视空间技能和执行功能：可让患者画一个钟面、填上数字，并在指定的时间上画出表针，此项检查需视空间技能和执行功能相互协助，若出现钟面缺失或指针不全，提示两者功能障碍。

3. 运动功能检查

（1）肌容积：观察和比较双侧对称部位肌肉体积，有无肌萎缩、假性肥大。下运动神经元损伤可见肌萎缩，进行性肌营养不良出现肌肉假性肥大情况。

（2）肌力：肌力指肌肉运动时的最大收缩力。检查时让患者依次做相关肌肉收缩运动，检查者施加阻力，测试患者对阻力的克服力量，以判断肌力（表4-1-2）。注意两侧比较。

表4-1-2　肌力的记录采用0~5级的六级分级法

0级	完全瘫痪，肌肉无收缩
1级	肌肉可收缩，但不能产生动作
2级	肢体能在床上移动，但不能抵抗自身重力，即不能抬起
3级	肢体能抵抗自身重力离开床面，但不能抵抗阻力
4级	肢体能做抗阻力动作，但不完全
5级	正常肌力

（3）肌张力：肌张力指肌肉松弛状态的紧张度和被动运动时遇到的阻力。实质是一种牵张反射，即骨骼肌受到外力牵拉时产生的收缩反应。这种收缩是通过反射中枢控制的。检查时根据触摸肌肉的硬度以及伸屈其肢体时感知肌肉对被动伸屈阻力的反应判断。肌张力增高时表现为痉挛或强直，痉挛常出现折刀现象为

锥体束损害；强直多由锥体外系所致，可出现铅管样强直、齿轮样强直等，肌张力减低时可见周围神经炎、前角灰质炎和小脑病变等。

（4）不自主运动：不自主运动指患者在意识清楚的情况下，随意肌不自主收缩所产生的一些无目的的异常动作，多为锥体外系损害。表现为舞蹈样动作、手足徐动、肌束颤动、肌痉挛、震颤、肌张力障碍等。注意观察不自主运动出现的部位、范围、程度和规律，以及与情绪、动作、寒冷、饮酒等的关系。

（5）共济运动：共济运动指机体任一动作的完成均依赖于某组肌群协调一致的运动。这种协调主要靠小脑的功能和运动系统的正常肌力、前庭神经系统的平衡，以及感觉系统共同参与。

首先观察患者日常活动，如穿衣、吃饭、取物、步态等是否协调，有无动作性震颤和语言顿挫等，然后再做指鼻试验、跟－膝－胫试验、轮替试验、闭目难立征试验等，出现问题即为共济失调。

（6）姿势和步态：姿势和步态指行走、站立的运动形式与姿态。机体很多部位参与维持正常步态。观察患者的起步情况、步幅、速度、姿势、步态判断可能发生的疾病。注意痉挛性的偏瘫步态、剪刀样步态、慌张步态、摇摆步态、跨阈步态、感觉性失调步态和小脑步态等。

（7）日常生活活动能力：日常生活活动能力指一个人为了满足日常生活的需要每天所进行的必要活动。包括基本日常生活活动（basic activity of daily living，BADL）和工具性日常生活活动（instrumental activity of daily living，IADL）。通过患者日常自理活动和功能转移性活动来判断基本日常生活活动能力，通过患者在社区环境中的日常活动判断其工具性日常生活活动。采用提问法、观察法、量表检查法。常用的量表有Barthel指数量表和功能独立性测量（measures of functional independence，FIM）。

4. 感觉功能检查

感觉功能检查主观性强，宜在环境安静、患者情绪稳定的情况下进行。检查者应耐心细致，尽量使患者充分配合。检查时嘱患者闭目，自感觉缺失部位查向正常部位，自肢体远端查向近端，注意左右、远近端对比，必要时重复检查，切忌暗示性提问，以获取准确的资料。

（1）浅感觉（superficial sensation）

①痛觉：检查时用大头针的尖端和钝端交替轻刺皮肤，询问是否疼痛。记录感觉障碍类型（正常、过敏、减退或消失）与范围。

②触觉：用棉花捻成细条轻触皮肤，询问触碰部位，或者让患者随着检查者的触碰数说出 1、2、3……

③温度觉：用装冷水（0~10℃）和热水（40~50℃）的玻璃试管，分别接触皮肤，辨别冷、热感。

（2）深感觉（deep sensation, proprioceptive sensation）

①运动觉：患者闭目，检查常用拇指和示指轻轻夹住患者手指或足趾末节两侧，上下移动5°左右，让患者辨别"向上"或"向下"移动，如感觉不明显可加大活动幅度或测试较大关节。

②位置觉：检查者将其肢体摆成某一姿势，请患者描述该姿势或用对侧肢体模仿。

③振动觉：将振动的音叉柄置于骨隆起处，如手指、桡尺骨茎突、鹰嘴、锁骨、足趾、内外踝、胫骨、膝、髂前上棘和肋骨等处，询问有无振动感和持续时间，并做两侧对比。

（3）复合（皮质）感觉（synesthesia sensation, cortical sensation）

①定位觉：患者闭目，检查者用手指或棉签轻触患者皮肤后，让其指出接触的部位。

②两点辨别觉：患者闭目，用分开一定距离的钝双脚规接触皮肤，如患者感觉为两点时再缩小间距，直至感觉为一点为止，两点需同时刺激，用力相等。正常值指尖为 2~4mm，手背为 2~3cm，躯干为 6~7cm。

③图形觉：患者闭目，用钝针在皮肤上画出简单图形，如三角形、圆形或 1、2、3 等数字，让患者辨认，应双侧对照。

（4）实体觉：患者闭目，令其用单手触摸常用物品如钥匙、纽扣、钢笔、硬币等，说出物品形状和名称，注意两手对比。

5. 脑神经检查

脑神经共 12 对，检查脑神经对脑血管病的定位诊断很重要，检查时应按顺序进行，以免遗漏，注意双侧对比。

（1）嗅神经：询问患者有无嗅幻觉等主观嗅觉障碍，确定患者是否鼻孔通畅，然后让患者闭目，先压住一侧鼻孔，用无刺激性气味的物品如香皂、牙膏、香烟等置于患者受检鼻孔，让患者辨别嗅到的各种气味。然后，换另一鼻孔进行测试，注意双侧比较。嗅觉减退提示帕金森病和阿尔茨海默病，嗅觉过敏提示癔症，幻嗅提示精神分裂症、阿尔茨海默病等。

（2）视神经：主要检查视力、视野和眼底。如果有视力障碍和视野缺损及视乳头异常，注意视交叉、视束、大脑枕叶的病变。分析视乳头的异常情况，是否与颅内压增高相关或是否存在眼部其他疾病。

（3）动眼、滑车和展神经：三对脑神经共同支配眼球运动，可同时检查。检查时注意眼裂外观、眼球运动、瞳孔及对光反射和调节反射等。如出现眼睑下垂、眼外肌麻痹、眼球震颤、瞳孔异常等现象时，应注意脑血管相关疾病的排查。

（4）三叉神经：三叉神经为混合性神经，感觉神经纤维分布于面部皮肤、眼、鼻、口腔黏膜，运动神经纤维支配咀嚼肌、颞肌和翼状内外肌。检查时注意面部感觉、咀嚼肌运动、角膜反射、下颌反射是否正常。如有三叉神经眼支、上颌支或下颌支区域内各种感觉缺失提示周围性病变；咀嚼肌无力提示三叉神经运动纤维受损；前伸下颌时，下颌偏向病灶对侧提示中枢性三叉神经损害，如下颌偏向病灶同侧提示周围性三叉神经损害。

（5）面神经：面神经为混合性神经，主要支配面部表情肌活动、支配舌前2/3味觉纤维。检查时注意面肌运动、舌前2/3味觉、外耳道和耳后皮肤的痛觉、温度觉和触觉及有无疱疹，听觉有无过敏现象、有无角膜反射、眼轮匝肌反射和掌颏反射。

（6）位听神经：位听神经分为蜗神经和前庭神经。蜗神经常用耳语、表声、音叉检查；前庭神经通过观察患者的自发性症状如眩晕、呕吐、眼球震颤和平衡障碍等，也可进行冷热水试验和转移试验。蜗神经的刺激性病变出现耳鸣，破坏性病变出现耳聋，注意鉴别传导性耳聋和感音性耳聋。

（7）舌咽神经、迷走神经：舌咽神经、迷走神经两者在解剖和功能上关系密切，常同时检查。检查患者发音时是否声音嘶哑、带鼻音或完全失音，询问患者是否有饮水呛咳，检查两侧软腭及咽喉壁黏膜的感觉、舌后1/3的味觉，咽反射、眼心反射和颈动脉窦反射的情况，注意鉴别假性球麻痹和真性球麻痹。

（8）副神经：副神经属于运动神经，检查胸锁乳突肌和斜方肌上部功能，判断有无垂肩和斜颈。

（9）舌下神经：舌下神经属于运动神经，观察患者有无伸舌偏斜、舌肌萎缩及肌束颤动。注意鉴别核下性病变、核性病变及一侧核上性病变。

6. 神经反射检查

神经反射包括深反射、浅反射、病理反射。反射检查较少受意识的影响，但检查时患者应保持安静和松弛状态，检查时应注意反射的改变程度和两侧是否对称。

（1）深反射：深反射为肌腱和关节的反射。检查包括肱二头肌反射、肱三头肌反射、桡骨膜反射、膝反射、踝反射、阵挛、Hoffmann征、Rossolimo征。

（2）浅反射：浅反射为刺激皮肤或黏膜引起的反应。检查包括角膜反射、咽反射、软腭反射、腹壁反射、提睾反射、跖反射、肛门反射。

（3）病理反射：病理反射检查包括巴宾斯基征、巴宾斯基等位征（Chaddock征、Oppenheim征、Schaeffer征、Gordon征、Pussep征）、强握反射、脊髓自主反射。

神经反射是由反射弧的形式而完成的，反射弧包括感受器、传入神经、神经中枢、传出神经和效应器。反射弧中任一部位有病变都可影响反射，使之减弱或消失；反射又受高级神经中枢控制，如果锥体束以上病变，可使反射活动失去抑制出现反射亢进。通过对以上反射的检查，我们可以了解患者的病损，便于查找病因。

7. 脑膜刺激征检查

脑膜刺激征为脑膜受激惹的体征，包括颈强直、Kernig征、Brudzinski征等。患者出现脑膜刺激征提示脑膜炎、蛛网膜下腔出血、脑炎、脑水肿及颅内压增高等。颈上节段的脊神经根受刺激引起颈强直，腰骶节段的脊神经根受刺激则出现Kernig征和Brudzinski征。

8. 自主神经功能检查

自主神经可分为交感神经和副交感神经，主要功能是调节内脏、血管和腺体等活动。大部分内脏受交感和副交感神经纤维的双重支配。在大脑皮质的调节下，协调整个机体内、外环境的平衡。通过注意患者皮肤黏膜和毛发指甲的外观和营养状态、泌汗情况等，观察了解患者的胃肠功能，排尿情况及下腹部膀胱区膨胀程度等，还可通过自主反射试验检查：竖毛试验、皮肤黏膜试验、眼心反射等。这些有助于了解患者是否有心脑血管病。

通过以上对患者的病史采集和体格检查，目的是明确患者大脑损伤部位，是否存在认知障碍，简单了解患者认知水平，初步判断认知障碍程度及类型，结合神经心理学评估手段，细化并明确认知障碍的类型和程度，为认知障碍康复做准备。

（陈　娜）

第二节 神经心理学评估手段

一、筛查法

神经心理学评估是识别和诊断 CVDCI 的重要方法，也是判断康复疗效和转归的重要工具。筛查法从总体上大致检出患者是否存在认知障碍，但不能为特异性诊断提供依据，即临床康复医师或治疗师并不能仅靠筛查来诊断患者是否存在认知障碍及何种认知障碍，还应结合具体临床表现防止遗漏一些轻度认知障碍。根据筛查结果及临床表现决定是否对某个障碍方面做进一步详细、深入的专项检查。目前临床使用的筛查量表有：简易精神状态量表（MMSE）、蒙特利尔认知评估量表（MoCA）、神经行为认知状态检查表（neurobehavioral cognitive status examination，NCSE）、临床痴呆量表（clinical dementia rating，CDR）、长谷川智力量表（Hasegawa dementia scale，HDS）、认知能力筛查检查量表（cognitive capacity screening examination，CCSE）、认知偏差问卷等，上述量表的共同特点是用时短、简便易行，稍加培训即能在 5~10min 内完成测试，从而对患者的认知状况快速形成一个整体认识，但由于难以客观全面反映患者各认知区域的变化特点，故多用于认知障碍的初步筛选，若要精准判断还需结合语言方面的评定。

以下简略介绍临床上最常用的认知评估筛查量表：简易精神状态量表（MMSE）、蒙特利尔认知评估量表（MoCA）。

MMSE 是 1975 年 Folstein 编制的，现阶段我国仍采用 Folstein 的中文修订版。该表是目前运用最广泛的认知筛查量表，它包括对定向能力、即刻回忆、注意力和计算能力、延迟回忆、语言功能（命名、复述、阅读、书写、理解）、视空间能力的评估。MMSE 对痴呆有较好的诊断标准，该量表总分 30 分，得分越高表示认知功能越好。MMSE 得分 ≥ 27 分为正常，MMSE 得分 < 24~25 分为可疑认知障碍，21~24 分为轻度认知障碍，10~20 分为中度认知障碍，< 10 分为重度认知障碍。此量表易受受教育程度的影响，临界值为：大学 ≤ 26 分，中学或以上 ≤ 24 分，小学组 ≤ 20 分，文盲 ≤ 17 分，文化程度较高的老年人可能有假阴性，文化程度低的老年人可能有假阳性，在受过高等教育（受教育年限 ≥ 16 年）的老年人中，使用 ≤ 26 分为诊断界值。该表目前在国内临床上普及，对记忆和语言敏感，对痴呆诊断的敏感和特异度高，但缺乏执行功能的评估，可能对皮质下型痴呆和轻度认知障碍患者敏感差，对中等教育程度以上的患者较简单。故还应结合临床表现和专项检查。MMSE 已经在国内临床普及，而且有了适合于中国人的常模，但由于难以鉴别轻度认知障碍和痴呆，因此，在临床上仅用于痴呆的快速诊断。

MoCA 是为筛查 MCI 而开发的一个简短认知测试（一个用来对轻度认知功能异常进行快速筛查的评定工具）。包括：注意力、执行功能、记忆、语言、视结构技能、抽象思维、计算和定向力。满分 30 分，采用 ≤ 25 分检测 MCI，MoCA 的敏感度和特异度分别为 90% 和 87%，MMSE 的敏感度和特异度为 78% 和 100%。该表的缺点是文盲与低教育老人适用性差，受教育和语言影响，尚缺乏定义认知损害的最佳界值及教育调整分数共识。根据大量报道研究，我们总结了 MMSE 与 MoCA 的优缺点及应用（表 4-2-1）。

表 4-2-1　MMSE 与 MoCA 在认知诊断中的优缺点及应用

	分界值	优点	缺点	应用
MMSE	24~29 分 痴呆 ≤ 26 分 MCI = 27~29 分	对痴呆诊断有敏感度和特异度，在正常认知与痴呆分类上有中等准确性，可针对不同教育水平调整分数	对单领域损害不敏感	适用于多领域的认知障碍和痴呆
MoCA	18~25 分 痴呆 ≤ 21 分 MCI = 22~25 分	对 MCI 和单领域损伤有较高的敏感度，在正常认知与 MCI 分类上有中等准确性	对 MCI 的特异度过低，增加假阳性，筛选 MCI 和痴呆的最佳界值和教育水平未达成共识	适用于 MCI 和单领域认知障碍

二、专项认知检查法

专项认知检查包括注意力、记忆力、执行功能、视空间能力、计算能力、逻辑推理能力、感知觉功能、言语功能和精神行为方面的检查。

（一）注意力检查

注意力不是一个独立的认知过程，而是一切认知功能的基础，与感觉、知觉、记忆及执行功能等认知活动密切相关。较轻的注意力障碍见于额叶和右顶叶的局部损伤，也可见于弥漫性脑损伤者。由于同一患者常存在一种或多种注意力障碍的表现，障碍程度因障碍的表现形式、病变部位不同而存在差异。我们在给患者进行初筛后，如果判断其有注意力障碍，应再做专项检查，注意力专项检查包括：注意广度的检查、注意持久性的检查、注意选择性的检查、注意转移的检查、注意分配的检查，也可选择注意的成套测试。注意结合患者康复训练及日常生活中出现的问题进行分析。

1. 注意广度的检查

数字广度测验尤其是逆行性数字广度测验，是检查注意广度的常用检查方法。顺行性数字广度测验和逆行性数字广度测验是患者根据检查者的要求正向复述或逆向复述逐渐延长的数字串的测试方法，它同时也检测了瞬时记忆的功能。

检查方法如下：顺行性数字广度测验令患者按照检查者所给予的数字顺序进行复述，通常从 2 位数开始，每一个水平做 2 次检查，即同一数字距水平测试 2 组不同的数字，一个水平的检查通过后（2 次检查中任意 1 次通过即可）

进入下一个水平的检查。如果 2 次均失败，则检查结束，顺行性数字广度测验结果取最后通过的数字串水平。

顺行性数字广度测验举例：

3—5（正确）

4—9（正确）

6—2—7（正确）

8—3—6（正确）

1—7—4—9（不正确）

7—2—5—1（正确）

4—9—3—1—6（不正确）

3—8—4—7—9（不正确）

正数数字距 =4（不正常）

检查者以 1 个数 / 秒的速度说出一组数字，注意不要成串地将数字脱口而出，以免使检查的准确性受到影响（成串地念数字有助于复述，回忆电话号码即采用这种方法）。倒数检查采用同样的方法，不同之处是要求患者从后向前逆向重复检查者给予的一组数字。

结果分析：正常人正数数字距为 7 ± 2，数字距长短与年龄和受教育水平有关。一个年轻的知识分子，其正数数字距至少为 6，正数数字据为 5 时，要根据患者的年龄和文化水平判断其正常还是处于正常边缘，对于老人或文化水平较低者而言，正数数字距为 5 应属于正常。正数数字距为 4 时则指示患者处于临界状态或异常，正数数字距等于 3 时，确定损伤存在。正常人的倒数数字距通常比正数数字少一位，即倒数数字距为 6 ± 2，故倒数数字距为 3 时提示患者为临界患者，为临界状态或异常，倒数数字距等于 2 时则可确诊异常。

数字广度减小是注意障碍的一个特征，常见于额叶损伤患者，左侧局灶性脑损伤如失语患者常常数字广度减小，注意排除由于听觉或语言障碍所引起的复述较差的结果。在临床工作中，我们常看到存在记忆障碍的患者在做这项检查时，注意广度受影响，常只能记住最后听到的数字。

2. 注意持久性的检查

常用的方法有划销测验、单音计数测验、持续作业测验（continuous performance test，CPT），均用来评价注意的维持和警觉。其中 CPT 是对注意维持和警觉高度敏感的测验。现介绍一下划销测验：给患者一支笔，要求其以最快的速度准确地划出指定数字或字母，如要求患者划去下列字母中的"C"和"E"：

BEIFHEHFEGICHEICBDACBFBEDACDAFCIHCFEBAFEACFCHBDCFGHE

CAHEFACDCFEHBFCADEHAEIEGDEGHBCAGCIEHCIEFHICDBCGFDEBA

EBCAFCBEHFAEFEGCHGDEHBAEGDACHEBAEDGCDAFBIFEADCBEACGB

CDGACHEFBCAFEABFCHDEFCGACBEDCFAHEHEFDICHBIEBCAHCHEFB

ACBCGBIEHACAFCICABEGFBEFAEABGCGFACDBEBCHFEADHCAIEFEG

EDHBCADGEADFEBEIGACGEDACHGEDCABAEFBCHDACGBEHCDFEHAIE

结果分析：患者操作完毕后，分别统计正确划销数字与错误划销数字，并记录划销时间，根据下列公式计算患者的注意持久性或稳定性指数并作为治疗前后自身比较的指标。

稳定性指数 = 总查阅数 / 划销时间 ×（正确划销数 – 错误划销数）/ 应划销数

在临床上，注意力稳定性差的患者做此项检查时，常出现疲劳，划几行后错误或遗漏逐渐增多，甚至出现厌烦的情绪。在做肢体训练时常表现出训练同一个项目不能坚持太长时间，注意力容易分散，常被其他事物吸引，治疗师要频繁更换训练项目。在做言语训练时，刚开始还配合治疗师，后面就会疲劳或思维不能集中于这个项目的训练。

3. 注意选择性的检查

检查方法包括经典的 Stroop 字色干扰任务（Stroop word color interference test，SWCT）。这项检查可以评价选择性注意、反应抑制能力、注意集中能力和执行功能。一般来说分三个部分，第一部分是单纯颜色字的阅读，第二部分是对颜色的命名，第三部分是字与颜色的干扰测试。注意选择性的检查运用的是第三部分。

结果分析：如果患者不能正确读字或对颜色命名，说明患者在注意力选择上有障碍。在临床中，注意选择性障碍的患者，不适合在嘈杂人多的环境下做肢体训练，因为其丧失了从嘈杂背景环境中选择一定刺激的控制能力。应选择在相对安静的环境中做训练效果更佳。

4. 注意转移的检查

（1）数字测验：按以下规则出两道题。

第一题，写两个数，上下排列，然后相加。将和的个位数写在右上方，将上推的数直接移到右下方，如此反复下去……

3 9 2 1 3 4 7 1 8 9……

6 3 9 2 1 3 4 7 1 8……

第二题，开始上下两个数与第一题相同，只是将和的个位数写在右下方而把下面的数移到右上方。

3 6 9 5 4 9 3 2 5 7……

6 9 5 4 9 3 2 5 7 2……

每隔半分钟发出"变"的口令，患者在听到命令后立即改做另一题。将转换总数和转换错误数进行比较，并记录完成作业所需的时间。

（2）符号 – 数字测验，与 WAIS 的数字符号分测验相似。

（3）连线测验（trail making test，TMT）：包括连线测验 A、B 两个部分，TMT 可用来评测信息加工速度、加工转换、认知灵活度、视觉搜索、运动行为及执行功能多个认知功能。

TMT-A 主要评测注意维持，TMT-B 主要评价注意转移（图 4-2-1）。有注意转移障碍的患者，做此项检查用时长，错误率高。

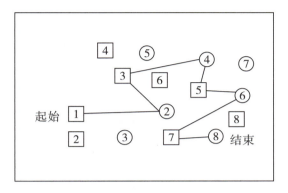

图 4-2-1　TMT-B 连线测试正确连线举例

结果分析：如果患者在做以上三种题目时出现困难，说明其在注意转移时有障碍。在临床中，患者在做肢体训练时很难跟随治疗师的指令变化训练内容，即难以从一个训练动作马上转换到下一个动作，影响康复进程。

5. 注意分配的检查

声光刺激同时呈现，要求受试者对刺激做出判断和反应。可参考电脑研发的相应软件测试，应用视听觉双任务或双耳分听任务来评测。目前同步听觉序列加法测验多被采用。该测验要求被试者连续听 61 个随机排列的 1~9 的数字，同时计算出相邻 2 个数字之和，它以数字间隔时间的不同，被设计成不同版本。该测验可以评测注意力分配、记忆、计算和信息加工速度等。

6. 注意的成套测试

（1）注意网络测验（attention network test, ANT）：Posner 等人首次将注意网络细分为警觉、定向和执行控制三个子网络。Fan 等人基于以上理论开发出 ANT。大量研究者证实该测验可以有效测量不同注意网络效率。通过测定不同状态下的反应时间来评估注意网络中的警觉、定向和执行三个功能。

（2）日常专注力测试（test of everyday attention，TEA）：TEA 将日常活动作为测试项目来评估注意功能情况，是一个生态学效度测验，可以评估持续注意、选择注意、分配注意及注意转换。TEA 根据现代注意理论，通过设计不同任务评价注意，包括 8 个子测验：地图搜索、电梯计数、分心时电梯计数、视觉电梯计数、带反转的听觉电梯计数、电话簿搜索、计数时对电话簿搜索和彩票任务。测试年龄范围：16~80 岁，测试时间 45~60min。TEA 有三个平行的版本，可在 3 个连续时期用平行的资料进行测试，具有很好的信度和效度（表 4-2-2）。临床上用于各类脑血管病认知障碍的注意评估。

（二）记忆力检查法

记忆是人脑的认知功能和智力构成的基本要素。如果想全面考察记忆情况包括对不同类型记忆的评定，首先要明确记忆障碍的脑区定位（表 4-2-3），通过病史、体格检查和神经心理学筛查，鉴别由于精神错乱、谵妄或抑郁出现的记忆障碍现象。经过 MMSE 和 MoCA 筛查后粗略得知患者是否有记忆障碍的问题，然

表 4-2-2　日常专注力测试（部分列举）

	测试项目	测试注意类型
TEA	数电梯上升的层数 ≤ 6 分	单音计数（持续注意）
	阅读地图 ≤ 5 分	
	查阅电话 ≤ 5 分	SWCT（选择注意）
	在分神的情况下数电梯 ≤ 5 分	
	数数和查阅电话 ≤ 5 分	PASAT 和 SDMT（分别注意）
	视像电梯 ≤ 5 分	
	双向电梯 ≤ 5 分	CTT（转移注意）

后进一步判断记忆障碍的原因、程度和表现形式，根据记忆编码和保持时间不同需进行专项评定（表4-2-3）。

表4-2-3　不同记忆类型的脑区定位

记忆类型	脑区定位
短时记忆、工作记忆、顺序记忆、语义记忆	额叶
语言记忆	左颞叶
非语言记忆	右颞叶
长时记忆	丘脑背侧核
情节记忆，陈述性记忆	海马和边缘系统
声像记忆	角回
程序性记忆	基底节

1. 瞬时记忆检查

（1）言语记忆检查：常用检查方法为数字顺背和倒背，同时包含注意广度的检查。一次重复的数字长度在7±2为正常，低于5为瞬时记忆缺陷。应详细记录每一遍口令后被试者复述正确的数字长度，如"复述7位数字，其中2/7第1遍即复述正确，4/7重复第3遍复述正确"。也可连续100减7再减7，要求患者说出减5次的得数。记录患者答题结果。

另一种方法是检查者说出4个不相关的词，如牡丹花、眼药水、足球场、大白菜，速度为每秒1个。随后要求患者立即复述。正常者能立即说出3~4个词。检查中重复5遍仍未答对者为异常。只能说出1个，甚至1个也说不出，表明患者瞬时记忆缺陷。

（2）非言语记忆检查：用画图或指物来检查。如出示4张图形卡片（图4-2-2），让患者看30s后将图形卡片收起或遮盖，立即要求患者将所看到的图案默画出。不能再现图案，或再现的图案部分缺失，歪曲或不紧凑均为异常。

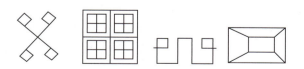

图4-2-2　瞬时非言语记忆检查

2. 短时记忆检查

要求患者在停顿30s后，回忆在瞬时记忆检查中所用的言语和非言语检查题目。

3. 长时记忆检查

长时记忆检查分别从情节记忆、语义记忆和程序法记忆（内隐记忆）等不同侧面进行。

（1）情节记忆：情节记忆障碍是长时记忆障碍的最常见表现。情节记忆障碍包括顺行性遗忘和逆行性遗忘两种表现。前者表现为病后不能学习新信息，也不能回忆近期本人所经历过的事情，例如，对如何患病，如何住院等回忆不起来，不能回忆当天早些时候的对话等。后者指患者不能回忆病前某一段时间的经历（如回忆不起在患病前他在什么地方、正在做什么事情）或公众事件，遗忘可能是完全的或部分的；逆行性遗忘和顺行性遗忘是器质性脑损伤的结果。脑卒中患者近期记忆出现障碍时，由于不能学习新知识而影响康复的进程和疗效。评定时从顺行记忆和逆行记忆两方面考察患者的再现和再认能力有助于发现遗忘的特点。

①顺行性情节记忆检查：记住新信息能力的测验，分为言语和非言语测验。

言语测验：

a. 回忆复杂的言语信息：给患者念一段故事，故事中包含15~30个内容。故事念完后，要求患者重复故事的情节，检查者记录回忆的情况。

b. 词汇表学习：一张列有15个词的表，检查者以每秒1个词的速度高声念出，然后要求患者重复所有能够记住的词汇，可不按顺序回忆。全过程重复5次后，检查者再念第二张写有15个词的表。要求患者在第二张表回忆1遍后立即回忆第1张表中的词汇。

c. 词汇再认：由20~50个测验词和20~50个干扰词组成。每一个测验词呈现3s，然后将干扰词和测验词放在一起，让患者从中挑选出刚才出现过测验词。

非言语测验：包括视觉再现和新面容再认。

a. 视觉再现：几何图形自由回忆，Rey-Osterrieth 复杂图形再认测验用来测验被试者视觉记忆能力（图4-2-3）。首先被试者按要求临摹图案，然后在临摹 10~30min 后，让被试者根据记忆自由地将图案重画出来。根据再现的完整性、准确性、布局、计划性、画面干净与否、对称性等多种因素进行评定。

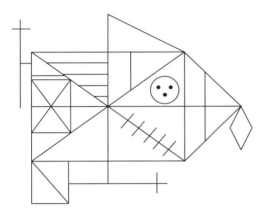

图 4-2-3　Rey-Osterrieth 复杂图形再认测验

b. 新面容再认：测验由 20~50 个陌生人的面部照片和 20~50 个起干扰作用的人面部照片组成。每一个测验照片呈现 3s，然后将干扰照片和测验照片放在一起，让患者从中挑选出刚才出现过的照片。

结果分析：顺行性遗忘患者在回忆测验中可能仅能回忆几个词、几张图片，但再现测验完全正常。

②逆行性情节记忆检查：逆行性情节记忆检查包括自传性记忆、著名事件以及著名人物记忆。根据被试者的年龄及文化水平，可采用问卷式提问，对成长的不同时期（如儿童期、青壮年期以及近期）的个人经历和患病前发生的重大历史事件（如抗日战争、香港回归等）进行回顾，在问及个人经历时需要亲属或知情者证实其准确性。著名人物辨认时需说出其姓名、身份以及与之相关的历史年代。

（2）语义记忆：语义记忆是指有关常识和概念以及语言信息的记忆，与情节记忆相反，语义记忆与时间、地点无关。例如，中国的首都、

水的沸点、周长的定义等。评定包括常识测验、词汇测验、分类测验以及物品命名与指物测验等。

①常识测验：对被试者进行提问，如球是什么形状的？钟表有什么用处？国庆节是哪一天？一年有多少个月等。

②词汇测验：让患者对词汇做出词义解释。例如，冬天、约束、胜利、新鲜、疲劳等。

③分类测验：将一些不同类的图片混放在一起，让患者分类挑出，如水果类、蔬菜类、交通工具类等。

④物品命名与指物测验：物品命名指对实物进行命名，而指物则是让患者根据口令从混放在一起的物品堆中指出物品，如手表、牙刷等。

（3）程序法记忆：信息回忆不依赖于意识和认知过程、学习记忆通过操作来表现而无须用语言来表达。例如，学习骑自行车和弹奏乐器。对内隐记忆进行检查时，不要求患者有意识地回忆所识记的内容，而是要求其完成某项操作任务，在操作的过程中不知不觉地反映出患者保持某种信息的状况。例如，给被试者示范一段简单的魔术表演，随后让被试者模仿。

4. 言语记忆检查

Rey 听觉词语学习测验（auditory verbal learning test，AVLT）由主试者按每秒 1 个的速度念出 15 个词汇，念完 1 遍，被试者尝试回忆 1 遍，共进行 5 遍，然后再念另一组词，要求被试者在听完后立即复述。在复述后，要求被试者再尽量回忆第一组词，用以测试由于学习第二组词而产生的对第一组词记忆的干扰。每正确回忆一词记 1 分，总分为 5 次正确回忆的总得分。

5. 视觉记忆检查

本顿视觉保持测验（Benton visual retention test，BVRT）是一个广泛流行的心理测验，是为评定视知觉、视觉记忆和视觉结构能力而设计的，已成为重要的临床检查和研究工具。共有 3 种替换式测验（C、D、E 型），每型包括

绘有图形的 10 张卡片，其中除 2 张是绘有 1 个图形外，多数是绘有 3 个图形的，2 个较大的，1 个较小的。这种同时呈现 3 个图形的方式对单侧空间不注意的问题比较敏感，适用于 7 岁以上的儿童和成人。测试方式是将每张图片呈现 10s 或 15s，让被试者根据记忆默画出该图形，根据正确给出的卡片数和错误数来记分（图 4-2-4）。

6. 工作记忆检查

工作记忆检查采用来自韦氏智力量表中的"背数"注意广度分测验，由主试者按每秒 1 个的速度念出不同数目的数字，从 3 个数字开始，每个数目的数字进行 2 次测试，直到被试者连续 2 次不能够正确回忆出，记为被试者能够正确回忆的数目，测试分为 2 种：正背和倒背。

分别计算正确回忆的数目。

7. 记忆问卷

记忆问卷以 Sunderland 的日常生活记忆障碍问卷（1978）（表 4-2-4）最为著名，包括 5 个部分：言语、书写、人物和地点、活动及新事物学习。

在检查过程中，注意排除由于视觉、语言或注意障碍本身所引起的异常结果。

8. 成套记忆量表测验

临床中常用的成套记忆量表测验有韦氏记忆量表、Rivermend 行为记忆测验量表以及中科院所编制的临床记忆量表。

（1）韦氏记忆量表（Wechsler memory scale，WMS）：该表是国际上通用的成套记忆量表，仅可用于 7 岁以上儿童及成人，要求被

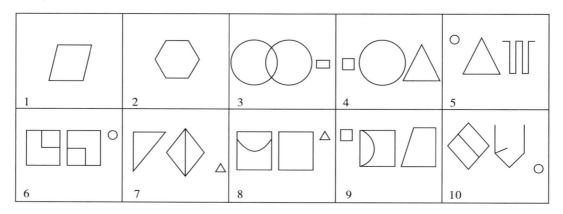

图 4-2-4 视觉记忆检查出示的 10 张卡片

表 4-2-4 日常生活记忆障碍问卷

1. 在日常生活中会忘记把一些日常用品放在何处
2. 认不出曾经到过的地方
3. 忘记到商店买什么东西
4. 忘记近几天内别人告诉过的事情，或需要别人的提示才能记起
5. 认不出时常接触的好友或家人
6. 有"提笔忘字""话在嘴边说不出来"的情况，需要别人提示
7. 忘记了日前发生的重要事情及细节
8. 刚说过的话或做过的事情，转身的工夫就忘记了
9. 忘记了与自己有关的一些重要信息，例如生日、地址等
10. 忘记在家里或工作单位常做的事情的细节
11. 忘记了在一般情况下找到某些东西的地方，或在不适当的地方找东西
12. 在所熟识的行程、路线或建筑物内迷失方向或走错路
13. 重复地向某人说其刚说过的内容或重复问同一个问题
14. 无法学习新事物、新游戏的规则
15. 对生活中的变化无所适从等

试者先学习，随后做瞬时记忆、学习、测试回忆3遍。

①检查方法：详见韦氏记忆量表（WMS）修订版（表4-2-5）。

②评价指标：分别将10个分测验的粗分根据"粗分等值量表分表"转换为量表分，相加即为全量表分。将全量表分按年龄组查对"全量表分的等值记忆商表"，可得到受试者的记忆商（quotientof memory，MQ）。

（2）Rivermend行为记忆测验量表：该量表能评测日常记忆障碍，并在治疗记忆困难时观察其变化。包括12个项目：记姓名、记所藏物、记约定事、图片再认、路线等瞬时回忆和延时回忆、物品放置、故事瞬时回忆和延时回忆、图像再认、定向和日期。该表主要评估正常生活所需的记忆功能，分为儿童版和成人版，

每个版本有11个项目，分别有4套供选择使用。由于其简短、易懂、易操作，在西方70多个国家被广泛应用，有较高的信度和效度。

（3）临床记忆量表：主要用于成人（20~90岁），该量表分为有文化和无文化两部分，分别建立两套正常值，该表操作较复杂，需较长时间才能完成，严重脑损伤患者不一定能全部完成，不适于真实全面反映患者的日常生活中的记忆功能，故主要用于老年医学诊断与研究。检查步骤包括5个部分，具体如下：

①指向记忆：每套包括2组内容，每组有24个词，如黄瓜、西红柿等，其中12个词属同类，如蔬菜类、动物类等，要求受试者识记。另外有12个与上述词接近的词，不要求识记。将以上24个词混在一起，随机排列，用录音机播放。第一组词播放完后要求受试者说出要求识记的

表4-2-5　韦氏记忆量表（WMS）修订版

测试项目	内容	评分方法
A. 经历	5个与个人经历有关的问题	每正确回答一题计1分
B. 定向	5个有关时间和空间定向的问题	每正确回答一题计1分
C. 数字顺序关系	顺数从1~100 倒数从100~1 累加从1起，每次加3到49为止	限时计错、计漏或退数，按次数扣分 分别按计分公式算出原始分
D. 再认	每套识记卡片有8项内容，展示给受试者30s后，让受试者再认	根据受试者再认内容与展示内容的相关性分别计2、1、0分或–1分，最高16分
E. 图片回忆	每套图片中有20项内容，展示1分30秒后，要求受试者说出展示内容	正确回忆计1分、错误扣1分、最高20分
F. 视觉再生	每套图片有3张，每张图片上有1~2个图形，呈现10s后让受试者画出来	按所画图形的准确度计分，最高14分
G. 联想学习	每套图卡上有10对词，读给受试者听，然后呈现2s。10对词显示完毕后，停5s，再读每对词的前一词，让受试者说出后一词	5s内正确回答1词计1分，3遍测验的容易联想分相加后除以2，与困难联想分之和即为测验总分，最高21分
H. 触觉记忆	使用一副槽板，上面有9个图形，让受试者蒙眼用利手、非利手和双手分别将3个木块放入相应的槽板中。再睁眼，将各木块的图形及其位置默画出来	计时并计算回忆和位置的数目，根据公式推算出测验原始分
I. 逻辑记忆	3个故事包含14、20、30个内容。将故事讲给受试者听，同时让其看着卡片上的故事，念完后要求复述	回忆1个内容计0.5分，最高分分别为25分和17分
J. 背诵数目	要求顺背3~9位数、倒背2~8位数	以能背诵的最高位数为准，最高分分别为9分和8分，共计17分

词，间隔5s后，测验第二组词。

②联想学习：每套包括12对词，其中容易联想与不易联想成对词各6对，12对词随机排列，用录音机以不同顺序播放3遍，每遍播放后主试者按另一顺序念每对词的前一词，要求说出后一词。

③图像自由回忆：每套包括2组黑白图片各15张，内容都是常见和易辨认的东西。将第一组图片随机排列，每张看4s，间隔2s，15张看完后要求立即说出图片内容。间隔5s后，再测验第二组图片。

④无意义图形再认：每套有识记图片20张，内容为封闭或不封闭的直线或曲线图形。另有再认图片40张，包括与识记图片相同或相似图形各20张。将识记图片给受试者看，每张3s，间隔3s，20张看完后按随机顺序再认图片，要求指出看过的图片。

⑤人像特点回忆：每套有黑白人头像6张，随机排列让受试者看，同时告知其姓名、职业和爱好共2遍，每张看9s，间隔5s。6张看完后，以另一顺序分别呈现，要求说出各人头像的3个特点。

评价指标：①上述第1、2、3、5项均以正确回答数量计分；第4项再认分=（正确再认数－错误再认数）×2；②分别将5个分测验的粗分查对"等值量表分表"换算成量表分，相加即为总量表分。根据年龄查对"总量表分的等值记忆商（MQ）表"，可得到受试者的MQ。

分级标准：记忆商可划分为七个等级，130以上为很优秀，120~129为优秀，110~119为中上，90~109为中等，80~89为中下，70~79为差，69以下为很差，以此衡量人的记忆水平。

（三）执行功能检查

执行功能是前额叶皮质的重要功能，前额叶损伤将产生长期、毁坏性的功能缺陷。见于额叶萎缩引起的额叶型痴呆（Pick病）、双侧

大脑前动脉梗死、蛛网膜下腔出血（前交通动脉瘤）、重度闭合性脑外伤、肿瘤等。随着研究的进一步深入，人们认识到执行功能不仅依赖于前额叶皮质的神经网络，还与顶叶皮质、基底节、丘脑及小脑的参与有关，这些区域参与工作记忆、抑制、定势转移、流畅性和计划等高级认知活动。执行功能障碍会导致患者产生认知、情绪和社会功能方面的障碍，从而影响日常生活。所以执行功能的评定要从以上这几方面入手，还要根据患者在情绪与社会功能方面的影响，与一些精神类疾病相鉴别。

1. 工作记忆检查

（1）注意广度测验：要求患者顺向和逆向复述一串数字。此项检查同前面的记忆检查。

（2）点计数任务：要求患者计算并记忆显示器快速出现的点的个数。

2. 抑制检查

（1）检查者敲击一下桌底面（以避免视觉提示），患者举起一个手指；敲击2下，患者不动。共做10遍。

（2）当检查者举起2个手指时，要求患者举起1个手指；当检查者举起1个手指时，要求患者举起2个手指。

（3）持续性操作测试（continuous performance test，CPT）：在一段时间内快速地呈现多个刺激，要求受试者对其中的靶刺激保持注意力。

（4）反眼动任务：要求患者注视电脑显示器向移动点相反的方向移动眼睛。

结果分析：首先检查前让患者理解要求，对于前两个测试如果患者总是模仿检查动作或反复持续一个动作说明患者缺乏适当的反应抑制。后两种测试在电脑系统中进行，判断其反应抑制力。

3. 定势转移

（1）要求患者复制由方波和三角波交替并连续组成的图形（图4-2-5）。

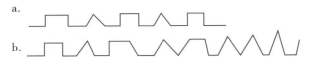

图 4-2-5
a. 模板；b. 额叶损伤患者复制模板后连续交替变换的图形

（2）定势转移测验：这是美国国立研究院的测验。根据电脑显示器上不断变化的规则（颜色或形状）选择匹配对象。

（3）连线测验（trail making test，TMT）：前文的 TMT-B 主要反映的是推理和注意力的转换测验（见图 4-2-1）。

结果分析：通过以上 3 种方法的测验，患者如果不能根据刺激改变而改换应答，表现出持续状态，说明患者缺乏注意力和执行力的转换。

4. 流畅性检查

（1）分类流畅性（又称语义流畅性）检查：要求患者在 1min 内尽可能多地列举水果或动物的相关词汇。高中以上文化水平的正常人 1min 内至少可以说出 8~9 个词。对于失语症患者，可以设计卡片供其挑选。

（2）字母流畅性（又称语音流畅性）检查：要求患者在 1min 内尽可能多地说出以某个特定字母开头的词语，包括人名、地名等。

（3）图形流畅性检查：要求患者在 1min 内利用 4 条线段画出尽可能多的图形（图 4-2-6）。

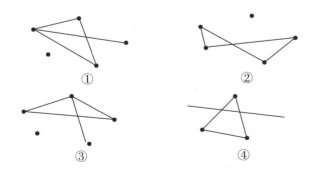

图 4-2-6　患者画出了 4 种不同的图形

结果分析：患者在以上 3 种形式的检查中，看其是否能流畅快速地应答，判断其操作的流畅性。

5. 动作计划检查

要求患者实际演示刷牙、泡茶等动作。观察患者是否存在反复进行片段动作或顺序颠倒的现象。持续状态或不能按照正常步骤完成动作均视为异常反应。测试前要排除由于肢体运动障碍而不能完成指定动作的干扰。

6. 成套量表测试

目前国际上使用的执行功能评定量表有几十种，这里介绍常用的几种。

（1）威斯康星卡分类测验（Wisconsin card sorting test，WCST）：该测验包括 4 张刺激卡和 128 张反应卡，分类的顺序是按颜色、形状和数量依次进行。该方法用来测定人的抽象能力、概念形成、选择性记忆和认知过程的转移能力，主要反映额叶的执行功能。

（2）执行功能行为评定量表（behavior rating inventory of executive function，BRIEF）：该量表分为幼儿、学龄儿童和成人共 3 个版本，内容为日常生活中执行功能的行为问题，可从生态学角度反映受试者的日常生活执行水平。

（3）复杂任务表现评定量表（complex task performance assessment，CTPR）：CTPR 是一种以生态效率表现为基础的执行功能评定量表。

（4）额叶功能评定量表（frontal assessment battery，FAB）：执行缺陷综合征的行为学评价检测。

（5）执行缺陷综合征的行为学评价测验（behavioral assessment of dysexecutive syndrome，BADS）：包含 6 项子测试，分别为规则转换卡片、程序性动作设计、搜索钥匙、时间判断、动物园分布图和修订的六元素测验。该量表主要考察患者抑制、注意保持、问题解决能力、计划、组织、对同时发生活动的协调整合能力和监督行为能力等，主要可检查患者在日常生活情境中的执行能力。

（四）视空间能力检查

根据视知觉技能的损害特征以及与日常生活活动能力的密切关系，将视空间关系障碍分为图形背景分辨困难、空间定位和空间关系障碍、地形定向障碍、物体恒常性识别障碍以及距离与深度知觉障碍等。其中，图形背景分辨困难、空间定位和空间关系障碍、地形定向障碍、物体恒常性识别障碍共同构成空间关系综合征。

1. 图形背景分辨困难

视觉图形背景分辨困难指患者由于不能忽略无关的视觉刺激和选择必要的对象，故不能从背景中区分出不同的形状。由于有图形背景分辨困难的患者很容易分散注意力，故常导致注意广度缩短，独立性和安全性下降。

检查方法如下：

（1）辨认重叠图形：给患者出示一张将3种物品重叠在一起的图片，然后要求患者用手指出或者说出所见物品的名称，限1min完成辨认。或者用LOTCA中的重叠图形测验，见图4-2-7。

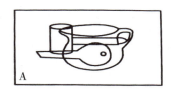

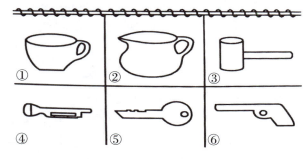

图4-2-7 Ayres 图形－背景测试举例

患者需在1min之内，从上面两排物品①～⑥中找出与图中A相对应的3种物品

（2）功能检查：

①在卧室里，从白色床单上拿起白色的浴巾或洗脸毛巾。

②在厨房里，从柜橱里找出一件用具或从未按分类摆放的抽屉中找出勺子。

结果分析：重叠图形检查能够全部辨认者为正常，反之则为异常。功能检查时患者应在合理的时间内完成任务。检查时注意排除视力差、同向偏盲、视觉失认、失语对检查结果的影响。

2. 空间定位障碍

空间定位知觉，即方位知觉，指对于物体的方位概念如上、下、前、后、左、右、内、外、东、南、西、北等的认识。判断物体所处方位，除了视空间关系知觉外，还需要语言理解。空间定位障碍者不能理解和判断物与物之间的方位关系。

检查方法如下：

（1）绘图：将一张画有一只盒子的纸放在患者面前，令患者在盒子的下方或上方画一个圆圈。

（2）图片检查：将几张内容相同的图片呈"一"字形排列在被检查者面前。每一张图片中都画有2个不同的物品，如一只鞋和一只鞋盒，但每张图片中鞋相对于鞋盒的位置均不同，如鞋子位于盒子的上方、侧方、后方及盒内、盒外。要求被检查者描述每一张图片中鞋与鞋盒之间的位置关系。

（3）功能性检查（实物定位）：将一些物品如杯子、勺子、茶盘等放在被检查者面前并根据要求摆放这些物品的位置。如"将杯子放到茶盘上"，"将勺子放到杯子里"，"将茶盘放到杯子旁"等。亦可将两块正方形积木放在患者面前，要求被检查者将其中一块积木围绕另一块积木来交换摆放位置，如放在它的上面、左面、右面、前面、后面。

结果分析：不能根据口令完成上述绘图、图片观察和实物定位检查者应考虑存在空间定位障碍。诊断时注意排除图形背景分辨障碍、偏盲、单侧忽略、失用症、协调性障碍及理解障碍对评定结果的影响。

3. 空间关系障碍

空间关系（spatial relation）知觉指对两个或两个以上的物体之间以及它们与人体之间的相互位置关系的认识，如距离和相互间角度的知觉的建立等。视空间关系障碍会影响患者的日常生活活动能力。

检查方法如下：

（1）连接点阵图：一张纸的左半边有一个点阵图，各点之间用线连接后形成一个图案。纸的右半边有一个相同图案的点阵图，要求患者用线将点连接成一个和左侧一模一样的图案（图4-2-8）。

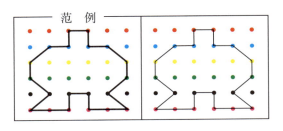

图4-2-8　左边为点阵图的范例，右边是正确的点阵图连接图

（2）十字标：一张空白纸、一张示范卡片、一支笔。在示范卡不同的位置上画有若干个十字标。要求被检查者完全按照示范卡（图4-2-9）十字标及其位置在白纸上准确无误地复制出来。如果患者不理解指令，检查者则需要给患者做示范。

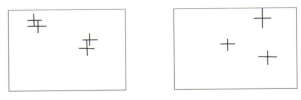

图4-2-9　左图为示范卡，右图为患者复制图，说明患者存在空间关系障碍

（3）图片检查：一张有人物和物品的图片，让患者回答人与物的方位关系。

（4）ADL检查：在穿衣、梳妆、转移、进食等活动中观察患者取、放物品以及身体的相应位置的变化等。如穿衣时把领口与袖口弄错、裤子分不清前后、扣错纽扣等。

结果分析：不能正确完成上述检查时应考虑存在空间关系障碍。注意排除单侧忽略、偏盲、手眼协调性差以及持续性状态等。空间关系障碍时常合并意念性失用。因此，患者没有按正确的方法和顺序进行穿衣、转移等活动时，如果怀疑其存在意念性失用，应询问患者在找什么，想要做什么，怎么做，问题出在哪里。如果患者不能正确叙述动作的目的，则应考虑意念性失用的存在。

4. 地形定向障碍

地形定向指判断两地之间的关系。地形定向障碍指不能理解和记住两地之间的关系，在形成空间地图并利用它去发现到达目的地的路线或解决有关地形问题上出现的种种错误。地形判断障碍很少独立存在，常与空间关系综合征的其他问题并存。

检查方法如下：

（1）观察和询问：向家属或陪护人员了解患者日常生活中有无迷路的情况。

（2）使用地图：将一张所在城市的交通地图展开放在患者面前，检查者指出当前所在地点，嘱患者从该点出发并找出其回家的路线。

（3）功能评价：要求患者描述一个熟悉的路线或画一个熟悉的路线图，如所住街区、居住的位置及主要十字路口。

结果分析：地形定向障碍者一般不能根据地图找到自己的回家路线，或不能描述或画一个熟悉的路线图；即便能画或能描述，却仍然不能按路线图或所描述的路线行走，也提示存在地形定向障碍。

5. 物体恒常性识别障碍

物体恒常性指识别两个具有相似形状但大小和位置不同的物体的能力。存在物体恒常性识别障碍的患者不能观察或注意到物体的结构和形状上的细微差异。患者不能鉴别形状相似的物体，或者不能识别放置于不同角度（非常规角度）的物品，属于空间关系障碍。损伤部

位在右半球顶 - 颞 - 枕区（后部联合区）。

检查方法如下：

将物品非常规摆放，如反放手表，或将形状相似、大小不同的几种物品混放在一起，要求患者一一辨认。例如，一组物品为铅笔、钢笔、吸管、牙刷、手表；另一组物品可以是钥匙、曲别针、硬币、戒指。每一物品从不同角度呈现若干次（上下、正反颠倒）让患者辨认。

结果分析：物体分辨不清者为阳性，形态恒常性障碍与视觉性物体失认有区别。失认症检查时，需将物品一个一个分别呈现在患者面前，让患者逐一识别而不是将几种物品放在一起（图4-2-10），不能识别者提示视觉物体失认。

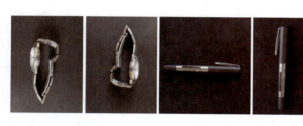

图4-2-10　将同一物体变换不同角度让患者辨认

6. 距离与深度知觉障碍

患者存在此障碍对于物体的距离及深度的判断常常有误，空间失定向是导致距离知觉异常的重要因素。

检查方法如下：

（1）距离知觉：让患者将摆放在桌子上的一件物品拿起来，或让患者用手去够检查者的手。

（2）深度知觉：让患者倒一杯水，观察杯子里的水倒满时是否继续倒。

结果分析：距离知觉障碍的患者在抓握物品时可表现为伸手过近或过远而未抓到。深度知觉障碍者在杯子里的水倒满时仍然继续倒。通过以上表现可加以判断。

（五）计算能力检查

脑部病变导致数字加工和计算能力下降或丧失称为失算症或获得性计算障碍。失算症的损伤部位大多在左右半球损伤、额叶损伤、顶叶损伤、颞叶损伤等。失算症分为原发性失算和继发性失算。原发性失算是指基本计算能力原发性受损，表现为数字概念丧失，不能理解数量和计算符号，不能比较数字大小和进行数学运算，可以保持机械记忆的数学学习成分（如乘法表）。继发性失算是指源于其他认知障碍（如言语、视空间、注意、记忆及执行功能障碍等）的数字加工和计算能力受损。相较于原发性失算，继发性失算分型比较复杂，以下为详细讲解。

1. 继发性失算

（1）失语型失算：感觉性失语患者表现为数字的语义和语句错误。运动性失语患者表现为数字编码困难。

（2）失读型失算：中央失读（即颞顶叶失读，或失读伴失写）患者不能阅读理解书面的数字和数学符号。通常表现为笔算能力严重受损，而心算能力相对较好。

（3）失写型失算：表现为不能书写数字导致的计算障碍。

（4）额叶型失算：即执行功能障碍型失算，表现为计划安排计算过程的顺序错误、理解和解决数学应用题时能力受损等。

（5）空间型失算：常出现阅读数字时遗漏数字、颠倒数字、数字书写困难、笔算时空间排列错误等。

（6）传导性失语型失算：患者因复述严重障碍影响连续的运算和倒序数数，在心算和笔算任务中能出现很多错误。

（7）纯失读型失算：纯失读（枕叶失读，或无失写的失读）表现为阅读多位数能力明显差于阅读单位数，笔算能力差，不能成功排列数字和进位。运算混乱（如把减法题做成了加法题），运算的混乱导致患者不能辨别出错误的结果（如减法运算的差大于被减数）。数字对齐或记住小数点位置很困难。患者心算优于笔算，计数和连续的运算没有困难，常伴有单侧空间忽略、结构障碍和其他空间障碍等。

2. 失算症的检查

为了确定患者失算症的类型，通常根据患

者失算症的表现进行评定，主要包括数字加工过程和计算过程。

（1）数字加工过程的检查

①理解和生成数字的检查

方法一：让患者进行听写本族数字和阿拉伯数字。如听写一二三和1、2、3，患者不能完成。

方法二：让患者朗读阿拉伯数字。如读4、5、6，患者不能完成。

方法三：让患者数出或写出圆点的数量。或者给出选择数量的答案让患者选出。患者能选出正确答案，但是不能说出来（图4-2-11）。

13个（　　）　　14个（　　）　　15个（　　）

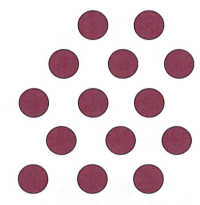

图4-2-11　让患者数出圆点的数量
（说出答案或者选出正确答案在括号里画"√"）

结果分析：如果患者利用视觉呈现的问题可以答对，但是不能说出或写出相应的答案；看、听阿拉伯数字或本族数字可以理解，但是听写或朗读有障碍。这些情况都说明患者有理解和生成数字障碍分离的问题，即理解数字正常，生成数字有障碍。

②加工不同形式数字的检查

方法一：比较阿拉伯数字，如23与32的大小；然后比较中文数字的大小，如二十三与三十二的大小。患者只能答对其中一种形式的比较大小，而另一种形式的比较大小出现错误。

方法二：给患者呈现简单的算术题，如10乘以5，让其说出答案并写出来，患者能说对答案等于50，但是写成45。

方法三：口头比较两个数字的大小，如24

和42的大小，然后比较写在纸上的数字，如二十四和四十二。患者口头比较正确，看纸上的中文数字比较错误。

结果分析：如果患者出现以上任一种情况，说明患者存在加工不同形式数字之间有障碍分离的现象。即理解阿拉伯数字和理解本族数字分离，生成阿拉伯数字或生成本族数字分离，加工听觉形式的数字和加工视觉形式的数字分离。

③词法加工和句法加工的检查

方法一：让患者写出对应的阿拉伯数字，如二百四十五，患者写成"236"。

方法二：让患者读9132，患者读成了"六千六百三十二"。

方法三：让患者听写二百五十二，患者写成"20052"。

结果分析：如果患者出现以上错误说明患者存在词法加工和句法加工障碍的分离，患者出现前两种错误说明患者句法加工正常，词法加工障碍，能按正确的顺序读写数字，却有数字错误。出现上面第三种的听写错误时说明患者的句法加工障碍，词法加工正常。

（2）计算过程障碍的检查

方法一：让患者写出题目的答案。如作答为$3×5=8$；$6+3=18$；$35+24=840$，说明患者有视觉理解运算符号和执行计算障碍的分离现象。

方法二：让患者写出 N+0= ＿，再写出0+N= ＿。前者能计算对，后面计算错，说明患者有计算所需的不同类型的知识障碍分离现象。

方法三：让患者口算或笔算 $3+5$、$3×5$、$5-3$、$15/5$，如果患者加法障碍，减法、乘法和除法可以；或乘法障碍，加法、减法和除法可以；或减法障碍，加法、乘法和除法可以；或除法障碍，加法、减法和乘法可以。说明其存在四则运算之间有障碍分离现象。

方法四：让患者精确计算2+2=，估算2+2=，患者估算差不多正确，但是不会精确计算说明患者的精确计算与近似计算障碍分离。

方法五：让患者计算 $3+5$、$3×5$、$5-3$、

15/5，准确率低，说明患者即使知道单个数字的意义及数量概念也不会计算，存在计算事实和程序的分离现象。

方法六：让患者计算 N+0=N 或 N−N=0 正确，但是简单乘法表不会。说明患者有计算事实与概念性知识的分离现象。进一步分析是否有机械性记忆知识有缺陷。如果有记忆问题说明患者有数字的数量知识和机械记忆知识分离的现象。

（3）量表检查：主要有 EC301 计算和数字加工成套测验，NPC 数字加工和计算成套测验。EC301 计算和数字加工成套测验在电脑评定系统里包括 31 项。分别是口头数数、笔写 123、笔写中文一二三、多米诺点计数、多米诺随机计数、分段计数、随机分段计数、线性点计数、复述数字、数字转换、读数字 123、听写一二三、读中文数、听写数字 123、写出对应的阿拉伯数字、说出算术符号、听写符号、阿拉伯数比较大小、中文数比较大小、听题心算、看题心算、估算、看 / 比例尺定位、听 / 比例尺定位、运算竖式、笔算、图片估算、语境数量判断、数学常识（表 4-2-6）。

表 4-2-6　节选自 EC301 计算和数字加工成套测验

项目	内容
1	C1 口头数数
2	（1）从 1 数到 31
3	（2）从 3 每隔 3 个数到 21
4	（3）从 10 每隔 10 个数到 90
5	（4）从 22 倒数到 1
6	C2 笔写 123：请按顺序写出阿拉伯数字 1~31
7	C3 笔写中文一二三
8	（1）从一到十六
9	（2）从十到九十（隔十）
10	C4 多米诺点计数 6，5，4
11	（1）6
12	（2）5
13	（3）4
14	C5 多米诺随机计数
15	（1）4

（六）逻辑推理能力检查

逻辑推理能力是一种根据周围环境和活动找出其内在的逻辑关系从而推理出符合逻辑的结论的能力。只有具备了逻辑推理能力才能对事物做出符合逻辑关系的正确判断，因此逻辑推理能力也是个人基本素质之一。

正常人具有的逻辑推理能力，是通过大脑对事物进行分析、综合、比较、分类、抽象和概括的整体过程。我们在日常生活中，会不自觉地运用一些逻辑推理的方法，帮助我们考虑并解决实际问题。下面介绍几种不同形式的推理检查。

1. 图形推理检查

瑞文图形测试检查，通过无意义的图形推理判断得出正确答案，图形检查的优点是较少受文化背景知识的影响，题目分为 5 个部分，可检测患者知觉辨别能力、类同比较能力、比较推理能力、抽象推理能力以及综合运用能力（图 4-2-12~ 图 4-2-16）。

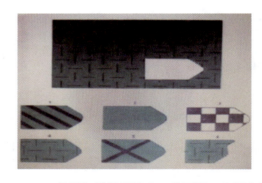

图 4-2-12　检测知觉辨别能力，从下面 6 个图中选出与上面匹配的图形

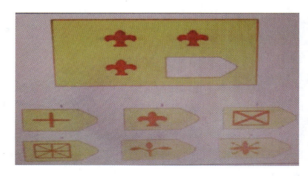

图 4-2-13　检测类同比较能力，从下面 6 个图中选出与上面匹配的图形

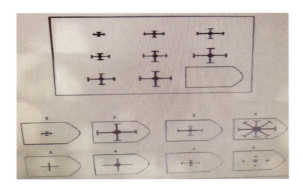

图 4-2-14　检测比较推理能力，从下面 8 个图中选出与上面匹配的图形

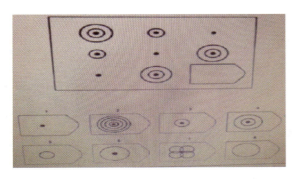

图 4-2-15　检测抽象推理能力，从下面 8 个图中选出与上面匹配的图形

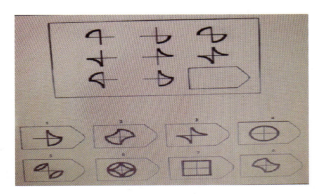

图 4-2-16　检测综合运用能力，从下面 8 个图中选出与上面匹配的图形

（选自：瑞文测试部分题目）

结果分析：查看患者哪部分图形推理有问题，判断其该项逻辑推理能力有欠缺。

2. 言语推理

比如，球场上飞出一只足球把教室玻璃砸碎了。老师将同学们集合在一起追问是谁踢的这只球。以下是学生们的回答：沈明说这不是刘亮踢的；刘亮说是雷勇踢的；王平说我知道雷勇没有踢球；张越说是王平踢的；雷勇肯定

地说反正沈明没有踢。调查结果表明，这 5 个同学中有一个人说了谎话，请问，谁说了谎话？是谁踢的球？

结果分析：不能通过言语推理判断出结果的说明这方面有欠缺。

3. 数字推理

比如 5、8、11、14……

结果分析：不能通过数字间的关系推理出结果的，说明这方面有欠缺。

4. 抽象概括能力检查

①谚语解释: 让患者解释如"过河拆桥""三个臭皮匠赛过诸葛亮"。

结果分析：如果患者仅直接简单地解释为"过了河就把桥拆了"，"三个皮匠比诸葛亮强"，表明患者在认识和选择事物的主要和共同特征方面存在缺陷。不能概括其抽象的含义。此检查受教育水平和文化背景的影响，测试前需了解这方面的情况。

②类比推理测验

a. 相似性测验：通过检查患者识别一对事物或物品在概念上的相同之处的表现，考察其对比分类和抽象概括能力。给患者出示成对词组：

西红柿—白菜——

手表—皮尺——

诗—小说——

梨—苹果——

赞扬—惩罚——

结果分析：正确的回答必须是抽象的概括或总体分类。例如：西红柿和白菜，正确的回答应该是它们都是蔬菜；如果回答它们都是食品、长在地里或都是可以吃的，它们都可以在超市里买到并且都有营养，说明患者在概念的形成上存在缺陷。

b. 差异性测验：检查方法与相似性测验相同。给患者出示成对词组：

狼—狗——

床—椅子——

河—运河——

谎言—错误——

歌曲—雕像——

结果分析：要求患者在比较之后，指出两者的区别。如果不能说出，也说明患者在概念的形成上存在缺陷，不能抽象概括。

（七）感知觉功能检查

感觉是人脑对当前直接作用于感觉器官的客观事物的个别属性的反映。人的感觉反映的仅仅是客观存在。而知觉是人脑将当前作用于感觉器官的客观事物的各种属性结合起来以整体的形式进行反映，即将感觉整合起来成为有意义的类型。知觉是高于感觉的感知觉水平，是纯心理性的大脑皮质的高级活动。从感觉到知觉是一个发生在大脑皮质的信息加工的过程。知觉是对多种感觉刺激进行综合分析并与以往经验和知识整合的结果。知觉障碍是指在感觉传导系统完整的情况下，大脑皮质联合区特定区域对感觉刺激的解释和整合障碍。可见于各种原因所导致的局灶性或弥漫性脑损伤患者。

我们通过神经系统的体格检查（包括高级皮质功能和感觉系统的检查），对患者已经有了整体的认知，现在通过神经心理学的手段对患者的感知觉做进一步的检查。由于患者的损伤部位和损伤程度不同，知觉障碍的表现亦不相同。知觉障碍的分类从概念入手可分为：失认症、失用症和单侧忽略。失认症分为：躯体构图障碍、视觉失认及视空间知觉障碍、听觉失认、触觉失认等；失用症分为：意念性失用、意念运动性失用、结构性失用、穿衣失用、口颜面失用等。

1. 失认症

（1）躯体构图障碍：躯体构图障碍包括疾病失认、手指失认、躯体失认、左右分辨困难以及半侧身体失认。

①疾病失认：疾病失认（anosognosia）或疾病感缺失是一种严重的躯体构图障碍，患者否认、忽视或不知道其患侧肢体的存在。患者的初级感觉系统功能正常，但不能表现出与之相应的知觉。损伤部位在非优势半球顶叶缘上回。因此，疾病失认常见于右侧脑损伤的患者。典型的患者总是坚持一切正常或否认瘫痪的肢体是自己的，有的患者称这个肢体有它自己的思想。由于疾病失认常常是脑卒中急性期的短暂性表现，因此进入康复期后该症状较少见。

检查：系统的躯体感觉检查有助于诊断。通过与患者交谈，是否意识到瘫痪的存在；对于瘫痪的主观感觉（是否漠不关心）；可以询问"您的胳膊怎么动不了了？"。如果患者否认肢体瘫痪的存在或者编造各种原因来解释肢体为何不能正常活动时，均提示疾病失认。

在鉴别时，对于躯体感觉障碍的患者常常忽视同时存在疾病失认。单纯有感觉障碍的患者虽然有各种感觉的丧失但不会忽略疾病，应注意区别。

②手指失认：手指失认指患者不能分辨自己的手指、手指命名困难，尤其不能分辨示、中、环指，可以表现为单手失认或双手同时失认。手指失认被认为是触觉和躯体感觉信息不能传递到代表躯体构图的联合皮质或该联合皮质受到破坏的结果。手指失认一般不影响手的实用性，严重时影响患者手指的灵活度，进而影响手的活动能力，如系纽扣、系鞋带、打字等。

损伤定位：无论是左利手或右利手，损伤均位于优势半球顶叶角回或缘上回。手指失认很少单独出现，多与失语症或其他认知障碍合并存在。当双侧手指失认同时合并左右分辨障碍、失写、失算时称为Gerstmann's综合征，Gerstmann's综合征与优势半球角回、缘上回及顶叶移行到枕叶部位损伤有关。

检查：

a. 手指图的指认：在被检查者面前出示一张手指图（图4-2-17）。嘱患者将手掌朝下放置于桌面上。检查者触及其某一手指后，要求患者从图中指出刚刚触及的手指，如右边第二个手指，左边第三个手指，右边第四个手指等。

要求患者睁眼和闭眼分别指认5次，然后进行比较。

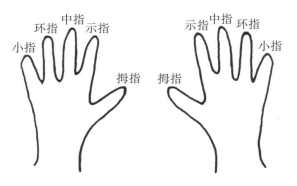

图 4-2-17　手指图

b.命名手指：要求患者分别命名自己的手指、说出检查者触摸患者的手指名称。要求患者睁眼和闭眼分别指认5次，然后进行比较。

c.动作模仿：要求患者模仿治疗师的手指动作。如手指弯曲、拇指与中指对指（图 4-2-18）。

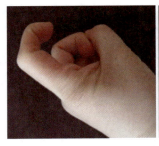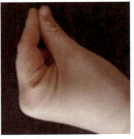

图 4-2-18　让患者模仿治疗师的手指动作

结果分析：不能对手指进行指认和不能模仿检查者的手指动作，或不能命名触摸的手指，均可确定诊断。诊断时应排除是否存在感觉障碍，感觉性失语患者可能对检查者命名的手指不理解，运动性失语患者由于有命名障碍而表现出手指失认。通过手指图指认可以对失语症和手指失认加以区别。

③躯体失认：该症状不常见，较少独立存在，多与其他认知障碍同时存在。如疾病失认，失用症、言语困难、空间知觉障碍等。

损伤定位：一般认为，损伤部位在优势半球顶叶或颞叶后面。

检查：

a.按照指令指出人体部位：被检查者要按照指令指出或回答以下身体部位（自己、检查者、人体画或人体拼图）的名称，如嘴、颏、鼻子、头发、肘、肩、膝、脚、后背。在检查躯体失认时不要使用"左"和"右"字以避免合并左右分辨障碍的患者被误诊。

b.模仿动作：要求患者模仿检查者的动作，如触摸下巴、摸一下耳朵等。

c.画人体图：给患者一支笔和一张白纸，嘱患者在纸上画一个人。要求画出人体的10个部分，每一部分1分，共10分。这10个人体部位是：头、躯干、右臂、左臂、右眼、左眼、右手、左手、右脚、左脚。

d.人体拼图：把一个人体图卡分成6部分，让患者进行拼图，要求在1分半钟内完成。

结果分析：在合理的时间内能够正确地说出所有部位的名称者为正常，否则为异常。画人体图检查10分为正常，6~9分为轻度障碍，5分以下提示重度障碍。人体拼图如不能在规定时间内完成为异常。对于有意念运动性失用的患者不能完成模仿动作和按指令触摸自己的身体部位，可以选用人体拼图检查。检查中注意排除单侧忽略、结构性失用症和感觉性失语症的影响。躯体失认常合并疾病失认、对侧身体忽略等。

④左右分辨障碍：左右分辨是指理解、区别和利用左右概念的能力，包括理解自身的左与右或对面的检查者的左与右。有左右分辨障碍的患者不能理解和应用左右的概念，分不清自己身体或他人身体及环境中的左右。

损伤定位：损伤处位于左侧大脑顶叶。

检查：

a.按照口令做动作：检查者发出动作要求，患者执行。例如，"伸出你的左手""用你的左手摸你的右耳"。

b.动作模仿：检查者做一个动作要求患者模仿，如将右手放在大腿上，观察患者是否存在镜像模仿。

Benton 于 1983 年发表了一个标准化检查方法，治疗师坐在被检查者对面，被检查者按照指令分别指出自己、对方的左、右侧。检查内容见表 4-2-7。

表 4-2-7　左右定向检查

检查项目得分	
1. 伸出你的左手	1
2. 指你的右眼	1
3. 触摸你的左耳	1
4. 伸出你的右手	1
5. 用你的左手触摸你的左耳	1
6. 用你的左手触摸你的右眼	1
7. 用你的右手触摸你的右膝	1
8 用你的左手触摸你的左眼	1
9. 用你的左手触摸你的右耳	1
10. 用你的右手触摸你的左膝	1
11. 用你的右手触摸你的右耳	1
12. 用你的右手触摸你的左眼	1
13. 用你的右手摸我的右眼	1
14. 指我的眼睛	1
15. 指我的左腿	1
16. 指我的左耳	1
17. 指我的右手	1
18. 用你的右手摸我的左耳	1
19. 用你的左手摸我的左眼	1
20. 把你的左手放在我的右肩上	1
总分	

总分 20 分，17~20 分为正常，总分 < 17 分提示存在缺陷

结果分析：左右分辨障碍的患者不能执行检查者提出的包含左、右概念的口令，或在模仿对面检查者的动作时表现出镜像关系，虽然动作准确完成，但所有左右侧肢体相反。注意检查左右分辨障碍前首先排除躯体失认和感觉性失语对检查的影响，也要排除因右侧肢体偏瘫使得检查时右侧肢体不能完成指令的情况，如果患者示意右侧不能完成指令动作或尝试完

成也算动作正确。对于记忆障碍的患者检查此项目时，注意指令尽量简短。

⑤半侧身体失认

损伤定位：左侧顶叶、缘上回、角回。

检查：观察和向家属或监护者了解相关情况，也可以抓住偏瘫侧肢体询问患者"这是谁的胳膊"或"动动这只胳膊""抬起这只腿"等看患者的反应。

结果分析：如果患者说"不知道"或"这不是我的"，或者在被要求活动患侧肢体时活动了健侧肢体，都视为存在问题。

（2）视觉失认及视空间知觉障碍：视空间知觉障碍的评定方法请见本书相关内容，这里主要讲解视觉失认的问题。

视觉失认指不能识别视觉刺激的意义。患者能看见视觉刺激（目标）但不能赋予其意义，即不知其是什么。视觉失认包括物体失认、图像失认、面容失认、同时失认及颜色失认。视觉失认症状有波动性，有时严重到不能识别某物，有时又能恢复识别某物。

损伤部位：左右大脑半球视觉中枢周围的视觉联合区皮质或连接视觉联合区与脑的其他部位的传导束损害，使视觉信息向高级联合皮质传递中断。

①物体失认：物体失认（object agnosia）是失认症中最常见的症状，指在视力和视野正常的情况下，患者不能通过眼睛识别常用物品。虽然患者视神经功能正常即视觉刺激能够正常通过眼睛和视束到达视觉中枢，但由于对所见物品的各种属性和以往经验进行合成的功能受到损害，因而不能得到正确整合。它与命名性失语患者的区别在于，命名性失语患者即使通过其他感觉途径仍然不能呼出该物品的名称。

损伤部位：双侧枕叶或颞叶皮质下部。

检查：

a. 物品识别：给受检查者看其熟悉的日常用品的实物，让其进行命名或描述其功能。

b. 按要求指认物品：陈列数种日常用品，

检查者说出名称，要求患者从中指出该物品。

结果分析：如果患者不能命名或描述其功能，也不能指认，但是通过触摸后却能够命名、描述其功能或能指认，则提示患者可能有物体失认症。

②图像失认

损伤部位：左颞枕部，尤其是左枕部。

检查：

a. 图像识别：出示常用的日用品图片，要求患者命名和描述或用手势示范其用途。

b. 指认图像：出示几种日常用品图片按要求指认物品（图4-2-19）。

c. 图形复制测验：复制并命名常见物品的线条图形。

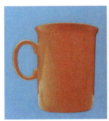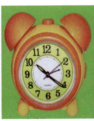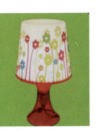

图4-2-19　该图片可用于图像识别或指认图像

结果分析：如果受检者能复制图像却不能命名，同时不能完成前两项检查，提示患者可能存在图像失认，要排除失语症。

③面容失认：指脑损伤后不能识别以往熟悉的面孔。面容失认常与视野缺损或其他视觉失认并存，亦可在无物体失认的情况下独立存在。

损伤定位：与双侧下部枕 - 颞叶损伤密切相关，亦有单纯右侧损伤的病例报道。

检查：

a. 照片识别：给患者出示熟悉的亲人照片或公众人物照片如国家领导人、熟悉的体育明星、电影明星或歌星等，让其说出这些人物的名字。

b. 面部识别：辨认亲人、朋友或是否能在镜子中认出自己。

c. 其他特征识别：从声音、步态、服装等特征来识别熟人。

结果分析：面部识别或照片识别有障碍，但可以通过其他感觉方式识别亲人，提示患者存在面容失认。

④同时失认：同时失认指不能同时完整地识别一个图像。患者在观看一幅动作或故事图画时可识别局部微小的细节，每一次只能理解或识别其中的一个方面或一部分，由于不能获得整体感，因而不能指出该幅图画的主题。复制时可将主要的具体细节分别记录下来，但不能将每一部分放在一起组成一幅完整的画。同时失认是视觉信息的整合障碍。

损伤定位：双侧顶 - 枕区。

检查：

a. 数点测试：一张整版印有印刷符号（如小圆点）的作业纸，要求患者数点。注意患者是否仅注意排列在中央的部分或其他某一部分。

b. 描述或复制图画：要求患者就一幅通俗的情景画做出描述，还可以让患者复制一幅画，观察是否复制完整。

结果分析：如果患者数点时仅注意版面的某一部分，提示存在同时失认的可能。患者仅仅描述或复制情景画的局部而不能对其整体进行描述或复制，应考虑患者存在同时失认。注意检查同时失认前排除患者是否存在视野缺损；单纯同时失认的患者，其视野正常。

⑤颜色失认

损伤部位：病变多位于颞叶下后部。

检查：

a. 颜色辨别：将两种不同的颜色放在一起，要求患者回答是否相同。

b. 颜色分类（颜色 - 物品匹配检查）：检查者命名一种颜色，要求被试者从色卡或物品中挑出指定颜色，或在许多色卡中匹配相同颜色。

c. 颜色命名：检查者出示一种常见颜色，要求被试者说出颜色的名称，如红色、蓝色、黄色、黑色等。

d.颜色知识（非颜色视觉检查）及应用：检查有关颜色信息的提取能力。向测试者提问，如香蕉是什么颜色？树叶是什么颜色等。

e.涂色：在指定的线框内给物品涂上恰当的颜色，比如香蕉、苹果、枫叶、中国国旗等。

结果分析：以上检查有一项或多项不能完成视为有颜色失认。注意区别颜色失认和色盲：颜色失认患者进行色觉检查可以完成，先天性色盲是先天性色觉障碍，表现为不能分辨自然光谱中的各种颜色或某种颜色。

（3）听觉失认：听觉失认指不能识别声音的意义。听觉失认患者的听觉完全正常，可以判断声音的存在，但失去领会任何声音意义的能力。听觉失认分为非言语声音失认和言语声音失认。实际上，单纯非言语听觉失认在临床上很少见，大多数患者为混合性同时存在。

损伤定位：听觉联合皮质受损将导致听觉性识别障碍。单纯非言语听觉失认患者的皮质损伤位于右侧颞叶，言语和非言语声音的识别障碍同时存在时，大多数为双侧颞叶损伤（多数为大脑中动脉梗死）。

检查：

a.听觉检查：一般常规检查项目。

b.非言语听觉失认：检查时可在患者背后发出各种不同声响，如敲门、杯子相碰、拍手等，看患者能否判断是什么声音。

c.言语听觉失认：检查包括听理解、阅读理解、书写、自发语、复述、听写。

结果分析：听觉完全正常，但不能辨别或理解言语或非言语声音考虑存在听觉失认。非言语听觉失认患者在分辨各种声响时出现错误；言语听觉失认患者不能理解口语，但能分辨各种非言语性声音，其阅读理解、书写和自发语正常。注意言语听觉失认和感觉性失语患者的鉴别见表4-2-8。

表4-2-8　言语听觉失认与感觉性失语的区别

	理解口语	阅读理解	书写	自发语
言语听觉失认	不能	正常	正常	正常
感觉性失语	不能	不能	保留但错多	较多

（4）触觉失认：触觉失认指不能通过触摸来识别物体的意义。患者的触觉、温度觉、本体感觉以及注意力均正常，却不能在看不见手中物品的情况下（如闭目）通过用手触摸的方式来确认从前早已熟悉的物品，不能说出物品的名称，不能说明和演示该物品的功能、用途等。触觉失认可累及单手或双手。

损伤定位：与大脑顶叶损伤有关。当躯体感觉联合皮质与位于颞叶下部的语义记忆储存系统之间的联系（即触觉－语义传导路）被切断时可发生触觉失认。

检查：

a.深、浅感觉及复合感觉检查：检查方法参考体格检查。

b.物品的语义和相关性检查：要求被试者从3种物品（如短小的铅笔、橡皮、牙签）中，闭目触摸选择出2个语义相关的物品（铅笔和橡皮）。左、右手分别测试。

c.物品的触觉性命名：被试者闭目触摸物品后对其命名并描述物品的物理特性。左、右手分别测试。

d.实物辨认：在桌子上摆放各种物品，如球、铅笔、硬币、戒指、纽扣、积木、剪刀等，先让患者闭眼（或采用屏风）用手触摸其中的一件，辨认是何物，然后放回桌面，再让患者睁眼，从物品中挑出刚才触摸过的物品。

e.物体的形状辨认：用塑料片做10个几何图形，如椭圆形、三角形、五星形、正方形、六角形、八角形、十字形、菱形、梯形和圆形。先让患者闭眼触摸其中的一块，然后再睁开眼睛，从绘画中找出与刚才触摸过的物品相同的图形（图4-2-20）。

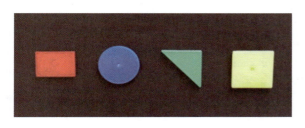

图 4-2-20　让患者触摸类似上面的塑料片，再从绘图中找出相同的图形

f.物体的质地辨认：闭眼触摸砂纸、细砂纸、布料和绸缎等，看能否辨别。

结果分析：触觉失认患者的深、浅感觉以及复合感觉（实体觉、定位觉、两点辨别觉）均正常。患者通过以上几项判断其触觉能力，但要先排除命名性失语和视觉失认的问题。

2. 失用症

失用症（apraxia）是指由于不能正确地运用后天习得运动的运用障碍，与肌力下降、肌张力下降，感觉缺失、震颤、运动协调性障碍、视空间障碍、语言理解、记忆、注意力障碍以及不合作等无关。按照神经心理学机制可分为意念性失用和意念运动性失用。按照失用的部位可分为口颜面失用、体轴失用和肢体失用。

评定原则主要通过明确患者是否知道"要做什么""需要用到哪些物体""怎么去做"及"怎样去使用这些物体"，同时观察患者运动是否笨拙，使用物体时能否根据要求的变化调整手势，是否存在运动步骤混乱和组织困难等。评定前应对患者的运动、感觉、平衡、言语、认知进行评定，以排除这些方面的障碍导致患者失用的问题。

（1）意念性失用和意念运动性失用的检查

损伤定位：约 1/3 的左侧大脑半球受损的患者可能出现失用症。

根据从难到易的原则，评定分三个步骤或三个能力水平进行。

①执行口令：根据口令，要求患者用手势表演的形式，完成使用某种工具的动作。例如，用梳子梳头发，用牙刷刷牙，用锤子将钉子敲进墙内，用螺丝刀拧螺丝，用剪刀剪纸、用钥匙开门等。

②动作模仿：模仿检查者的动作或行为相较于执行口令更加容易。当患者不能执行口令时，让患者模仿有意义或无意义的手势动作。有意义的手势如再见、梳头、刷牙、剪纸、用钥匙开门等。无意义的手势如摸耳朵、捏鼻子等。

③实物操作：使用实物进行操作是最容易完成的作业。在检查者示范后，患者不能模仿动作时给予实物进行操作，观察患者的操作步骤及其准确性。比如给患者茶壶、茶叶、水，观察其沏茶的动作；给患者信封、信纸、邮票和胶水，观察其寄信前贴邮票的动作。

结果分析：意念运动性失用患者和意念性失用患者均不能正确执行口令。意念性失用患者表现为动作步骤错误，意念运动性失用患者可表现为动作重复、笨拙、握工具的手的位置不正确，或动作在错误的平面上进行，或目标放置位置错误或动作不正确；意念性失用患者可以很好地模仿各种动作，意念运动性失用患者不能正确模仿他人的动作或手势；意念性失用患者可表现为动作顺序错乱或物品（工具）挑选及使用错误，意念运动性失用患者使用实物后，动作准确性明显提高，意念性失用与意念运动性失用的鉴别见表 4-2-9。

（2）结构性失用的检查

损伤定位：大脑的左右半球均可损伤，以右半球损伤多见，常在顶叶后部。

①复制几何图形：给患者出示各种几何图形，包括二维平面图如长方形，三维立体结构如长方体。让患者临摹图形（图 4-2-21）。

表 4-2-9　意念性失用与意念运动性失用的鉴别

	神经心理学机制	执行口令	模仿动作	实物操作
意念性失用	动作概念系统受损	不能	能	不能
意念运动性失用	动作产生系统受损	不能	不能	较好

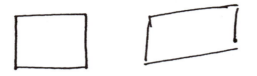

图 4-2-21　左图为长方形的示范图，右图为结构性失用患者的画图

②临摹图画：给患者出示图画如房子、花、钟表等，让患者临摹图画（图 4-2-22）。

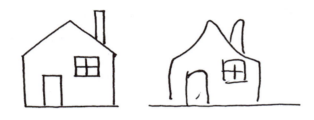

图 4-2-22　左图为示范图，右图为结构性失用患者的画图

③复制模型：根据积木、火柴棒或木钉盘已经摆出的模型，让患者进行复制。

结果分析：复制图形或图画时，如无缺失或多余的线条，空间排列正确者为正常，一些线条缺失或者弯曲，空间排列混乱，提示患者有结构性失用。当患者复制模型时出现遗漏、角度偏斜或错放位置提示有结构失用，注意排除手功能失调、运动失用。

（3）穿衣失用的检查：询问患者家属或者让患者穿脱上衣，观察其动作表现。患者是否出现不知道从哪开始穿或找不到袖口，是否出现不知道衣服的前后、内外颠倒，是否扣不到正确的扣眼，如果存在则提示穿衣失用。注意排除引起运动功能障碍的原因。

（4）口颜面失用的检查：口颜面失用有特殊的评定量表，包括 12 个动作，分别为：按指令完成伸舌、伸舌够鼻尖、伸舌够下颚、向左伸舌、向右伸舌、露齿、用鼻吹气、噘嘴、弹舌发出咔嗒声、双唇收圆吹口哨、鼓腮后咬下唇、露舌后弹舌并鼓腮等，每项最大分值为 4 分，准确地完成动作为 4 分，动作犹豫后正确完成为 3 分，动作可以被识别但不能完全完成为 2 分，

动作几乎不能被识别为 1 分，动作完全没有执行或不相干为 0 分，总分为 48 分。

（5）量表评测：在临床上也可以使用一些常用量表如上肢失用症测试、剑桥失用症系列、Kaufman 手运动测试、肢体失用症测试、意念运动性失用症测试，运动模仿测试及失用症诊断性测试等。

3. 单侧忽略

单侧忽略（unilateral spatial neglect，USN）又称单侧不注意、单侧空间忽略以及单侧空间失认。单侧忽略是脑损伤尤其是脑卒中后立即出现的最常见的行为认知障碍之一。患者的各种初级感觉（可以）完好无损，但却不能对大脑损伤侧对侧身体或空间呈现的刺激（视觉、躯体感觉、听觉以及运动觉刺激）做出反应。有些单侧忽略患者可在发病后几周内自然恢复，部分患者的症状则可持续数月或数年。脑血管病是单侧忽略的常见病因，脑肿瘤等其他疾病也可以引起单侧忽略。

损伤定位：大多数单侧忽略由非优势半球顶叶损伤引起。损伤部位涉及皮质和皮质下结构。大多数研究认为：大脑右半球顶下小叶和额叶上部是引起左侧忽略的重要损伤部位，额叶、丘脑、基底节病变也可引起左侧忽略。

检查：

（1）书面检查

①二等分线段测验：在一张白纸上平行排列 3 组线段，每组 6 条，长度 10~20cm 不等。最上端和最下端各有 1 条 15cm 的线段作为示范用，不作为结果统计。患者正坐，把测试纸放在患者的正前方，嘱其用健手握笔在每条线段中点做一标记。每条线只能画一个标记（图 4-2-23）。

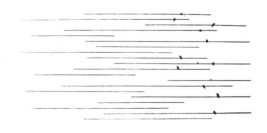

图 4-2-23　左侧忽略患者二等分线段测验结果

结果分析：如果画出的中点偏移距离超出全长的 10% 为异常，如左侧忽略的患者，中点常偏向右侧。

②删除测验：给患者一张画有符号、星星、数字、字母或线段等的白纸，按要求进行删除（图 4-2-24）。

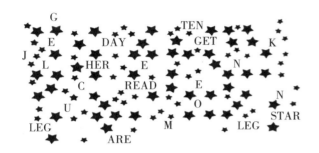

图 4-2-24　星星删除测验：让患者将图中所有的星星删除

结果分析：如果有左侧忽略的患者，左侧的星星删除少，甚至不删。

③临摹或自由画测验：给患者出示一个对称的图形、花、人物、房子或者 10 点 15 分的表盘，让患者临摹画图或自己画出以上图形。

比如：一例男性患者，65 岁，左侧枕叶脑梗死恢复期，其 MMSE 评分 21 分，MoCA 评分 18 分，嘱其做画钟试验（图 4-2-25）。

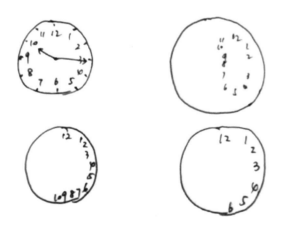

图 4-2-25　嘱患者临摹画表盘 10 点 15 分，有左侧忽略的患者会画出如图所示

比如：一例女性患者，50 岁，因车祸左侧脑外伤，其 MMSE 评分 23 分，MoCA 评分 19 分，嘱其画一幅人像（图 4-2-26）。

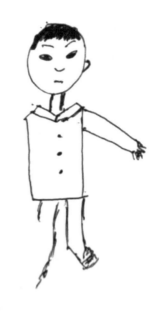

图 4-2-26　有左侧忽略患者自己画的人像

结果分析：临摹测试时有单侧忽略的患者，会出现或者将所有数字挤在一边（右半边），或者表盘内左半边的时间数字不写。自由画时会缺失忽略侧的图形或人物。这些现象都提示患者有单侧忽略。临摹测试对结果解释有一定的主观性，灵敏度小，并不是所有的单侧忽略患者在进行这项测试时都表现为异常。Bailey 等发现相对于星星删除和等分线段（灵敏度 = 76.4%），临摹测试的灵敏度较差（57.5%）。而且此测试的效度存在疑问，因为描画功能受损也可能反映了认知障碍或结构性失用。

④阅读和书写测试：对于阅读和书写无障碍的患者可用此方法。

阅读测试：阅读标准 A4 纸上的一篇小短文，短文共 12 行，阅读 5 行停止，记录总的漏读字数，并比较左右两侧各漏读字数。阅读测试的敏感度是 46.8%。

书写测试：要求患者在 A4 纸上分 3 行写下姓名、地址、职业或当天日期，单侧忽略患者会在大脑损伤半球的对侧纸上留出较大的空白，以最大页边空白厘米数记分。书写测试的敏感度是 34.3%。

总之，综合多种评估方法，比单一方法灵

敏度高。删除测试最敏感，在选择任务时，尽量包括删除试验。书面评价反映的是个体周围空间的忽略，不被用于自身忽略和远空间忽略。它着重于二维平面而非日常生活中的三维空间，即使"纸和笔"测验无异常，在日常生活中也可表现出异常，因此仅靠书面测试判定是不够的，还需要开展行为学评估。

（2）行为学评估

①日常行为观察：通过患者的整体反应、进食、整洁、穿衣、轮椅转移、如厕、行走等判断，见表4-2-10。

②单项功能行为测试：实物汇报、声源定位测试、梳子剃须刀测试、马甲测试、摘除测试、轮椅碰撞测试。

实物汇报：患者位于一个房间的中间，房间内放置10种物品，位置适中无过分偏左或偏右，让患者汇报出房间内的10种物品所在位置。

声源定位测试：要求患者指出自由声场（非可见声源）的发声位置，或者采用听觉中线任务，要求患者判定声源相对于头或躯干中线的位置。

梳子剃须刀测试：观察记录患者梳头和剃须或化妆的活动情况，可以判断是否存在忽略。

马甲测试：蒙住患者的眼睛，给患者穿上一件特制的马甲，左右两侧分别有12个口袋，每个口袋里有1个小物品，要求患者尽快地将口袋中的小物品取出，测试前，让患者熟悉测试内容。

摘除测试：将24个背面带有魔术贴的小圆盘贴在患者衣服的前面，躯干左右两侧各3个，左右下肢各6个，左侧偏瘫患者左上肢贴6个，右上肢不贴，右侧偏瘫患者相反。让患者把身上所有的魔术贴揭下来。

轮椅碰撞测试：患者驱动轮椅通过4个呈平行四边形错开排列的圆凳。圆凳间距为107°或135.7°。存在单侧忽略的患者会撞击一侧圆凳。

③成套行为学评估表：凯瑟林 - 波哥量表（Catherine Bergege scale，CBS）由10项与日常生活活动密切相关的项目组成，内容涵盖自身忽略、近空间忽略和远空间忽略3个方面。包括修饰或剃须、穿衣、吃饭、口腔清洁、目光定位、认识身体、移动时碰撞忽略物体、识别路线、寻找物品。每一项4个等级：0分表示无忽略；1分表示轻微忽略，总是先注意右侧空间，向左侧动作缓慢；2分表示中度忽略，左侧遗漏或与左侧障碍物碰撞；3分表示中度忽略，完全忽略左侧空间。所有项目得分的平均分乘以10得到一个范围在0~30的总分。那些由于严重偏瘫不能打分的项目从总分中去掉。总分为0分时，患者不存在单侧忽略；1~10分为轻度忽略；11~20分为中度忽略；21~30分为重度忽略。CRS时通过评估患者日常生活来评价患者是否有单侧忽略。

行为注意障碍评测（behavioural inattention test，BIT）：1987年由Wilson等发表，在欧美国家被广泛使用，目前被认为是唯一标准化的评价方法。检查内容：①一般检查：线条删除、文字删除、星星删除、人物与图形临摹、直线二等分、自由画，6项总分为146分，低于129分为异常。

表 4-2-10　单侧忽略的日常行为观察项目表

整体反应	眼睑偏向健侧、对忽略侧的刺激无反应、与人说话不目视对方
进食	残留忽略侧的食物、遗漏忽略侧的餐具
整洁	忽略侧脸洗不干净、牙齿漏刷、胡子剃不干净，遗漏忽略侧的化妆及佩戴饰物
穿衣	漏穿忽略侧的鞋、袜子、手套、一只袖子、一条腿，漏系扣子、穿衣困难
轮椅转移	忽略侧足未蹬踏板、忽略侧手闸未制动、转移动作困难
如厕	手纸未扔入纸篓、忽略左侧冲水把手、便在外面
行走	走过左侧目标、迷路、无视左侧行人及建筑物、不走直线撞到忽略侧物体上

②行为检查：看图画、打电话、读菜单、读报纸、钟表课题、硬币分类、抄写、地图课题、扑克课题，9项共81分，低于67分为异常。

（3）单侧忽略与偏盲的鉴别：单侧忽略可以伴有偏盲，也可以单独存在。左侧忽略和左侧同向偏盲似乎都表现出"看不见"左边的事物，但两者性质完全不同。同向偏盲表现出的视野缺损是由于视束和初级视觉中枢受损的感觉缺损。鉴别两者的方法包括视野检查和代偿动作检查。

①视野检查：让患者背光与检查者对坐，距离约为60cm。各自用手遮住相对眼睛（患者遮左眼，检查者遮右眼）。对视片刻，保持眼球不动，检查者用示指自上、下、左、右的周边向中央慢慢移动，至患者能见到手指为止。注意手指位置应在检查者与患者之间。检查者和患者的视野进行比较，可粗测患者的视野是否正常。如检查者视野正常，患者应与检查者同时看到手指。精确测定要用视野计。

在鉴别是否存在单侧忽略时，检查者分别在患者的左侧、右侧（单侧刺激）或双侧视野（双侧刺激）内同时移动示指，然后要求患者示意哪一侧或双侧视野内的手指在移动。当患者不能对单侧刺激做出反应时，提示偏盲或单侧忽略；患者对单侧刺激能够做出正确的反应，但在双侧刺激时仅表现有一侧手指在移动时，提示患者正在忽略未报告一侧。

②代偿动作检查：视野缺损的患者通常为了能够看见缺损视野内的目标，患者常主动进行代偿。如果患者是左侧同向偏盲则主动将头转向左侧视物。单侧忽略的患者并不会意识到问题的存在，因而无主动的转头动作。单侧忽略患者无视野缺损时，虽然其视野能够自由移动，但却仍对一侧刺激表现出"视而不见"。

（八）言语功能检查

认知障碍的检查离不开言语能力的检查，许多认知项目的检查都是在了解言语基本能力的前提下进行的。比如患者在具备听理解能力的前提下才接受一些认知题目的提问。否则容易出现误诊。现在介绍一些国际和国内常用的言语能力的检查方法：

1. 国际常用的失语症检查法

（1）波士顿诊断性失语症检查（Boston diagnostic aphasia examination，BDAE）：此检查是目前西方国家普遍应用的标准失语症检查法，由27个分测验组成，分为五个大项目：①会话和自发性语言；②听理解；③口语表达；④书面语言理解；⑤书写。此检查能详细、全面测出患者在各种模式下的语言能力，但检查需要的时间较长。

（2）日本标准失语症检查（standard language test of aphasia，SLTA）：该检查包括听、说、读、写、计算五大项目，共包括26个分测验，按6个阶段评分，在图册检查设计上以多图选一的形式进行，避免了患者记忆检查内容，使检查更加客观。此方法易于操作，而且对训练的指导作用较明显。

（3）西方失语症成套测验（Western aphasia battery，WAB）：西方失语症成套测验可以看作是波士顿失语症的简化版本，检查时间大约1h，该测验提供一个总分称失语商（AQ），可以鉴别出是否为正常语言。WAB还可以测出操作商（PQ）和皮质商（CQ），前者可了解大脑的阅读、书写、运用、结构、计算、推理等功能；后者可了解大脑认知功能。该测验还对完全性失语、感觉性失语、经皮质运动性失语和传导性失语等提供解释标准误差和图形描记。

（4）Token测验：Token测验是DeRenzi和Vignolo于1962年编制的，此测验由61个项目组成，包括两词句10项，三词句10项，四词句10项，六词句10项及21项复杂指令，适用于检测轻度或潜在的失语症患者的听理解能力。目前用的较多的是简式Token test。优点是不但可以用于轻度失语症患者，也可用于重度失语症患者，该测验还有量化指标，可测出听理解的程度。

2. 国内常用的失语症检查法

（1）汉语标准失语症检查：此检查是中国康复研究中心听力语言科以日本标准失语症检查为基础，同时借鉴国外有影响力的失语评价量表的优点，按照汉语的语言特点和中国人的文化习惯所编制的，称为中国康复研究中心失语症检查法。该法适用于我国不同地区使用汉语的成人失语症患者。此检查包括两部分内容，第一部分是患者通过回答 12 个问题了解其语言的一般情况，第二部分由 30 个分测验组成，分为 9 个大项目，包括听理解、复述、说、出声读、阅读理解、抄写、描写、听写和计算。为避免检查时间过长，身体部位辨识，空间结构等高级皮质功能检查未包括在内，必要时可另外单独进行。此检查只适用于成人失语症患者。在大多数项目中采用了 6 级评分标准。对患者的反应时间和提示方法都有比较严格的要求，除此之外，还设定了中止标准。该检查是通过语言的不同模式来观察患者反应的差异，为避免检查过于繁琐，在一些不同项目中使用了相同词语，又为了尽量避免和减少患者由此造成对内容的记忆，在图的安排上有意设计了一些变化，使用此检查前要掌握正确的检查方法。应该由参加过培训和熟悉检查内容的检查者来进行。

（2）汉语失语成套测验（aphasia bathery of Chinese，ABC）：此测验是由北医大神经心理研究室参考 BDAE 和 WAB 并结合临床经验编制，ABC 由谈话、听理解、复述、命名、阅读、书写和其他认知功能的检查组成，评定内容如下。

①谈话：包括回答问题、叙述和系列语言。从以上谈话判断患者的语言流利性。评分标准见表 4-2-11。

②听理解：包括是否听、听辨认和执行指令。

③复述：包括常用词、不常用词、实质词和抽象词，短句、长句、超长复合句和无意义词组、注意复述中有无错语，复述比原刺激词、句缩短还是延长，复述困难是因为听理解障碍还是因为表述困难。

④命名：包括指物（或身体部分、或图）命名、反应命名和列名。

⑤阅读：包括视—读、听字—辨认、朗读—画匹配、读指令—执行、连词填空。

⑥书写：写名字和地址、系列数、听写、看图写字、写短文。

⑦其他认知功能检查：包括意识、近事记忆、视空间功能检查、运用、计算和利手。

该量表评分稳定可靠，分型诊断正确率达 80%，广泛用于失语症的临床诊断。

通过以上对语言能力的评估，适当调整对认知障碍评定的方法，尽量做到评估客观性和准确性。

表 4-2-11　语言流利性评分标准

语言特征	1	2	3
语量	< 50 字 / 分	51~99 字 / 分	> 100 字 / 分
语调	不正常	不完全正常	正常
发音	不正常	不完全正常	正常
短语长短	短（1~2 字）	不完全正常	正常
用力程度	明显费力	中度费力	不费力
强迫言语	无	有强迫倾向	有
实质词	有	少量实质词	无，缺少
语法	无	有部分语法词	有
错语	无	偶有	有，大量

（九）精神行为方面的检查

脑血管病患者容易出现各种精神行为异常，突出表现为抑郁（达60%）、淡漠、人格改变、精神运动迟缓、情感失控、行为异常（无抑制和反常行为）等。这些情况都会导致患者的记忆力、注意力和执行功能障碍。我们除了利用病史和体格检查的相关信息，也要通过精神疾病的调查问卷及精神症状专科评估量表进行鉴别检查。

1. 一般问卷检查：神经精神问卷（neuropsychiatric inventory，NPI）

该问卷是询问家属或照顾者的，评估患者出现认知障碍后是否有行为异常的现象。通过评定判断患者异常行为的频率、严重程度及该项症状引起照顾者的苦恼程度（表4-2-12）。

2. 精神症状专项评估量表

（1）90项症状清单（symptom checklist 90，SCL-90）：该量表共有90个项目，包含较广泛的精神病症状学的内容。涉及感觉、情绪、思维、行为直至生活习惯、人际关系、饮食、睡眠等，反映了10个方面的心理症状情况。适用于16岁以上的成年人，从多个角度评定是否有某种心理症状及严重程度如何。

（2）简明精神病量表：该量表是一个评定精神病性症状严重程度的量表，适用于重度精神病患者，尤其适用于精神分裂症患者。

（3）阳性和阴性精神症状评定量表（positive and negative syndrome scale，PANSS）：PANSS主要用于评定精神症状的有无及各项症状的严重程度，区分以阳性症状为主的Ⅰ型和以阴性症状为主的Ⅱ型精神分裂，较全面地反映了精神病理全貌。主要适用于成年人。

（4）焦虑自评量表：该表主要反映测试者

表4-2-12　神经精神问卷（NPI）

症状	有／无	频率	严重程度	使照顾者苦恼程度
妄想	1 2	1 2 3 4	1 2 3	0 1 2 3 4 5
幻觉	1 2	1 2 3 4	1 2 3	0 1 2 3 4 5
激动／攻击行为	1 2	1 2 3 4	1 2 3	0 1 2 3 4 5
抑郁	1 2	1 2 3 4	1 2 3	0 1 2 3 4 5
焦虑	1 2	1 2 3 4	1 2 3	0 1 2 3 4 5
过度兴奋	1 2	1 2 3 4	1 2 3	0 1 2 3 4 5
淡漠	1 2	1 2 3 4	1 2 3	0 1 2 3 4 5
行为失控	1 2	1 2 3 4	1 2 3	0 1 2 3 4 5
易怒	1 2	1 2 3 4	1 2 3	0 1 2 3 4 5
异常动作	1 2	1 2 3 4	1 2 3	0 1 2 3 4 5
夜间行为紊乱	1 2	1 2 3 4	1 2 3	0 1 2 3 4 5
饮食异常	1 2	1 2 3 4	1 2 3	0 1 2 3 4 5
总分				

评分规则如下：

症状有无（1~2分）：1=有，2=无。

频率（1~4分）：1分=偶尔，少于每周1次；2分=经常，大约每周1次；3分=频繁，每周数次但少于每天1次；4分=非常频繁，每天1次或更多。

严重程度（1~3分）：1分=轻度，可以察觉但不明显；2分=中度，明显但不十分突出；3分=重度，非常突出的变化。

使照顾者苦恼程度（0~5分）：0分=不苦恼；1分=极轻度的苦恼，照顾者无须采取措施应对；2分=轻度苦恼，照顾者很容易应对；3分=中度苦恼，照顾者难以应对；4分=严重，照顾者几乎无法应对；5分=极度苦恼，照顾者无法应对

焦虑的主观感受，判断焦虑程度。对各类精神病的鉴别作用不大。

（5）汉密尔顿抑郁量表（Hamilton depression scale，HAMD）：HAMD 是临床上评定抑郁状态应用最普遍的量表。量表有 17 项、21 项和 24 项等 3 种版本。一般采用交谈与观察的方式，治疗前后进行评分。评价病情的严重程度及治疗效果。

除了以上的评估量表，还可以通过中国精神疾病分类方案与诊断标准第三版，以及美国出版的《精神疾病诊断与统计手册》第五版（DSM-V）等，鉴别例如双相关障碍、强迫症、躯体形式障碍等引起的记忆力下降、注意力和执行功能障碍等认知障碍。

（陈　娜）

第三节　计算机辅助认知障碍评估

传统的认知功能评估主要是通过量表人工检测的方法进行，主观性强，费时费力，计算机辅助认知检测，测量规范、客观、量化，使主试者劳动量和强度减少，同时计算机完成大部分测试任务，减少主试者主观影响。随着科技的发展，计算机与认知障碍领域的结合已成为认知功能评估的一种趋势。目前，计算机在认知障碍领域的应用发展很快，在评估方面输入了常用的检查量表。例如，世界卫生组织老年认知功能评价成套神经心理测验、认知评定成套测验、认知偏差问卷、老年人认知障碍简易测定、简易精神状态检查、老年认知功能量表、痴呆简易筛查量表以及针对语言的各种失语检查法。这些设备可以更好地为病例评估完善信息，还可以实现前后评估的对比。通过大量的临床一手数据资料，为临床研究提供了方便。当前使用较广的计算机辅助认知障碍评估系统常分为两类：一类是用计算机多媒体技术、数据存储与分析判断的能力为基础研制的单机形式设备，如认知障碍诊治系统 ZM3.1、多元启能认知评估训练系统、老人早期老化诊断和干预设备、六六脑数字化脑功能康复系统等。另一类是以互联网、大数据、云计算等思维和技术为基础构建的康复云平台。实施共用服务器，如璟云等康复评估训练系统，下面对单机形式设备进行简要介绍。

一、认知障碍诊治系统 ZM3.1

认知障碍诊治系统 ZM3.1 是由陈卓铭教授牵头研发，以 MMSE 量表为基础，总结其他临床认知障碍诊断方法和康复训练的经验开发的，基于计算机的特点有汉语文化及语言特色的设计。成人认知能力测试与训练仪基于 MMSE，并结合成人认知障碍特点而设计，包括系统介绍、病历管理、复查评估和康复训练四大模块（图 4-3-1），为治疗师提供了针对认知功能的智能筛查和认知障碍干预的计算机辅助工具。该筛查评估是整个成人认知能力测试与训练系统的核心，设计了一套基于计算机运算原理的认知障碍评估量表，在达到全智能化评估的同时，还提供了评估标准。评估包含定向能力、注意能力、语言能力、执行能力、记忆能力、计算能力、日常知识、推理能力八个方面；采用开放式平台设计，治疗师可以根据患者的实际需求一次性设置 5 个同一性质的训练方案，可自由插入地方方言、患者家庭图片、动画训练情景和配合训练提示，可自由控制训练时长与奖励时间及方式（图 4-3-2，图 4-3-3）。

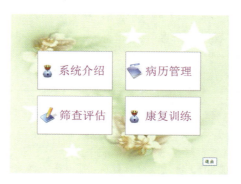

图 4-3-1　系统首页

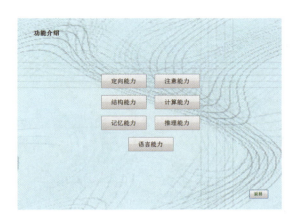

图 4-3-2 系统功能页面

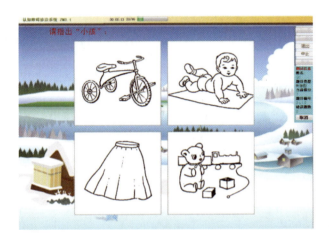

图 4-3-3 系统训练页面

测试完成后，系统会显示测试报告，见图 4-3-4。

二、多元启能认知评估训练系统

多元启能认知评估训练系统的筛查系统分为传统模式和智能模式。传统模式提供瑞文标准推理、团体心理测验、LOTCA、舒尔特方格测验等，测验内容包括知觉、注意力、记忆力和思维力等多方面认知智力元素，能够从多种角度全面衡量儿童和成人的认知智力发展情况。智能模式采用两阶段筛查方式：甄别阶段初步评估注意力、记忆力、计算能力、定向能力、语言能力、综合操作能力等六个维度的认知能力水平；等级阶段对六个维度进行程度划分，深度评估当前认知能力水平状况。基于面向对象的自适应粒子群算法（OAPSO），智能筛查模式实现六个维度的多层甄别以及得分运算，并通过各个维度间的并行协作模块化大大提高了甄别的效率。

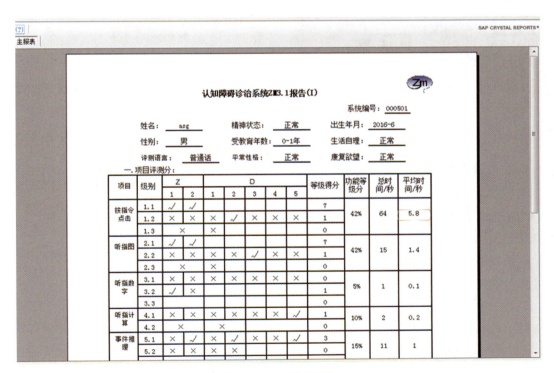

图 4-3-4 测试报告

三、老年人早期老化干预系统

老年人早期老化干预系统是对老年人进行早期诊断和干预的系统，适用于 60 岁以上的老年人以及痴呆早期患者，系统基于 MMSE、LOTCA 量表、长谷川痴呆量表等进行模块设计，采用一种基于并行协作模块化技术的神经网络体系结构，一种新的基于面向对象的自适应粒子群算法，以及基于人工鱼群算法的自适应参数调整策略，对受测者的注意力、记忆力、计算能力、定向能力、语言能力、综合操作能力等六个维度进行程度划分，同时给出一组基本蚁群算法的较优参数，可根据初筛结果中已经进入障碍值或临界值的功能维度，导向到相应的训练加强模块中。老年人早期老化干预系统分四大板块，分别为筛查系统、训练系统、资料管理、回忆录（图 4-3-5）。

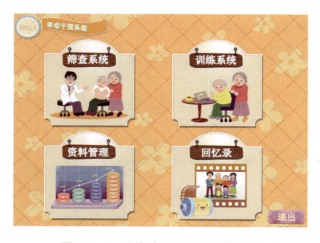

图 4-3-5　老年人早期老化干预系统

筛查系统包含传统筛查和智能筛查。传统筛查模块使用临床上常用的痴呆检查量表，包括长谷川痴呆量表、简易智力状态检查量表、认知功能评定量表、蒙特利尔认知测评量表。根据量表评估项目选择结果后，系统可智能化地完成得分计算及生成得分说明，减少治疗师的负担（图 4-3-6）。

智能筛查模块通过总结临床评测经验及结合 MMSE、LOTCA 量表、长谷川痴呆量表等传统筛查结果，设计出通过计算机实现的筛查方

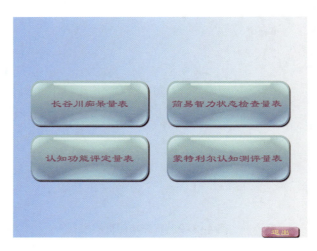

图 4-3-6　筛查系统

案，智能分析出注意力、记忆力、计算能力、定向能力、语言能力、综合操作能力等 6 个维度的情况；通过对六种维度中的各因子的得分计算，实现智能筛查，以便智能分析并设计出针对各维度或综合性的训练程序。该模式主要通过两阶段筛查模式实现：初查阶段初步评估出使用者 6 个维度的认知能力水平状况，要求完成 24 道诊断题；每一道诊断题包含 6 个能力维度，每一维度分别计分。如果诊断题回答正确，系统自动记录该题各维度得分；如果诊断题回答错误，系统自动记录该题各维度得分为 0 分（每一个维度最高分为 7 分，最低分为 1 分）。初查阶段计分包含以下三个部分。

a. 某一维度平均得分 = 回答正确题目的该维度累计得分 / 含该维度的题目数

b. 诊断题总分 = 各维度平均得分之和

c. 三大组块准确率

如：注意 - 定向组准确率 =（注意维度平均得分 + 定向维度平均得分）/（注意 - 定向组块平均得分）×100%

根据注意 - 定向、计算 - 推理和记忆 - 语言三大组的准确率，确定细查阶段的题目抽取。细查阶段的题目抽取方式如下：组块准确率等于或低于 60% 时，抽取相应低难度等级题目；组块准确率高于 60% 时，抽取相应高难度等级题目。

细查阶段对 6 个维度进行程度划分，深度评估当前认知能力水平状况。6 个维度的多层甄别以及得分运算是基于面向对象的自适应粒子群算法（OAPSO）实现的，同时通过各个维度间的并行协作模块化，大大提高了甄别的效率。细查阶段计分包含以下三个部分：

a. 难度低的等级题某一维度平均得分 = 回答正确题目的该维度累计得分 × $(1-Z)$ / 含该维度的题目数

难度高的等级题某一维度平均得分 = 回答正确题目的该维度累计得分 × $(1-Z)$ / 含该维度的题目数

b. 诊断题总分 = 注意维度平均得分 + 记忆维度平均得分 + 计算维度平均得分 + 定向维度平均得分 + 语言维度平均得分 + 推理维度平均得分

最后得分、报表说明及训练建议：

①各维度得分及百分比，总分报告及百分比；总体能力评价

各维度得分 =（初筛阶段记忆维度平均分 + 细查阶段记忆维度平均分）× 文化程度系数

总分 =（初筛各维度平均分 + 细查各维度平均分）× 文化程度系数

注：文化程度系数：无 ×1.3、小学 ×1.25、初中 ×1.1、高中 ×1.05、大学以上 ×1

②各维度平均得分及百分比、饼状图呈现各维度百分比结果

评测结果说明：

（1）X>48 为高于正常水平。

（2）$39 < X \leqslant 48$ 为正常认知水平。

（3）$31 < X \leqslant 39$ 为认知轻度受损。

（4）$17 < X \leqslant 31$ 为认知中度受损。

（5）$\leqslant 17$ 分为认知重度受损。

系统可基于基本蚁群算法的较优参数，针对筛查评估中已经进入障碍值或临界值的功能维度，智能导入到相应的训练加强模块中，详细的智能模式流程（图 4-3-7）并行协作模块化神经网络体系结构（PCMNN）构建智能筛查模式流程（图 4-3-8）为其特点。

治疗师可查看智能模式评估结果，详细了解患者评测结果，第一页报告以 6 维度的功能直方图和雷达图来显示患者功能水平（前后比较）（图 4-3-9）。第二页报告以分数及百分比精确显示患者能力，并对该次评测结果进行智能分析，给出结论（图 4-3-10）。第三页报告单记录初查的详细信息，第四页则记录细查的详细信息（图 4-3-11）。

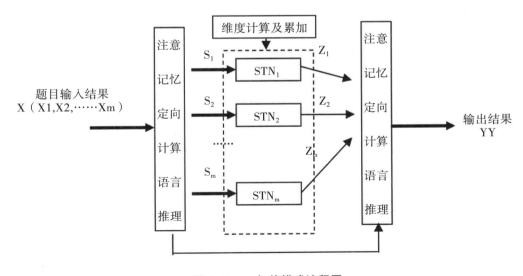

图 4-3-7 智能模式流程图

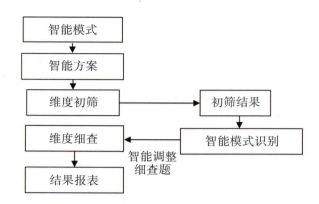

图 4-3-8　智能筛查模式流程

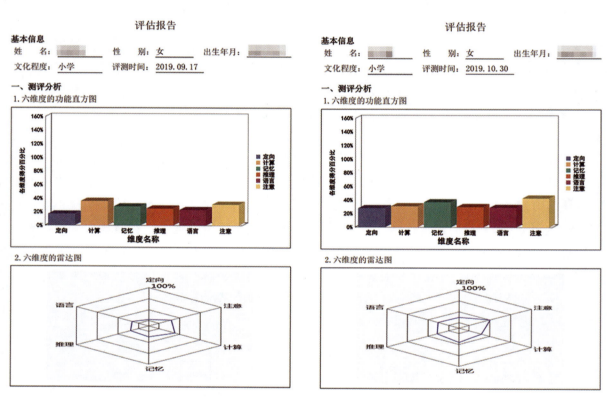

图 4-3-9　第一页报告单

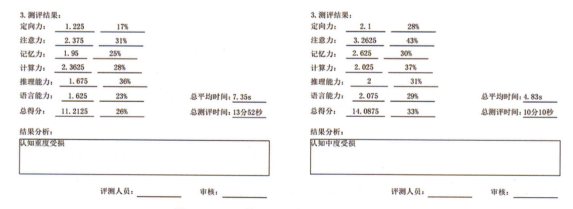

图 4-3-10　第二页评估报告（前后比较）

二、附表：

1. 初查记录：

序号	选项记录	反应时长(S)	正确情况	维度得分					
				注意	定向	记忆	推理	计算	语言
1	信封	28	0	0	0	0	0	0	0
2	梳子	5	1	3	0	3	0	0	2
3	象	9	1	4	0	3	3	2	3
4	小鸭	19	1	5	0	3	4	2	3
5	小狗	8	1	6	3	4	1	0	1
6	火车	6	0	0	0	0	0	0	0
7	--	--	--	0	0	0	0	0	0
8	杯子2	12	1	1	0	1	2	3	2
9	盘子1	12	0	0	0	0	0	0	0
10	碟子1	12	1	3	0	2	4	4	3
11	裙子1	29	0	0	0	0	0	0	0
12	--	--	--	0	0	0	0	0	0
13	上车	25	0	0	0	0	0	0	0
14	愉快	11	0	0	0	0	0	0	0
15	--	--	--	0	0	0	0	0	0
16	--	--	--	0	0	0	0	0	0
17	--	--	--	0	0	0	0	0	0
18	--	--	--	0	0	0	0	0	0
19	--	--	--	0	0	0	0	0	0
20	--	--	--	0	0	0	0	0	0
21	--	--	--	0	0	0	0	0	0
22	--	--	--	0	0	0	0	0	0
23	--	--	--	0	0	0	0	0	0
24	--	--	--	0	0	0	0	0	0
平均		7.33	0.25	0.92	0.19	0.67	0.64	1	0.58

2. 细查记录：

序号	选项记录	反应时长(s)	正确情况	维度得分					
				注意	定向	记忆	推理	计算	语言
1	长方形	8	1	2	0	1	0	0	2
2	梳子	3	0	0	0	0	0	0	0
3	牛	6	0	0	0	0	0	0	0
4	小鹅	8	0	0	0	0	0	0	0
5	狮子	6	1	6	3	4	1	0	1
6	飞机	5	1	6	4	4	1	0	1
7	高兴	5	0	0	0	0	0	0	0
8	杯子2	15	0	0	0	0	0	0	0
9	篮子2	5	1	2	0	1	3	3	2
10	盒子1	10	0	0	0	0	0	0	0
11	裙子1	7	1	3	0	2	5	5	5
12	门锁	15	1	2	3	3	2	0	5
13	--	--	--	0	0	0	0	0	0
14	--	--	--	0	0	0	0	0	0
15	午夜	10	0	0	0	0	0	0	0
16	15:30	13	0	0	0	0	0	0	0
17	睡觉	9	0	0	0	0	0	0	0
18	书包	11	1	7	3	7	2	0	2
19	4月1日	13	1	7	6	7	3	6	4
20	--	--	--	0	0	0	0	0	0
21	面包-书包	11	1	2	1	5	7	0	5
22	家具-椅子	15	0	0	0	0	0	0	0
23	--	--	--	0	0	0	0	0	0
24	--	--	--	0	0	0	0	0	0
平均		7.38	0.38	0.98	0.79	0.89	0.7	0.89	0.72

图 4-3-11　第三页和第四页报告单

四、六六脑数字化脑功能康复系统

采用计算机情景模拟和互动游戏的方式，提供专业的脑功能评估、监测和大脑康复训练解决方案，使得训练更加精细化、智能化和个性化。

目前，计算机在认知障碍领域的应用发展很快，评定更加细化，科学数据分析便于治疗前后对比，治疗训练打破了传统的一对一治疗的枯燥，提供丰富的环境刺激，引入声、光、颜色及动态刺激，提高患者的注意力。训练题目更贴近生活，利用计算机的存储功能对患者训练前后进行比较。随着互联网高速发展，远程认知康复必然是一种长期有效的康复方式，通过大数据的整合和精准康复的推进，智能康复将逐步替代人工康复，为康复深入家庭打下了坚实的基础。

病例分析

病例一：

1. 病史：患者高某某，女，57岁，高中学历，已婚，右利手。患者于2019年8月1日突发肢体抽搐，意识不清1d，急诊行颅内动脉瘤栓塞术，于2019年8月18日复查CT示：脑室轻度扩张伴积血，双额叶可见片状低密度影，颅内动脉瘤术后。现患者仍存在肢体功能障碍、言语不利、大小便失禁等，为进一步康复治疗于2019年8月22日收入院。

2. 查体与康复评定：患者嗜睡，可自动睁眼，回答问题用眨眼示意，双侧瞳孔对等，咽反射存在，伸舌居中，左侧肢体肌力4级，右侧肢体肌力1级，肌张力正常，深浅感觉对称，指鼻试验不合作，跟膝胫试验不合作，日常生活活动能力评定65分，属于中度功能障碍。

认知评定：MMSE为16分，其中定向力5/10，即刻回忆3/3，注意及计算力2/5，延迟回忆能力 0/3，语言能力 6/8，结构 0/1。主要问题在于注意力、记忆、计算的问题。

语言评定：经汉语标准失语症检查表评定结果为自发性言语流畅性，听理解好，复述好，命名名词好，命名动词差 5/10，说句子差 4/10，执行口令正确率 60%，读写能力好，计算差。

3. 分析：患者起初处于嗜睡状态，调整其情绪和状态进行评定，可以分次进行。患者的认知功能突出表现为注意、记忆、计算、执行功能受损。应对这些方面进行专项检查，比如经检查该患者的近期记忆下降明显，对自己的行为不能回忆，瞬时记忆好，长期记忆障碍明显，逆行性注意广度差，注意分配差。计算不会进位等。

4. 康复治疗后再评定：经过 3 个月的训练，认知评定：MMSE 为 23 分，其中定向力 7/10，即刻回忆 3/3，注意及计算力 4/5，延迟回忆 2/3，语言能力 6/8，结构 1/1。语言评定：命名动词正确率有所提高 7/10，说执行口令正确率 70%，计算有所提高。

病例二：

1. 病史：患者张某某，男，60 岁，高中学历，已婚，右利手，患者主诉于 2018 年 8 月 26 日因突发言语不能，不能理解他人问话，同时右侧肢体无力，右上肢不能抬举，右下肢站立不能在综合医院诊治。查头颅 CT 提示：脑梗死（左额顶岛叶、左侧基底节区、左侧脑室旁及左侧半卵圆中心）。病情稳定后于 2018 年 12 月 3 日为进一步康复治疗转入我院。

2. 查体和康复评定：神志清楚，咽反射存在，右侧鼻唇沟变浅，伸舌右偏，其余颅神经查体未见明显异常。左侧肢体肌力 V 级，右侧肢体肌力 II 级，肌张力正常，双侧共济失调检查欠合作，双侧浅感觉欠合作。日常生活活动能力 55 分，属于中度功能障碍。认知评定见表 4-3-1。

语言评定：经汉语标准失语症检查表评定结果为自发性言语非流畅性，听理解名词和动词好，听理解句子 3/10，听口令执行差正确率 10%，复述名词和动词好，复述句子正确率 60%，命名名词 5/10，命名动词 3/10，看图说句子差 0/10，读写能力保留，计算差 2/20。

3. 分析：通过认知筛查评定，我们得知该患者时间定向力、注意力、延迟回忆、计算力及视空间和执行力方面有问题。然后对这几方面进行专项检查。这里应注意患者的视空间障碍的检查表现为：空间定位知觉障碍、空间关系知觉障碍和距离与深度知觉障碍。对于计算

表 4-3-1　认知评定

MMSE			MoCA		
时间定向		1/5	视空间与执行	连线	0/1
地点定向		3/5		立方体复制	0/1
即刻回忆		3/3		画钟	1/3
注意和计算		0/5	命名		2/3
延迟回忆		0/3	注意	数字顺背/倒背	2/2
语言	命名	2/2		警觉	1/1
	复述	1/1		连续减 7	0/3
	阅读	1/1	语言	复述	2/2
	完成指令	2/3		流畅性	0/1
	书写	0/1	抽象		0/2
结构		0/1	延迟回忆		0/5
总分		13/30	定向		2/6
			总分		10/30

患者不会背乘法表，不会进位和借位，数量关系对应缺乏。由于注意力和记忆力的问题，对于长句的指令执行差。注意与肢体康复治疗师沟通，减少对患者的过长指令的要求。

4.康复后再评定：经过 1 个月的训练，MMSE 总分 19 分，其中提高分数的项目有时间定向 3/5，注意和计算 2/5，延迟回忆 1/5。MoCA 总分 15 分，其中提高分数的项目有视空间与执行：连线 1/1，画钟 2/3，延迟回忆 2/5，定向 3/6。空间定位有了明显提高，空间关系有了改善，基本指令动作也能够执行。

病例三：

1.病史：患者张某某，女，63 岁，右利手，患者主诉于 2017 年 6 月 26 日因突发左侧肢体麻木、乏力、站立不能送往综合医院诊治。查头颅 CT 提示：右颞叶、顶叶、右基底节梗死。病情稳定半年后为进一步康复治疗转入我院。

2.查体：神志清楚，言语流利，理解力可，右侧肢体活动正常，左侧上肢肌力Ⅲ级，左上肢处于 Brunnstrom Ⅲ 期，左侧下肢肌力Ⅳ级，左下肢处于 Brunnstrom Ⅲ 期。日常生活活动能力评分 65 分，属于轻度功能障碍。

认知筛查 MMSE 评定：时间定向 2/5，地点定向 2/5，即刻回忆 3/3，注意和计算 2/5，延迟回忆 0/3，语言命名 2/2，复述 1/1，阅读 0/1，完成指令 1/3，书写 0/1，结构 0/1，总分 13 分。

语言评定：听理解词和句子好，听执行口令 4/10，复述好，命名名词 8/10，命名动词 6/10，看图说句子差 1/10，读词好，读句子差，有单侧忽略的问题，写有困难，计算 8/20。

3.分析：通过认知筛查评定，我们得知该患者时间定向和地点定向、注意力、延迟回忆、计算力及视空间等方面有问题。然后对这几方面进行专项检查。通过对患者阅读、书写和画图的检查，发现患者可能有单侧忽略的问题。对患者进行单侧忽略的评定：①二等分试验；②删除星星测试；③临摹图形；④阅读和书写测试，这些测试验证了患者有单侧忽略的问题。

结合语言评定的问题分析，由于单侧忽略的问题，影响了读和写的功能。应告知肢体康复治疗师，患者有单侧忽略的问题，训练时应注意增强忽略侧的刺激输入。

4.康复后再评定：经过 3 个月的康复训练。认知评定：MMSE 为 22 分，其中定向力 7/10，即刻回忆 3/3，注意及计算力 3/5，延迟回忆 2/3，语言能力 6/8，其中阅读和完成指令有提高，结构 1/1。语言评定：说执行口令正确率 70%，看图说句子 5/10，读写略有改善。计算有所提高 12/20。

（欧建林　陈　娜　陈卓铭）

第四节　器械诊断工具

一、脑血管病认知障碍的神经电生理检查

（一）脑电图和脑电地形图

大脑皮质神经细胞总是在自发持续地产生生物电活动，通过在头皮上安放电极，由脑电图机记录大脑皮质电活动，并得出一定的波形、波幅、频率、相位的图形及曲线即称为脑电图（图 4-4-1）。

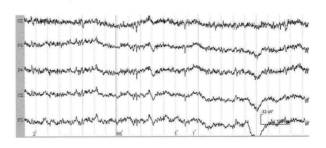

图 4-4-1　脑电图

脑电图的检查方法：目前临床上使用最广泛的是采用国际 10/20 标准电极安放法，头部电极的位置与大脑皮质的解剖学分区相一致，其中 FP 为额极，Z 代表中线电极，FZ 为额，CZ 为中央点，PZ 为顶点，O 为枕点，T 为颞点，A 为耳垂电极，整个头皮及双耳所安放的电极数为 21 个（图 4-4-2）。

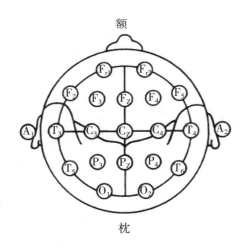

图 4-4-2　标准电极安放法

根据脑电图的频率和特点，将脑电图分为α波、β波、θ波、δ波（图4-3-3），频率在8Hz以下的脑电波称为慢波（θ波、δ波）。

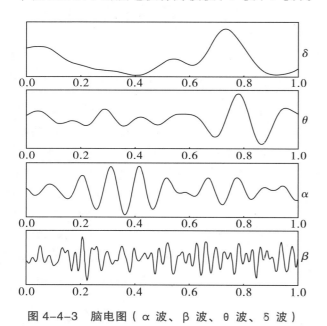

图 4-4-3　脑电图（α波、β波、θ波、δ波）

α波频率为8~13Hz，波幅20~100μV，主要分布在枕叶和顶叶，为正常成人安静、清醒和闭目时的基本脑电节律。β波频率为14~30Hz，波幅5~20μV，在额叶及颞叶较显著，正常成人睁眼、思考问题或接受某种刺激时出现。θ波频率为4~7Hz，波幅100~150μV，困倦或睡眠时出现在大脑半球的前部。δ波频率为1~3Hz，波幅20~200μV，正常成人在清醒状态下几乎没有该节律波，入睡后可出现，且随着睡眠由浅入深逐渐增多。

脑电图在脑血管病认知障碍患者中的变化：常见的异常脑电波包括弥漫性慢波、局灶性慢波、三相波及癫痫波。脑电图对脑功能的变化较为敏感，能够反映由于各种原因导致的大脑电生理变化及功能异常，通常表现为基本节律的慢波化或出现局灶性慢波。脑组织对缺血缺氧十分敏感，脑电活动在脑内血流阻断后表现为相应脑区病理性慢波功率异常增高，反映生理功能的α、β波功率减低或升高，因而脑电图对急性脑缺血所致的脑功能改变相比于CT更为敏感。多发脑血管病性痴呆患者的脑电图除可表现α波慢化、广泛性慢波外，多伴有损害部位相对应的局灶性异常，如慢波或低波幅化，且通常在病变早期即可出现。目前多数观点认为脑波慢化的程度与脑组织损害的程度具有相关性，α波慢化是脑功能由正常转为病理或老化过程的早期敏感指标，但由于脑电图对痴呆诊断的敏感度及特异度范围差异大，作为常规的认知功能损害初筛及评估方法仍需进一步研究。

脑电地形图（Brain Electrical Activity Mapping，BEAM）是指在脑电图的基础上，利用电子计算机对各导联各频段的脑电信号进行二次分析处理，将曲线波形图转化成能够定位及定量的彩色脑波图像，也称为脑电位分布图。该技术的主要优点是将大脑的功能变化与形态定位结合起来，图像直观、形象，定位较准确。脑电地形图不能反映脑电波形出现的方式，不能连续检测，而且对识别伪差具有一定的困难，因而不能取代常规脑电图检查，可用于脑血管病早期功能异常的显示、疗效及预后评价等研究。

（二）脑诱发电位

脑诱发电位是中枢神经系统在感受体内外各种特异性刺激时所产生的生物电活动，用于评价脑功能状态及神经系统传导通路的完整性。认知功能与脑功能及神经网络的完整性密切相关。因此，脑诱发电位的异常对发现早期各种病因引起的认知障碍具有一定的帮助。常用的脑诱发电位包括体感诱发电位、脑干听觉诱发电位、视觉诱发电位、事件相关电位及磁刺激运动诱发电位，其中与认知密切相关的是事件相关电位P300。

1. 事件相关电位

事件相关电位（event-related potential，ERP）是指外加一种或多种特定刺激，作用于感觉系统或脑的某一部位，使大脑对某种事件或刺激信息进行认知加工，引起脑区的电位变化，通过叠加和平均技术在头颅表面记录大脑电位。由于其记录到的脑电生理活动与事件发生进程具有锁时关系，能实时反映认知（注意、记忆、思维）过程，故称为"认知电位"，也称为内源性事件相关电位。近年来，ERP技术在神经认知科学领域的应用飞速发展，为认知功能的研究翻开了新的篇章。在认知相关的ERP研究中，涉及的ERP成分主要有MMN、N2、N400、P300、P600、LPC等，不同成分反映不同的认知加工过程，目前应用最广泛的是P300，用于各种大脑疾病引起认知障碍的评价及研究。

检测方法：受试者通常接受2种或2种以上刺激组成的序列，其中低频率、不规律出现的刺激称为靶刺激，另一种称为非靶刺激，脑电数据采集采用国际10/20标准电极安放法，受试者对刺激做出反应，记录脑电并提取脑电数据，同时记录反应时间及正确率（图4-4-4）。受试者在检测过程中必须保持清醒状态，注意力不集中、反应不准确均影响ERP的结果。

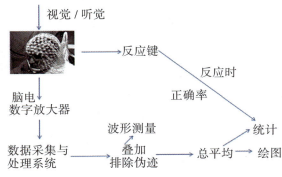

图4-4-4 ERP检测

ERP作为检测认知功能较为敏感的方法，是判断认知障碍及其程度的客观指标，对于认知障碍的诊断具有潜在的临床价值。P300是低频率刺激后300ms左右的正向电位（图4-4-5），反映大脑对信息的初步认知加工，其波幅与注意力有关，潜伏期与任务相对难度有关。P300对痴呆类型的鉴别具有一定的指导意义，阿尔茨海默病患者P300常表现为潜伏期延长及波幅减低，路易体痴呆患者P300则表现为波形梯度倒置（上升支出现小负波）。血管性认知障碍及血管性痴呆患者同样表现为P300的潜伏期延长，波幅降低，并与MMSE评分降低显著相关，病灶位于额颞叶者P300的异常则更显著。因此，P300波能客观反映脑血管病认知障碍，对于早期确定患者有无认知障碍及其程度以及对患者预后的预测及评估具有一定的临床价值。

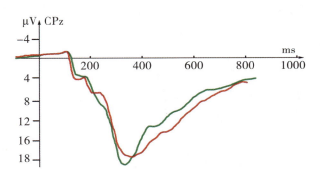

图4-4-5 低频率刺激后300ms左右的正向电位

2. 体感诱发电位

体感诱发电位是指刺激肢体末端粗大感觉纤维，在躯体感觉上行通路不同部位记录的电位，主要反映周围神经、脊髓后束和有关神经核、脑干、丘脑、丘脑放射及皮质感觉区的功能。血管性痴呆患者主要表现为P14、N20、和P40潜伏期的延长、波幅降低或波形消失。各波损害的程度与脑血管病认知障碍损害的部位相关，P14主要产生于脑干，特别是内侧丘系，部分起源于丘脑，N20和P40是皮质电位，一般认为起源于顶叶皮质或丘脑投射区。

3. 视觉诱发电位

视觉诱发电位是指经头皮记录的反映视网

膜至枕叶视中枢传导通路对视觉刺激所产生的电位活动。P100的潜伏期最稳定且波幅高，是视觉诱发电位中唯一可靠的成分，在脑血管病认知障碍的发生过程中，视觉传导通路受损会引起视觉诱发电位的异常，表现为 P100 潜伏期延长或部分波形缺失。

4. 脑干听觉诱发电位

脑干听觉诱发电位是指经头皮记录的反映听神经和听觉传导通路对声音刺激所产生的电位活动。正常脑干听觉诱发电位由 5 个波组成，分别为 I、II、III、IV、V 波，I 波起源于听神经，II 波起源于耳窝核，部分为听神经颅内段，III 波起源于上橄榄核，IV 波起源于外侧丘系及其核团（脑桥中上部分），V 波起源于下丘中央核团。由于检测时不需要患者的配合，因此可以客观地反映听觉系统和脑干的功能。脑血管病认知障碍异常率最高的为 V 波潜伏期延长，也可表现为 III ~V 波的间期延长和波幅降低。

二、脑血管病认知障碍的经颅多普勒超声（TCD）和颈动脉彩超检查

（一）经颅多普勒超声

经颅多普勒超声（TCD）是利用超声波的多普勒效应来检查研究颅内大血管血流动力学的一项技术，通过了解颅内各动脉的血流速度、血流方向、频谱形态、搏动指数，从而评估脑血管病患者颅内动脉的病变程度，具有无创、经济、简便、重复性高等优点。经过 30 余年的发展，TCD 技术已成为目前脑血管病诊断的重要手段之一。

1. 声窗的概念

声窗是指能够通过超声束并能探及颅内血管和检测颅内血流信息的颅骨薄弱部位，常用的声窗有颞窗、眼窗、枕窗和颌下窗（图4-4-6）。经颞窗可检测大脑中动脉、颈内动脉终末端、大脑前动脉和大脑后动脉；经枕窗可检测

椎动脉颅内段、小脑后下动脉和基底动脉；经眼窗可检测眼动脉和颈内动脉虹吸段。此外在检查颅外段血管时，在颈总动脉搏动处检测颈总动脉，在下颌角处检测颈内动脉起始段和颈外动脉起始段，在锁骨上窝检测锁骨下动脉和椎动脉起始段。TCD 检查中对各个有关血管的识别主要是通过探头的位置、超声束的角度、血流方向及压颈试验等。

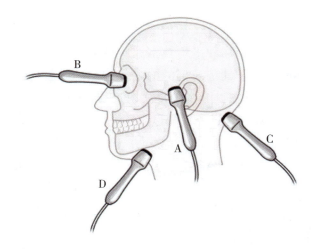

图4-4-6　A.颞窗；B.眼窗；C.枕窗；D.颌下窗

2. TCD 常用参数

TCD 常用参数和临床意义：参与频谱分析的重要参数有检测深度、血流方向、血流速度、搏动指数和频谱形态等。

深度是指被检测血管与探头之间的距离，对识别颅内血管非常重要，不同血管在颅内的位置决定其不同的检测深度（图4-4-7）。根据深度的不同识别颅内血管：同侧大脑中动脉深度 35~65mm（绿色圆点），同侧大脑前动脉深度 55~70mm（红色圆点），对侧大脑前动脉深度 75~85mm（黄色圆点），对侧大脑中动脉深度 >90mm（白色圆点）。

血流方向是指被检测血管的血流相对于探头的方向，血流方向是识别正常颅内血管和病理性异常通道的重要参数。

血流速度是指红细胞在血管中流动的速度，包含了收缩期峰值血流速度（V_s）、舒张期血流速度（V_m）和平均血流速度（V_d）。血

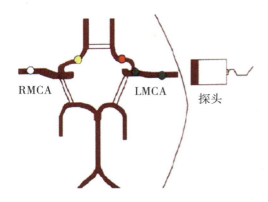

图 4-4-7　LMCA：左侧大脑中动脉，RMCA：右侧大脑中动脉

流速度是 TCD 频谱中判断病理情况存在的重要参数，管径大小、远端阻力或近端压力的改变均会带来血流速度的变化。

搏动指数（PI）和阻抗指数（RI）是描述频谱形态的两个参数。搏动指数主要受收缩期和舒张期血流速度差影响，差值越大搏动指数越大，差值越小搏动指数越小。在异常病理情况下，低阻力动静脉畸形的异常血管团造成供血动脉远端阻抗减小，因此该血流频谱的搏动指数较正常明显降低。其他如颅高压、大动脉狭窄或闭塞的近端或远端血管等均会影响搏动指数的改变。

频谱形态反映血液在血管内流动的状态。TCD 频谱上纵坐标是血流速度，频谱周边代表的是在该心动周期某一时刻最快的血流速度，基线代表血流速度为零。TCD 频谱内的每一点代表该心动周期内某一时刻处于该血流速度红细胞的数量。TCD 频谱信号用颜色表示，信号从弱到强颜色变化分别为蓝 - 黄 - 红。红细胞数越多的地方信号越强，红细胞数越少的地方信号越弱。正常 TCD 频谱表现为红色集中在周边并有蓝色"频窗"的规律层流频谱。当血管出现严重狭窄或闭塞时：①狭窄部位血流速度增快但处于高流速红细胞数量减少，呈现频谱紊乱的湍流状态；②由于狭窄后血管内径的复原或代偿性扩张，使处于边缘的红细胞形成一种涡漩的反流状态，或大量处于低流速的红细胞血流表现为多向性。因此在狭窄段及狭窄后

段取样容积内检测到的 TCD 表现为典型的狭窄血流频谱，周边蓝色基底部"频窗"消失而被双向的红色涡流代替（图 4-4-8）。

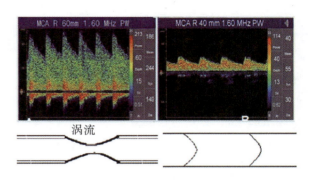

涡流

图 4-4-8　血管狭窄血流频谱

3. TCD 在脑血管病认知障碍中的应用

TCD 在临床上主要用于颅内外血管的狭窄或闭塞、脑动静脉畸形和动静脉瘘、脑血管痉挛的检测及评估，同时也被应用于脑动脉微栓子监测、发泡试验及侧支循环评估，对指导脑血管病的治疗具有重要意义。

颅内大血管狭窄或闭塞与认知功能损害密切相关，TCD 可检测到颅内动脉狭窄的血流信号，表现为血流速度增快、血流频谱紊乱，中重度狭窄时还可出现涡流、湍流、血管杂音。颈内动脉或大脑中动脉的闭塞常伴有侧支循环的形成，当一侧颈内动脉或大脑动脉出现闭塞时，表现为双侧动脉血流速度不对称，病变侧血流速度减慢，参与侧枝代偿的同侧大脑前动脉及大脑后动脉血流速度代偿性增快（图 4-4-9）。

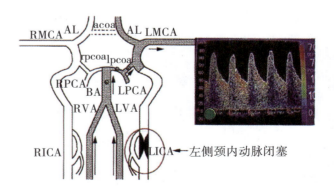

图 4-4-9　参与侧枝代偿动脉的血流频谱

脑小血管病常合并有认知障碍，有研究显

示，大脑中动脉搏动指数与皮质下缺血性脑血管病（SIVD）患者认知障碍呈负相关，对于皮质下缺血性脑血管病（SIVD）患者，其大脑中动脉搏动指数越高，MoCA评分越低，即其认知障碍越严重。因此，临床上也可用大脑中动脉（MCA）的血流改变来评估脑血管病认知障碍的情况。

脑血管病的发病率逐年上升，其中隐源性脑卒中的发病率也不断升高，而卵圆孔未闭是隐源性脑卒中的常见病因之一。TCD发泡试验对卵圆孔未闭检查具有高敏感性、高特异性及无创性，在隐源性脑卒中的病因筛查中起重要作用，对其认知障碍的预防具有积极意义。其原理为从肘静脉注射激活盐水，通过TCD对颅内进行栓子检测，如果在10s内探测到栓子信号即认为可能存在卵圆孔未闭，且探测到的栓子信号越多则卵圆孔未闭的可能性越大（图4-4-10）。

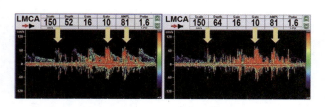

图4-4-10　卵圆孔未闭的微栓子信号

（二）颈部血管超声

动脉粥样硬化是脑梗死最常见的病因之一，颈部动脉疾病与脑血管病密切相关，颈动脉超声以其经济、简便、无创等特点而作为脑血管病认知障碍的常规检查手段。颈动脉超声通过对颈部动脉进行横断面及纵断面扫描，记录二维显像、彩色血流显像及频谱多普勒图像，由近心端至远心端，依次常规检查颈总动脉、颈内动脉颅外段、颈外动脉及椎动脉。需要测量记录的参数包括动脉血管内径、内-中膜厚度、收缩期峰值血流速度、舒张末期血流速度及阻力指数等，并对血流频谱及血流动力学参数进行分析。临床上通常采用颈部血管超声联

合TCD对头颈部血管进行整体评估，从而指导脑血管病认知障碍的预防及治疗。

三、脑血管病认知障碍的CT检查

（一）脑血管病认知障碍在CT上的表现

正常头颅CT：颅骨为白色高密度影，鼻窦及乳突气房内气体呈黑色低密度影，脑室、脑池、脑沟、脑裂等腔内含脑脊液的为黑色低密度影，脑实质分皮质和髓质，皮质密度略高于髓质。

脑梗死在发病24h内头颅CT上可无阳性表现，如大动脉血栓形成或闭塞，可有早期征象，出现大脑中动脉或其他颅内动脉密度增高，称致密动脉征，还可出现皮髓质分界不清、脑沟变浅等。24h后CT上可见梗死区低密度影，范围与其闭塞血管供血区一致。脑梗死2~3周后，由于脑组织水肿消失而吞噬细胞浸润，使组织密度增高，梗死灶在头颅CT平扫上为不易分辨的等密度影，称为"模糊效应"，此时头颅CT增强可见梗死区呈不均匀、脑回状、条状强化。脑梗死后期，坏死组织清除，在头颅CT上表现为更低密度的囊腔。脑血管病认知障碍患者头颅CT上可见多发性脑梗死或大面积梗死或重要功能部位的梗死（如丘脑、海马、额叶、顶叶角回）或广泛的脑室周围白质损害，表现为相应部位低密度影（图4-4-11）。

出血性脑血管病认知障碍的常见原因有：脑实质血肿、慢性硬膜下血肿、蛛网膜下腔出血（图4-4-12），其中最常见的为脑实质血肿。脑出血的病理过程分为急性期、吸收期和囊变期，不同的病理过程，在头颅CT上有不同的表现（表4-4-1）。出血性脑血管病认知障碍与出血部位、出血量、出血次数等有关，患者在头颅CT上则表现为脑出血后所遗留的脑卒中囊、局限或广泛性脑萎缩等继发改变。

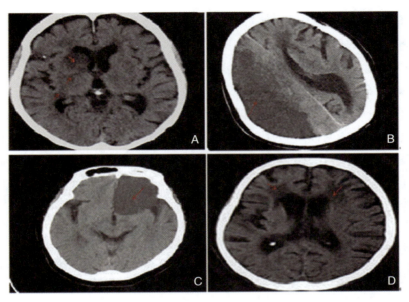

图 4-4-11 A.多发性脑梗死；B.大面积脑梗死；C.额叶梗死；D.脑室周围白质损害

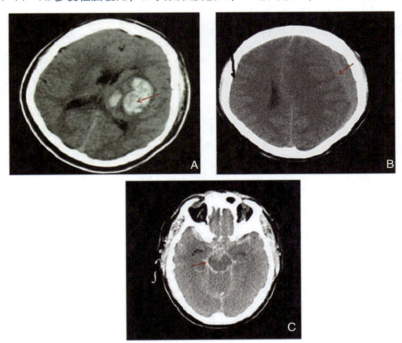

图 4-4-12 A.脑实质血肿；B.慢性硬膜下血肿；C.蛛网膜下腔出血

表 4-4-1 脑实质血肿的不同时期的 CT 表现

	急性期	吸收期	囊变期
发病时间	<1 周	2 周 ~2 个月	>2 个月
血肿密度及形态	均匀高密度，CT 值在 60~80HU，呈肾形、类圆形或不规则形，边界清楚	高密度血肿向心性缩小，边缘模糊，第 4 周血肿变为等密度或等低密度	呈脑脊液密度样囊腔，基底节的囊腔多呈条带状或新月状
周围水肿	有	逐渐减轻	无
占位效应	有	逐渐减轻	无
增强扫描	一般不做	环形强化	无

（三）CT在评价脑萎缩中的作用

脑萎缩是指各种原因所致的脑组织体积缩小，继发脑室和蛛网膜下隙扩大，头颅CT常表现为脑沟、脑裂、蛛网膜下腔间隙增宽及脑室扩大，但其并非脑血管病认知障碍的主要影像学特征。脑梗死后萎缩通常表现为局限性脑萎缩，多位于梗死好发区，与颅内大血管支配区相一致，萎缩区或附近脑组织可见陈旧性梗死灶。有研究显示血管性痴呆患者第三脑室和外侧裂最大宽度较阿尔茨海默病患者更为显著，而脑皮质的萎缩则较阿尔茨海默病患者轻。

CT血管造影（CTA）是指静脉注射含碘造影剂后，在循环血中及靶血管中造影剂浓度达到最高峰时间内进行螺旋CT扫描，经计算机图像处理，重建靶血管的三维立体影像。CTA可以清楚显示主动脉弓、颈总动脉、颈内动脉、椎动脉、锁骨下动脉、Willis环、大脑前动脉、大脑中动脉、大脑后动脉及其主要分支，能够对闭塞性血管病变提供重要的诊断依据，并明确血管狭窄的程度及显示动脉粥样硬化斑块以及是否存在钙化。与DSA相比，CTA的优点在于不需要动脉插管、操作简便快捷，其不足之处在于不能显示小血管分支的病变。

CT灌注成像是指注射造影剂后，在其首次经过受检组织的过程中对某一选定层面进行快速扫描，从而得到一系列图像，经过计算机处理得出局部脑血容量（rCBV）、局部脑血流量（rCBF）和平均通过时间（MTT）等，能够反映组织的血管化程度及脑组织的血流灌注情况，属于功能成像范畴。在急性脑缺血发生10min即可显示脑缺血的范围，可以用于显示缺血半暗带；通过两侧对比了解脑血流供应和代偿状态，有助于制订缺血性脑血管病治疗方案。

虽然随着MR检查的发展，CT在脑血管病认知障碍中的作用有所减弱，但CT因其方便、经济等优势仍具有不可替代的作用，特别在没有条件做MRI的医院，头颅CT为最基本的鉴别脑出血和脑梗死的方法，还可排除其他疾病引起的痴呆，如脑肿瘤、脑积水等。

四、脑血管病认知障碍的磁共振成像

磁共振成像（magnetic resonance imaging，MRI）技术是诊断中枢神经系统肿瘤、炎症、血管性及代谢性疾病等的重要检查手段，是提供脑血管病认知障碍患者影像学依据的最佳手段，在诊断、鉴别诊断、康复评估、认知康复功能定位、康复预后等方面发挥着重要的作用。

（一）结构磁共振成像在脑血管病认知障碍中的应用

结构磁共振成像（structural magnetic resonance imaging，sMRI）通过不同序列的扫描，可以高精度测量大脑皮质的厚度、密度、容积等，进而整体评估脑组织的解剖结构、定量识别病灶。我们目前临床上最常用的MRI图像就是结构磁共振成像。sMRI是诊断脑血管病认知障碍的基础，用于排除肿瘤、炎症等非血管性因素导致的认知障碍，且对脑小血管病（cerebral small vessel disease，CSVD）有很好的识别性。CSVD病变多位于顶叶皮质、海马、基底节区等部位，以脑白质病变（white matter lesions，WML）、腔隙性梗死（lacunar infarcts，LI）、脑微出血（CMBs）及血管周围间隙（perivascular spaces，PVS）增大为主要表现形式。

1. 常规结构磁共振

（1）脑梗死：MRI是诊断脑梗死后认知障碍的重要影像学手段，MRI可以精确显示脑梗死的范围（图4-4-13，图4-4-14）。脑梗死后6个月内45%的患者出现认知障碍，其中18%达到血管性痴呆（vascular dementia，VD）诊断标准，27%符合血管性轻度认知障碍表现。脑梗死可导致或者加快认知障碍的进程，脑梗死的部位、大小对认知障碍的产生发挥着重要作用，并与障碍程度关系密切。随着MRI技术的发展，以前仅病理组织可见的脑微梗死也可以通过MRI检测出来，极大地丰富了脑梗

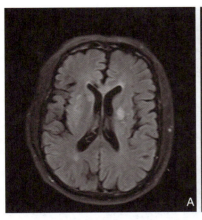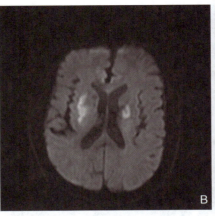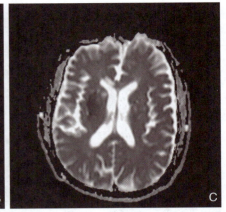

图 4-4-13　双侧基底节区急性及亚急性脑梗死，T2-FLAIR（图 A）呈稍高信号，DWI（图 B）呈高信号，ADC（图 C）明显减低

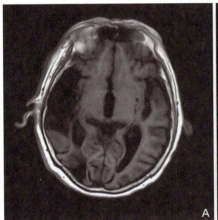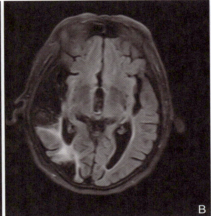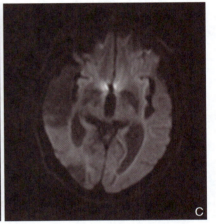

图 4-4-14　右侧颞枕叶大面积陈旧性脑梗死，T1WI（图 A）、T2-FLAIR（图 B）及 DWI（图 C）呈低信号

死与认知障碍的研究，为脑血管病认知障碍的早期认知康复提供了基础。

（2）脑微出血

脑微出血（CMBs）（图 4-4-15）是脑内微小血管（包括脑小动脉、微动脉、毛细血管及小静脉病变等）病变所致的，以微出血为主要特征的一种脑实质亚临床损害。GRE-T2WI 上表现为均匀一致的直径为 2~5mm 的卵圆形低信号或信号缺失，病灶周边无水肿。好发部位依次为皮质 - 皮质下白质、基底节区及丘脑、脑干、小脑，可同时出现在脑内的多个部位。可引起处理能力、执行速度、注意力等认知障碍。不同部位的脑微出血可能导致不同的认知功能缺陷，CMBs 数量与患者认知功能之间存在相关性，在病程中的不同阶段，CMBs 在与血管或退行性病变的相互作用模式中引起认知障碍。

2. 高分辨磁共振成像在脑血管病认知障碍中的应用

高分辨磁共振成像（high resolution magnetic resonance imaging，HR-MRI）可以显示脑萎缩的分布和程度，检测病变，选择进行组织学检查，对脑小血管病变进行铁负荷评估及量化。额叶皮质微出血是导致神经退行性病变的主要原因，HR-MRI 对额叶皮质微出血检测的可靠性为 96%。

脑皮质微梗死在与血管性痴呆、路易体痴呆、阿尔茨海默病相关的淀粉样血管病中最为常见，HR-MRI 可在体内检测皮质微梗死。额颞叶退行性病变时，基底神经节铁沉积明显增加，铁质沉积症可能是纤维层含铁血黄素沉积引起的，并转化为出血或梗死，明显与 VCI 的额颞叶及基底节区的铁沉积变化有关。

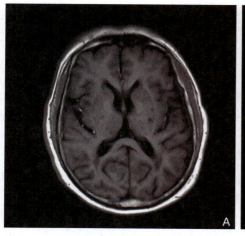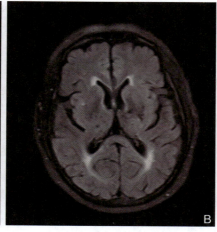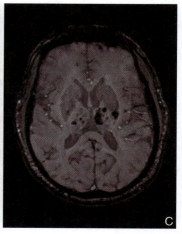

图 4-4-15　双侧基底节区多发微出血灶。双侧基底节区见多发小点状 T1WI（图 A）及 T2-FLAIR（图 B）低信号影，SWI（图 C）呈显著低信号，并见范围扩大

（二）功能磁共振成像在脑血管病认知障碍中的应用

除了临床上最常用的结构性磁共振成像之外，近年来发展起来的无创、可实时动态地反映脑功能变化的功能磁共振成像（functional magnetic resonance imaging，fMRI）也逐渐应用于脑血管病认知障碍康复的临床和科研。fMRI 是四大脑技术之一，可以应用于认知功能测试、认知功能激活的定位、认知康复疗效的评估、认知康复的预后等方面。

广义的 fMRI 包括血氧水平依赖 fMRI（blood oxygen level dependent-fMRI，BOLD-fMRI）、弥散张量成像（diffusion tensor imaging，DTI）、磁敏感加权成像（susceptibility weighted imaging，SWI）、磁共振波谱（magnetic resonance spectroscopy，MRS）等，狭义的 fMRI 即特指 BOLD-fMRI。BOLD-fMRI 主要有任务态和静息态两种应用模式，可用于脑皮质的激活功能定位，也可同时进行认知功能测试，识别特定任务和刺激激活的脑区。

1. 静息态 fMRI

静息态 fMRI 可检测受试者静息状态下脑区的自发神经元活动，构建各个相关脑区之间的网络连接（图 4-4-16），反映基础状态下的自发功能活动，被广泛地应用于探索大脑功能网络改变引起的相关疾病。静息态 fMRI 需要受试者在保持头部固定、清醒、闭眼并且不进行任何思维活动时进行，操作非常方便。静息态 fMRI 分析方法主要包括：局部一致性（regional homogeneity，ReHo）、低频振荡振幅（amplitude of low frequency fluctuation，ALFF）、功能连接（functional connectivity，FC）、脑网络等。

VCI 患者的 fMRI 全脑区 ReHo 与认知检查结果进行相关性分析，结果显示 ReHo 与蒙特利尔认知评估量表（montreal cognitive assessment，MoCA）评分之间存在显著负相关，认知障碍更严重的患者左侧小脑脚的 ReHo 水平更高，ReHo 与斯特鲁普的成绩呈显著正相关，在执行功能较差的患者双侧扣带回中间具有较高的 ReHo。

ALFF 值增高说明脑区兴奋性增高，降低说明神经元兴奋性下降。研究发现 VCI 患者的顶叶包括双侧下顶叶、顶上叶和楔前叶中的 ALFF 值较正常人显著降低，双侧前扣带回、内侧额上回、眶额回、右侧额中回和右侧辅助运动区的 ALFF 值则显著增加。双侧额下回、颞上回以及左侧岛叶等语言管理相关认知区域的 ALFF 增强，在扣带回、舌回、楔前叶等默认网络功能连接点的 ALFF 降低。在眶额回、壳核、丘脑等处存在广泛的 ALFF 值改变，其中左侧壳核及丘脑的 ALFF 值改变与认知功能损害相关。

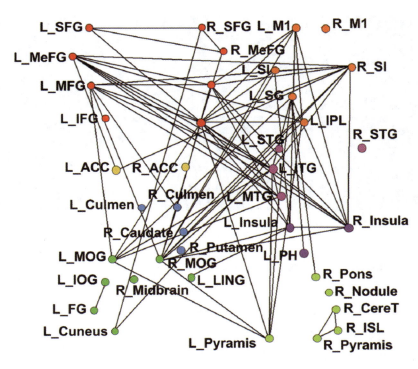

图 4-4-16　脑网络

FC 是一种对脑整体功能活动进行分析的方法；研究发现 VCI 患者右侧内嗅皮质、右侧额下回、右侧额中回、右侧中央后回、右侧顶上小叶和双侧中央前回的 FC 明显降低。以后扣带回为感兴趣区的研究发现，VCI 患者左侧丘脑 FC 降低与认知障碍的严重程度相关。有研究指出与认知功能高度相关的默认网络（default mode network，DMN）存在广泛的 FC 降低，FC 降低的原因可能是皮质下白质纤维连接中断，说明脑内 FC 的异常在 VCI 的早期阶段即可出现。

脑网络分为结构性脑网络和功能性脑网络，功能性脑网络以结构性脑网络为基础，对空间上存在一定距离的不同神经元或不同脑区之间的活动进行协调，该方法从网络水平解释了脑血管病后认知障碍的发病机制。静息态fMRI 可以显示脑内一些特定的静息态脑网络，如 DMN、背侧注意网络、中央执行网络、视觉网络、听觉网络等。DMN 主要包括大脑处于基线状态的脑区，如后扣带回、双侧腹内侧前额叶、海马、后丘脑、顶下小叶、楔前叶、颞下回后部。丘脑在调控 DMN 和执行控制网络方面发挥着重要作用，内侧前额叶与执行、情绪处理和社会认知关系密切，是执行功能的控制中心，也是 DMN 的关键脑区，多项研究显示 DMN 在认知方面具有重要的作用。研究发现 DMN 相关区域的功能连接减少与 VCI 患者的认知功能减退关系密切。

2. 任务态 fMRI

任务态 fMRI 是受试者在执行检测大脑特定功能的任务时接受 fMRI 序列扫描的一种技术，通过执行特定的任务诱发大脑皮质出现相应的神经活动，激活大脑功能区（图 4-4-17），对脑血管病认知障碍的认知康复评价具有很高的临床和科研价值。任务目标设计大多是检测认知功能，如参数性数字 N-back 任务检测工作记忆能力；持续性操作测试（continuous performance task，CPT）用于检测注意力；威斯康星卡片分类测验评价执行功能等。根据激活的情况可选择相应的康复治疗靶点。根据患者的不同认知功能域的病变而选择相应的任务，并与认知功能成绩做相关分析，可以更好地明确认知康复治疗的疗效。

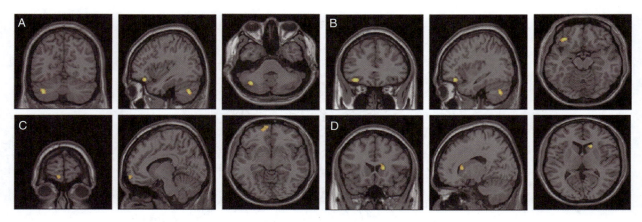

图 4-4-17　脑激活

3. 弥散张量成像在脑血管病认知障碍中的应用

弥散加权成像（diffusion weighted imaging，DWI）可以用图像表达组织内水分子的扩散差异，同时定量研究不同组织水分子扩散的差异（图 4-4-18）。DTI 是在 DWI 基础上增加扩散敏感梯度脉冲产生的，可用于计算主要白质束的过程，或推导扩散的总体范围和形状的指标。为脑血管病后认知障碍改变提供了结构网络改变的依据。

4. 磁敏感加权成像在脑血管病认知障碍中的应用

磁敏感加权成像（SWI）可根据不同组织间磁敏感性差异形成影像对比，能够更敏感地显示脑内静脉及脑内微出血灶（图 4-4-19），对大脑淀粉样变等血管病的诊断具有重要的临床价值，研究发现 VCI 患者左海马、右尾状核的相位值和神经心理学量表评分之间具有高度相关性。

CMBs 是 CSVD 的病理特征之一，在 SWI 序列上表现为直径为 2~5mm 的均匀一致的圆形低信号区域。研究认为 CMBs 与认知功能下降呈正相关，CMBs 数量、部位及严重程度与认知障碍的程度及类型相关，位于额颞叶以及基底节区的 CMBs，可能与局部血脑屏障受损、血液分解产物刺激、代谢障碍引起神经元坏死、皮质下纤维连接中断相关。CMBs 与信息处理速度、执行功能等认知功能密切相关，大于 5 个的多发 CMBs 认知功能下降更严重。准确评价 CMBs 的部位和严重程度可能有助于血管认知障碍的早期诊断及预防，从而延缓认知障碍的进程而改善患者的生存质量。

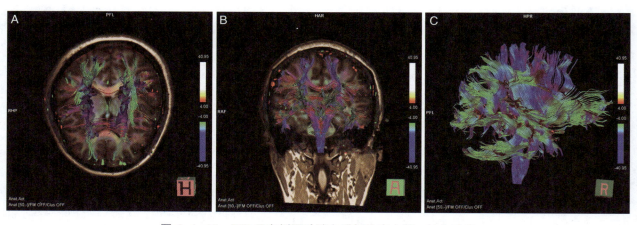

图 4-4-18　DTI 示左侧颞叶脑白质纤维束中断、缺失改变

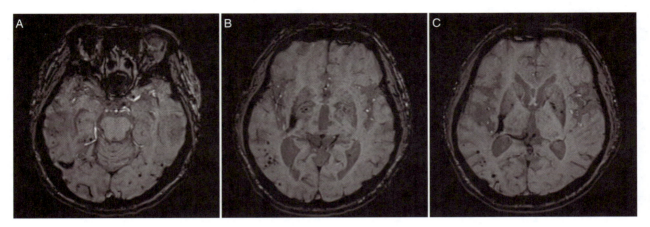

图 4-4-19 双侧基底节及颞枕叶皮质下多发点状 SWI（图 A、C）低信号影

5. 磁共振波谱分析在脑血管病认知障碍中的应用

MRS 能够直接从细胞分子水平反映代谢变化，是研究脑部疾病病理生理机制的重要手段，氢质子磁共振波谱（1H-MRS）成像是目前国内外对认知障碍研究的热点之一（图 4-4-20）。MRS 主要代谢物参数有肌酸（Cr/Pcr）、N-乙酰天门冬氨酸（NAA）、胆碱（Cho）、肌醇（MI）、乳酸（Lac）、脂质（Lip）、谷氨酸和谷氨酰胺（Glx）等；Cr 在每个个体脑内的含量相对稳定，常被作为参照值来衡量其他代谢物的含量，一般通过计算 NAA/Cr 或者 MI/Cr 值，为早期识别认知障碍提供诊断依据。

早期认知功能下降患者，MRS 可以从分子能量代谢角度提供更多客观的证据。多项研究显示 VCI 患者在丘脑、海马、颞叶、扣带回等部位 NAA 含量和 NAA/Cr 比值降低。研究发现 MRS 可以识别微损伤引起的代谢改变，Cr 与 NAA 绝对含量水平与执行功能及其他认知功能下降关系密切，白质损伤体积越大，NAA 水平下降越明显。MRS 能在早期便捷地发现 VCI，为 VCI 的早期诊断及分型提供客观依据，与神经心理学量表相结合能够更全面、客观地评价认知障碍。

6. 灌注加权成像在脑血管病认知障碍中的应用

灌注加权成像（perfusion weighted imaging，PWI）对组织微循环的灌注十分敏感，可以反映缺血脑组织的微循环灌注状态，主要包括动态磁敏感对比增强（dynamic susceptibility contrast，DSC，图 4-4-21）和动脉自旋标记（arterial spin labeling，ASL）两种方法。ASL

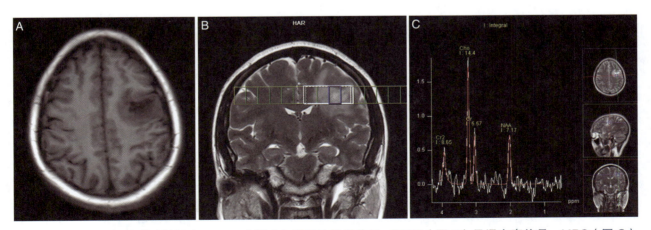

图 4-4-20 左侧额叶脱髓鞘假瘤，T1WI（图 A）呈团块状低信号，T2WI（图 B）呈混杂高信号，MRS（图 C）可见 Cho 峰明显升高，NAA 峰减低

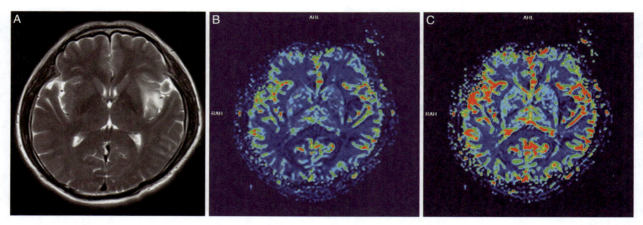

图 4-4-21　左侧颞岛叶炎性胶质增生，左侧颞岛叶见斑片 T2WI（图 A）混杂高信号，CBF（图 B）及 CBV（图 C）呈可见片状低灌注区

技术对患者侧支循环的血流灌注改变极为敏感，可以通过检测侧支循环的存在进行疾病治疗及认知恢复的评价，目前在利用 PWI 对 VCI 的研究中常用此技术。

研究发现 VCI 患者脑血流量弥漫性减少，左侧海马、左侧颞上极、右额上眶叶、右内侧额叶眶叶、右颞中叶、左丘脑和右脑岛与局部脑血流量值呈正相关，颞叶、海马、额叶、丘脑和岛叶的灌注不足与认知功能损害的程度相关，脑血流与认知功能的相关关系表明该标志物可早期检测及鉴别 VCI。研究发现 MD 患者与无认知损害表现而后发展为轻度认知减退患者的 ASL 表现相似，因此 ASL 可能可以作为一项从正常人中筛选出 VCI 高危人群的指标。

（三）正电子发射断层扫描磁共振成像在脑血管病认知障碍中的应用

正电子发射断层扫描磁共振成像（positron emission tomography MRI，PET-MRI）是一种功能强大的分子成像工具，通过在典型脑区可视化脑功能来辅助临床诊断。PEI 和 MRI 定量分析技术结合，可提高功能缺损区域定位的准确性，较好的校正脑萎缩等因素对 PET 物质代谢率测定的影响。基于 18F-2- 氟 -2- 脱氧葡萄糖（18F-2-fluoro-2-deoxy-D-glucose，18FDG）PET 的 MRI 研究检测发现 VCI 患者额中回、基底节、小脑、颞顶叶皮质和脑干表现

为低代谢，VD 患者主要在深部灰质核团、小脑、初级皮质、颞中回、前扣带回表现为低代谢分化。基于 11C 匹兹堡复合物 B（11C-Pittsburgh compound B，PiB）PET 的 MRI 检测并随访 3 年发现，VD 患者中 PiB-PET 阳性者更容易出现认知功能的快速下降，这对认知康复的预后有帮助。

总之，MRI 能在脑血管病认知障碍的诊断、评估、治疗、预后等各方面起一定作用。脑血管病表现的异质性、病理生理学机制复杂性导致其早期认知障碍识别及诊断存在一定困难。很难通过单一模态的 MRI 手段明确其特点。头颅 MRI 是检查脑血管病的重要手段，并且是脑小血管病最重要的手段。常规检查序列包括 T1、T2、T2*GRE、T2-FLAIR、SWI 和 DWI，可满足诊断脑小血管病变引起的腔隙性脑梗死、脑微出血等病变；DTI、FDG-PET、ASL 等多模态影像学检查以协助识别脑小血管病相关的病理损伤；传统的康复评估量表主观性较强，而磁共振可为认知康复评估提供客观依据。静息态和任务态功能磁共振将有利于更好地进行认知康复评估、预后判断以及康复功能定位，并了解认知康复的作用机制；多模态的 MRI 技术与神经心理学量表相结合，可以更加全面地反映脑血管病认知障碍所导致的结构和功能的变化，是未来神经影像学研究的一个重要发展方向。随着技术的进步，多模态的 MRI 技术将

会更多地应用于脑血管病认知障碍的康复临床和科研。

（全交界　陈尚杰）

第五节　实验室检查手段

实验室检查可帮助寻找脑血管病认知障碍的危险因素，并排除其他原因导致的认知障碍，有助于脑血管病认知障碍的病因诊断及鉴别诊断，其检查方法有很多种，主要包含血清学检查、脑脊液检查及基因检测。

一、血清学检测

脑血管病危险因素的控制和干预是脑血管病认知障碍防治的重要内容，血清学检查可筛查的常见脑血管病危险因素包括血糖、血脂、血同型半胱氨酸、抗心磷脂抗体等。

（一）血糖

血糖主要指血液中的葡萄糖，是体内各组织细胞所需能量的主要来源，因此必须保持一定的血糖水平才能维持机体各组织器官的需要。脑组织中各种功能所需的能量 90% 以上来自葡萄糖的氧化，而与认知功能相关的脑区对血糖更为敏感。

糖尿病是缺血性脑血管病的独立危险因素，其患者发生脑卒中的风险是普通人的 1.8~6.0 倍，且糖尿病患者发生动脉粥样硬化、肥胖、高血压及血脂异常的概率均高于非糖尿病人群。高血糖可导致认知功能损害，有研究显示 2 型糖尿病和糖耐量异常患者较正常人群发生认知障碍的风险更高，其原因为高血糖对脑组织的毒性作用及高血糖引起线粒体功能障碍，进而导致脑组织缺血缺氧性损害及神经细胞的凋亡。有研究显示脑血管病发生后的应激性高血糖是影响认知功能的危险因素之一，因此，监测非糖尿病患者血糖应激性升高程度对早期筛查脑血管病认知障碍具有重要意义。而严重低血糖则可损害与学习和记忆相关的脑区，

从而引起认知障碍。

正常空腹血糖为 3.9~6.1mmol/L，血糖低于 3.9mmol/L 即为低血糖。对脑血管病认知障碍患者应常规筛查血糖，对症状不明显或血糖升高不明显的可疑糖尿病患者，应行糖耐量试验，禁食 8h 后血糖 ≥ 7.0mmol/L；或糖耐量试验 2h 血糖 ≥ 11.1mmol/L；或随机血糖 ≥ 11.1mmol/L，可诊断为糖尿病。空腹血糖 <7.8mmol/L，糖耐量试验 2h 血糖为 7.8~11.1mmol/L，诊断为糖耐量异常。空腹血糖 ≥ 6.1mmol/L，且糖耐量试验 2h 血糖 <7.0mmol/L，称之为空腹血糖受损。

（二）血脂

血脂是血浆中所有脂质的总和，包括脂肪（甘油三酯和胆固醇）和类脂（磷脂、糖脂、和类固醇）。脂代谢的异常与动脉粥样硬化密切相关，是脑血管病的重要危险因素。

随着临床应用的深入，血脂检测不仅包括胆固醇、甘油三酯等一般脂质的检测，还可进一步做脂蛋白、载脂蛋白、脂蛋白受体的检测。测定血脂需空腹 12h 后静脉采血，且空腹前一餐忌高脂饮食。健康人的理想血脂范围：总胆固醇（TC）<5.2mmol/L（200mg/dL），甘油三酯（TG）<1.7mmol/L（150mg/dL），低密度脂蛋白（LDL-C）<3.37mmol/L（130mg/dL）。《2016 年中国成人血脂异常防治指南》对血脂异常的规定：总胆固醇 >6.2mmol/L（240mg/dL）为高胆固醇血症；甘油三酯 >2.3mmol/L（200mg/dL）为高甘油三酯血症。

（三）同型半胱氨酸

同型半胱氨酸是蛋氨酸和半胱氨酸代谢过程中的重要中间产物，不能在体内合成。高同型半胱氨酸血症可使动脉粥样硬化性血管疾病风险增加 2~3 倍，是一种独立的脑血管病危险因素。空腹血清 / 血浆总同型半胱氨酸的正常范围为 5~15μmol/L，高于 15μmol/L 即为高同型半胱氨酸血症。

（四）抗心磷脂抗体

抗心磷脂抗体是一种以心磷脂作为靶抗原的自身抗体，是抗磷脂抗体的一种，能干扰磷脂依赖的凝血过程，抑制内皮细胞释放前列腺素，与凝血系统改变、血栓形成、血小板减少等密切相关，分为IgG、IgM、IgA三型，其中IgG型抗心磷脂抗体与脑血管病密切相关。此外，抗心磷脂抗体的表达水平随着年龄的增长而升高，不仅可引起局部脑缺血，也可造成弥漫性脑损伤，有研究表明在非脑梗死患者中，抗心磷脂抗体高表达可导致认知障碍，因此抗心磷脂抗体被认为是脑血管病认知障碍的独立危险因素。

在临床工作中，对于认知障碍患者还需排除其他原因导致的认知障碍，需检测电解质、肝肾功能、维生素 B_{12}、甲状腺功能、梅毒血清学、人类免疫缺陷病毒及伯氏舒螺旋体等。

近年来，有研究发现一些炎性因子，如白细胞介素 -6、肿瘤坏死因子、白细胞介素 -10、白细胞介素 -1β，其在外周血中的浓度水平与血管性认知障碍相关，认为炎性反应可增加认知障碍的风险，但能否作为脑血管病认知障碍的预测指标尚需进一步研究。

二、脑脊液检查

脑脊液检查不作为脑血管病认知障碍诊断的常规检查，但对于鉴别诊断具有重要意义，如怀疑神经变性疾病、颅内感染等所致的认知障碍，当其需与脑血管病认知障碍相鉴别时，则有必要行脑脊液检查。

相比于血清学检查，脑脊液生物学标志物对认知障碍患者的识别能力更强。脑脊液 / 血浆白蛋白比率增高提示有白蛋白渗漏，NINDS/CSN 共识中指出，脑脊液中白蛋白指数是目前临床唯一推荐的试验，血管性认知障碍患者通常增高，但无特异性，与阿尔茨海默病（AD）有重叠。当怀疑 AD 或需与 AD 鉴别时，可检测脑脊液中总 tau（T-tau）、过度磷酸化 tau 蛋白和 β 淀粉样蛋白（Aβ）42 的水平。

Tau 蛋白是含量最高的微管相关蛋白，是神经细胞骨架成分之一。AD 患者脑中 Tau 蛋白过度磷酸化，使得总 tau 含量多于正常人，而过度磷酸化 tau 蛋白与微管蛋白结合能力仅为正常 tau 蛋白的 1/10，导致神经纤维元缠结。

β 淀粉样蛋白是由淀粉样前体蛋白经 β 和 γ 分泌酶的蛋白水解作用而产生的一种多肽，常见 Aβ 1-40 和 Aβ 1-42 两个亚型，存在于血液、脑脊液及脑间质中，Aβ 的沉积导致血管淀粉样变，诱导神经细胞凋亡，而 Aβ 1-42 则具有更强的神经毒性作用。

三、基因检测

基因检测是指利用分子生物学和分子遗传学方法检测基因的结构及其功能是否正常，从 DNA 或 RNA 水平检测分析致病基因的存在、变异和表达状态，从而直接或间接判断致病基因。在临床上，当怀疑遗传相关性疾病导致的脑血管病认知障碍时，可考虑行基因检测，同时还可进行脑血管病认知障碍相关致病基因的研究。

（一）Notch3 基因

伴皮质下梗死和白质脑病的常染色体显性遗传性脑动脉病（CADASIL）是一种遗传性小动脉疾病，是由位于 19 号染色体短臂上的 Notch3 基因突变所引起的，约 1/3 的患者出现痴呆，是一种明确的遗传性脑血管病认知障碍。

（二）载脂蛋白 E 基因

载脂蛋白 E 是血浆脂蛋白的一个重要组成部分，载脂蛋白具有显著的遗传多态性。载脂蛋白 E4 升高与动脉粥样硬化有关，其基因多态性是动脉粥样硬化早期及发展过程中个体差异的主要原因，而动脉粥样硬化是脑血管病认知障碍一个重要的危险因素，有学者认为脑血管病和载脂蛋白 E4 对认知功能损害具有协同作用。许多研究发现载脂蛋白 E4 能够导致 tau 蛋白的毒性缠结，与 AD 具有密切的关联。因此，在研究根据高脂血症评定脑血管病危险因素及认知障碍方面，进行载脂蛋白 E 多态性的研究具有非常重要的临床意义。

（三）MTHFR 基因

高同型半胱氨酸血症是脑血管病及脑血管病认知障碍的危险因素，MTHFR 参与同型半胱氨酸的再甲基化过程，是同型半胱氨酸代谢途径中的关键酶之一，MTHFR 基因突变使 MTHFR 的活性下降，从而导致高同型半胱氨酸血症的发生。因此，MTHFR 基因突变可能与脑血管病认知障碍具有密切关系。

（全交界）

第5章　脑血管病认知障碍的预防及治疗

第一节　对已知危险因素的干预和预防

脑血管病的危险因素是指流行病学研究证明的，与脑血管病发生和发展有直接联系的因素。对脑血管病的危险因素进行识别与干预，是预防和治疗脑血管病认知障碍的基础，是降低其发病率的关键。

一、危险因素

脑血管病认知障碍的发生往往是由多种危险因素共同作用引起的，单一危险因素与其发病并不一定有必然的因果关系。因此对于单个个体而言，一个或多个危险因素虽不能预测脑血管病认知障碍的发生，但可能会导致其发病概率增加。其中，未达到痴呆水平的脑血管病认知障碍患者通常都合并有脑血管病危险因素，如高血压、糖尿病、动脉粥样硬化或脑血管病发病史等。

根据脑血管病的危险因素是否可以干预，分为可干预因素和不可干预因素两大类，其中可干预因素是我们预防的主要针对目标。

（一）可干预的危险因素

1. 高血压

高血压和脑血管病认知障碍的相关性得到诸多研究证实。高血压状态对脑组织的损害是一个缓慢而持续进展的过程，伴随着动脉僵硬、内皮功能紊乱、氧化性应激、动脉粥样硬化等，最终可能导致脑出血、脑梗死及高血压脑病等脑组织损伤的发生。收缩压升高是认知功能减退的危险因素。收缩压每升高 20mmHg 或舒张压每升高 10mmHg，脑卒中发生的风险就会成倍增加。在控制了其他危险因素之后，收缩压每升高 10mmHg，亚洲人群的脑卒中发生风险将增加 53%。收缩期高血压与脑卒中复发相关，认知功能改善与血压下降相关，降低血压与减缓认知障碍的发生呈正相关。

2. 糖尿病

糖尿病是脑血管病认知障碍的重要危险因素，血糖升高可加速脑部血管硬化，直接或间接影响大脑血液供应，加重神经功能损害，从而增加认知障碍的发生风险。糖耐量异常与认知功能损害显著相关，其中词语记忆受损明显，而其他认知障碍较少，并且其对认知功能的影响随着年龄的增长而增大。

3. 血脂异常

研究发现中年人高胆固醇血症与认知功能下降有关，高脂血症可增加血液黏稠度，加速脑动脉粥样硬化的发生。血浆中低密度脂蛋白胆固醇（low-density lipoprotein cholesterol，LDL-C）、极低密度脂蛋白胆固醇（very low-density lipoprotein cholesterol，VLDL-C）水平的持续升高与动脉粥样硬化的发生呈正相关。这是因为低密度脂蛋白含胆固醇最多并且分子较小，容易透过动脉内膜，促进动脉粥样硬化的形成。此外，LDL-C 水平的增加与缺血性脑卒中的发生呈正相关。然而，一些研究也指出血浆胆固醇水平的过度降低可能会增加脑出血的风险。流行病学研究显示，甘油三酯（triglyceride，TAG）水平低于2.3mmol/L时，人群的脑出血发生率有所上升。

4. 动脉粥样硬化

动脉粥样硬化所致颈动脉内膜中膜增厚与颅内血管狭窄程度以及首次缺血性脑血管病认知障碍密切相关，颈动脉内膜中膜越厚，认知功能下降越显著。因此，颈动脉内膜中膜增厚是缺血性脑血管病认知障碍的独立危险因素（图5-1-1）。

5. 高同型半胱氨酸血症

高同型半胱氨酸血症是缺血性脑血管病的一个新型独立危险因素。同型半胱氨酸是体内甲硫氨酸去甲基后形成的含硫氨基酸。同型半胱氨酸因其具有神经毒性作用、促进路易小体形成以及损伤微循环的作用，当血液中出现高含量的同型半胱氨酸时，就会影响神经系统的血液循环，造成中枢神经系统灰质和白质损害，影响患者的认知。大量研究表明，血浆同型半胱氨酸水平每升高5μmol/L，脑卒中风险增加59%，而血浆同型半胱氨酸水平每降低3μmol/L，可降低脑卒中风险约24%（15%~33%）。

6. 吸烟

吸烟影响全身血管和血液系统，如加速血管硬化、升高血浆纤维蛋白原水平、促使血小板聚集、降低高密度脂蛋白（high-density lipoprotein，HDL）水平等，这些因素使老年人罹患痴呆的风险增加。尼古丁能够刺激交感神经，引起血管收缩和血压升高。研究表明，长期吸烟，特别是大量吸烟，可损害脑血管的舒张功能，加速动脉硬化的进程，增加脑血管病的发病风险，导致脑血管病认知障碍的概率增大，且危险性与吸烟量及持续时间呈正相关。此外，长期被动吸烟可能会增加那些已有心脑血管病风险的老年人患痴呆的风险。

7. 过量饮酒

过量饮酒人群脑卒中的发病率升高，常为一般人群的4~5倍，特别是会增加出血性脑卒中的风险。并且，过量饮酒会增加高血压、心房颤动的患病风险，这些疾病会导致血液处于高凝状态，进一步减少脑血流量。

8. 肥胖

肥胖人群易患心脑血管病，这与肥胖导致高血压、高血脂、高血糖有关。国内研究表明，肥胖人群发生缺血性脑卒中的风险是普通人群的两倍。肥胖与老年脑卒中患者发生认知障碍

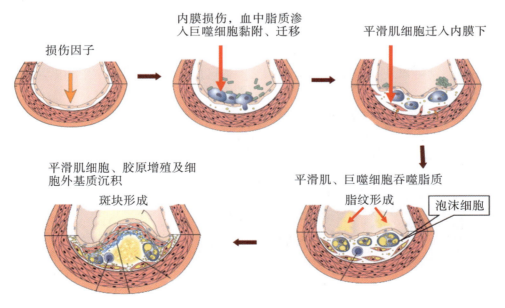

图 5-1-1　动脉粥样硬化演变

有极大的关系，肥胖患者通常会伴有各种内分泌疾病，导致患者C反应蛋白、白介素以及肿瘤坏死因子的水平增高，而这些因素正是导致患者发生认知障碍的原因。

9. 膳食和营养

地中海饮食对整体认知功能有保护作用。地中海饮食包括蔬菜（不含土豆）、水果、全谷物、坚果、豆类、鱼类、单不饱和脂肪酸与饱和脂肪酸比例、酒精、红肉共9个组成部分。低脂膳食治疗可以降低轻度认知障碍患者的血总胆固醇水平，在低脂膳食基础上增加鱼油的摄入可以改善轻度认知障碍患者的认知功能（图5-1-2）。

10. 生活方式

研究显示缺乏运动、熬夜等不良生活方式可能与脑血管病认知障碍相关。研究表明，体力活动能够在25%~30%水平程度上降低脑卒中或死亡风险；中等强度的运动能够降低脑卒中风险约20%。熬夜可减少褪黑素分泌，直接或间接造成血管内皮损伤及功能减退，产生动脉粥样硬化。

11. 情绪

焦虑与抑郁是脑卒中患者常见的负面情绪，严重时会产生躯体化表现（如癔症）、反应迟滞、睡眠质量差等，严重影响脑卒中康复及认知障碍的预防。

12. 心房颤动及其他心脏病

心房颤动是急性缺血性脑卒中患者认知障碍发生的危险因素。在去除其他血管危险因素后，单独心房颤动可以使脑卒中的风险增加3~4倍。其他心脏病如心瓣膜修复术后、心肌梗死、扩张型心肌病、心脏病的围手术期、心导管和血管内治疗、心脏起搏器和射频消融等均会增加栓塞性脑卒中的发生率。

13. 无症状性颈动脉狭窄

无症状性颈动脉狭窄是明确的脑卒中独立危险因素，其相对危险（relative risk，RR）值是2.0。短期（2~3年）随访研究显示，无症状性颈动脉狭窄（50%~90%）脑卒中发生率为每年1%~3.4%；长期随访研究显示，无症状性颈动脉狭窄（50%~90%）10年脑卒中发病率为9.3%，15年脑卒中发病率为16.6%。

14. 绝经后雌激素替代治疗

研究显示，雌激素加孕激素替代治疗可能增加缺血性脑卒中的发病风险。

15. 脑卒中相关因素

患者有无脑卒中病史、脑卒中类型、病变部位、病灶特点及脑卒中次数等因素都与脑血管病认知障碍相关。脑梗死患者出现认知障碍的概率为50%，甚至更高。脑卒中的再发及多次脑卒中史也是引起认知功能急剧下降的重要原因之一，且缺血性脑血管病的急性期较恢复期患者更易发生认知功能损害。神经功能缺损减退严重者更易患认知障碍。脑梗死的次数及位置等都是引起认知障碍的关键因素。急性缺血性脑卒中患者认知障碍的发生率高达64%，是正常人群的6~9倍，且症状持续时间较长。梗死部位为大脑前、后供血区皮质，既往有脑卒中病史为急性缺血性脑卒

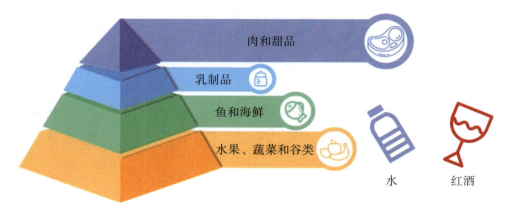

图 5-1-2　膳食金字塔

中患者认知障碍发生的独立影响因素。

16. 发热

发热与认知障碍显著相关，可能是高温对缺血部位的神经元产生损伤。

17. 其他

包括代谢综合征、口服避孕药、药物滥用、睡眠呼吸障碍性疾病、偏头痛、高脂蛋白血症、高脂蛋白相关的磷脂酶 A2 升高、高凝、炎症、感染、血流动力学异常、血黏度升高、纤维蛋白原升高和血小板聚集功能亢进等（表5-1-1）。

（二）不可干预的危险因素

1. 年龄

年龄是脑血管病认知障碍的相关影响因素。高龄不仅是脑卒中发生的危险因素，也是导致认知障碍的危险因素之一。脑血管病的发病率、患病率和死亡率均与年龄呈正相关，认知障碍的发生率和发病率在 65 岁以后都呈指数级增长。随着年龄的增长，动脉壁斑块沉积和血管壁增厚、动脉硬度增加，都会增加脑血管病的发病风险。

2. 性别

流行病学资料显示，男性脑卒中的发病率高于女性。性别（女性）是认知恢复的独立预测因子。

3. 种族

黑人比白人发生脑卒中的风险高，东亚地区的人发生脑卒中的风险也较高。

4. 遗传因素

有研究表明，脑血管病的发生是由多个微效基因在长期暴露于某些环境因素中产生的共同效应。脑血管病是基于不同遗传背景而发病的，具有家族聚集倾向。

5. 教育水平

低教育水平与任何原因的痴呆相关（包括血管性痴呆、神经退行性痴呆或混合型痴呆）。有研究表明，在相同病理变化（无特别严重的

表 5-1-1　可干预的危险因素及其机制（部分列举）

危险因素	机制
高血压	动脉僵硬、内皮功能紊乱、氧化应激等 收缩压每升高 10mmHg，脑卒中风险增加 53%
糖尿病	血管硬化，影响神经系统血液供应
血脂异常	增加血液黏稠度，加速动脉粥样硬化
动脉粥样硬化	颈动脉内膜中膜增厚，颅内血管狭窄
高同型半胱氨酸血症	影响神经系统的血液循环
吸烟	加速血管硬化、升高血浆纤维蛋白原水平、促使血小板聚集、血管收缩、血压升高
过量饮酒	使血液处于高凝状态，减少脑血流量 增加脑卒中、高血压、心房颤动的发病率
肥胖	导致高血压、高血脂
膳食和营养	地中海饮食以其丰富的种类和营养，以及不饱和脂肪酸，可以对认知功能进行保护 低脂饮食可以降低血胆固醇水平
生活方式	熬夜会减少褪黑素分泌，造成血管内皮损伤 缺乏运动会增加脑卒中发病率
心房颤动及其他心脏病	增加栓塞性脑卒中发生率
无症状性颈动脉狭窄	影响脑部血供
绝经后雌激素替代治疗	增加缺血性脑卒中的发病风险
发热	高温对缺血部位的神经元产生损伤

病理改变）的情况下，受教育程度高的患者能表现出更好的认知能力和对外界刺激的应对速度。现有证据表明，受教育程度可减弱大脑病理对临床表现的影响，而不是影响大脑病理的出现或进展。受教育程度越高，其认知功能储备越好（表5-1-2）。

表 5-1-2　不可干预的危险因素及其影响

危险因素	风险
年龄	年龄越大，风险越高
性别	男性高于女性
种族	黑人高于白人
遗传因素	家族遗传风险更高
教育水平	受教育程度越低，风险越高

二、预防

循证医学证据表明，对脑血管病的危险因素进行早期干预，可以有效地降低脑血管病的发病率，使脑血管病认知障碍在群体水平上的负担显著降低。因此，控制脑血管病的危险因素，减少脑血管病的发生，延缓脑血管病的进展，是脑血管病认知障碍预防的根本方式。预防性干预措施可能在个人水平上作用不明显，但在群体水平上可使疾病负担显著降低。

（一）一级预防

脑血管病及其危险因素均为脑血管病认知障碍的重要原因，控制脑血管病的危险因素可减少脑血管病的发生。因此，脑血管病认知障碍一级预防的目的主要包括控制脑血管病认知障碍的危险因素，减少脑血管病认知障碍的发生及严重程度。

1. 控制高血压

研究证实降压治疗可预防血管性痴呆，主要原因是其预防了脑卒中的发生，可能与降压治疗减缓了脑内小动脉中层平滑肌纤维化的进程有关。积极控制高血压可减轻认知功能下降，推荐存在高血压病的患者积极控制血压。目前认为收缩压控制在一定范围（至少130mmHg）可以

在维持充足脑灌注的同时保护患者的认知功能。防治措施包括改变不良的生活方式、定期监测血压、进行体育锻炼、坚持服药、及时调整用药剂量等。虽然控制高血压在预防脑血管病认知障碍方面的研究是有前途的，但目前尚需要更多大样本的随机对照研究来进一步证实。

2. 控制血糖

关于控制血糖可以预防认知障碍发生的证据级别是比较低的。虽然目前尚无针对控制血糖是否可以预防脑血管病认知障碍的双盲随机对照研究，但是基于以往的研究发现，控制血糖可以降低动脉粥样硬化的发生率，从而减少脑血管病（特别是脑卒中事件）的发生，由此可推测控制血糖可能对预防脑血管病认知障碍有益。糖尿病患者应改变生活方式，首先控制饮食，加强体育锻炼，有脑血管病危险因素的人群应定期监测血糖。一般目标为糖化血红蛋白小于7%。血糖控制2~3个月仍不满意者，应选用口服降糖药或使用胰岛素治疗。糖尿病患者在严格控制血糖、血压的基础上，联合他汀类药物可有效降低脑卒中的风险。

3. 调控血脂

降脂治疗可以通过减少脑卒中的发生而预防认知功能的下降，但暂未证实降脂治疗对脑血管病认知障碍具有预防作用。血脂异常患者依据其危险分层决定血脂的目标值。主要以LDL-C作为血脂的调控目标，将LDL-C降至2.60mmol/L以下或使LDL-C水平比基线下降30%~40%。但已发生心血管事件或高危的高血压病患者、糖尿病患者，不论基线LDL-C水平如何，均提倡采用改变生活方式和使用他汀类药物治疗，将LDL-C降至1.8mmol/L以下。血脂调控首先应进行治疗性生活方式改变，改变生活方式无效者采用药物治疗。对于高危人群，应每3~6个月检测1次血脂。

4. 戒烟

吸烟者应尽快戒烟，可以采用心理辅导、尼古丁替代品及口服戒烟药。不吸烟者应避免

被动吸烟。

5. 限酒

不饮酒者不提倡用少量饮酒的方法预防心脑血管病。饮酒者应适度，不要酗酒。研究显示相较于每天喝酒少于半杯的人来说，平均每天喝超过 2 杯酒的人患脑卒中的风险增加 34%。因此，限制酒精摄入对预防脑卒中的发生非常重要。男性饮酒的酒精含量不应超过 25g/d，女性减半。

6. 控制体重

控制饮食、限制总能量和脂肪摄入量，适当运动，增强脂肪的代谢，是控制体重的基本措施。

7. 调整饮食结构及模式

通过调整饮食结构及模式是可以改善认知状态的，对于具有遗传倾向的人群更应注意饮食，以预防和减慢认知障碍的发生和进展。多数研究显示，地中海饮食模式可减慢痴呆的发生速度。地中海饮食模式以水果、蔬菜、鱼、橄榄油为主，辅以少量肉类，脂肪提供能量占膳食总能量的 25%~35%，饱和脂肪只占约 7%~8%，被学者认为是最适宜推广用于逆转心血管病的饮食，而鱼油、自由基清除剂等功能性食品也可用于预防脑血管病认知障碍。每日饮食种类应多样化，使能量和营养的摄入趋于合理；采用包括水果、蔬菜和低脂奶制品以及总脂肪和饱和脂肪含量较低的均衡食谱。建议降低钠摄入量和增加钾摄入量，推荐的食盐摄入量 ≤ 6g/d，钾摄入量 ≥ 4.7g/d。每日总脂肪摄入量应小于总热量的 30%，饱和脂肪小于 10%。普通人群应注意合理膳食，以满足每日推荐摄入叶酸（400μg/d）、维生素 B_6（1.7mg/d）和维生素 B_{12}（2.4μg/d）。而高血压伴有高同型半胱氨酸血症（即 H 型高血压）的患者需在治疗高血压的同时加用叶酸。

8. 适当运动，避免熬夜

体育锻炼对神经发生、突触形成及血管健康具有有益的作用，因此可降低认知障碍风险。采用适合自己的体力活动来降低脑卒中的危险性。中老年人和高血压病患者进行体力活动之前，应考虑进行心脏应激检查，全方位考虑患者的运动限度，制订个体化的运动方案。成年人（部分高龄和身体因病不适合运动者除外）每周至少需要 3~4 次，每次至少持续 40min 的中等强度有氧运动（如快走、慢跑、骑自行车或其他有氧运动等）。同时，保持充足的睡眠，美国睡眠基金会建议每晚的睡眠时间至少为 7~9h。

9. 认知训练

对于健康老年人和临床前患者，给予认知训练或记忆训练，可有效提升他们的认知能力。认知训练应包括但不限于定向、感知觉能力、注意力、记忆力、执行功能、逻辑推理、加工速度及语言功能等。研究显示，每次训练时间不少于 30min，每周训练 3 次，总训练时间在 20h 以上，可以取得明显的训练效果。目前认知训练的手段多种多样，利用工具或者计算机软件都可以进行认知训练，在实际生活中应选择最利于患者的方式进行认知训练。

10. 心房颤动患者需根据不同情况进行个体化抗凝治疗

应根据心房颤动患者的脑卒中危险分层、出血风险评估、患者意图决定进行何种抗凝治疗。置换金属瓣膜的心房颤动患者，选择华法林抗凝；对于新诊断房颤但未经抗凝治疗或未接受肝素或低分子肝素治疗的患者，若无禁忌证，可先给予肝素或低分子肝素，直至经过充分评估并开始抗凝治疗；对于适合口服抗凝药的非瓣膜性房颤，推荐直接口服抗凝药，如华法林。

11. 其他

对于有心肌梗死、颈动脉狭窄等脑血管病危险因素者，应采取对应措施进行干预和处理（表 5-1-3）。

（二）二级预防

对于已经发生了脑血管病或脑血管病认知障碍的患者，常给予最佳的急性治疗和强化二级预防来预防脑血管病复发，控制脑血管病的严重程度，以预防或减缓脑血管病认知障碍的进展。

表 5-1-3　一级预防措施（部分列举）

一级预防	措施和目标
控制高血压	收缩压至少低于 130mmHg
控制血糖	糖化血红蛋白小于 7%
调控血脂	LDL-C 降至 2.60mmol/L 以下或使 LDL-C 水平比基线下降 30%~40%
戒烟	心理辅导、尼古丁替代品或口服戒烟药
限酒	男性饮酒的酒精含量不应超过 25g/d，女性减半
调整饮食结构及模式	食盐摄入量 ≤ 6g/d，钾摄入量 ≥ 4.7g/d，每日总脂肪摄入量应小于总热量的 30%，饱和脂肪小于 10%，每日推荐摄入叶酸（400μg/d）、维生素 B_6（1.7mg/d）和维生素 B_{12}（2.4μg/d）
运动	每周至少需要 3~4 次，每次至少持续 40min 的中等强度有氧运动
认知训练	每次训练时间不少于 30min，每周训练 3 次，总训练时间在 20h 以上
抗血小板及抗凝治疗	脑卒中高风险的心房颤动患者需阿司匹林（75~100mg/d）联合氯吡格雷（75mg/d），华法林抗凝

1. 调控可干预的高危因素

对可干预高危因素的调控原则及方法与一级预防基本相同，只是更为严格。对冠心病或有症状动脉粥样硬化患者的二级预防，他汀类药物治疗推荐目标为 LDL-C < 100mg/dL（2.58mmol/L）。对于有多个风险因素的高危患者建议 LDL-C < 70mg/dL（1.8mmol/L），或降低至少 40%LDL-C 水平，以获得最大益处。症状性颈动脉狭窄 > 50%，且围手术期并发症和死亡风险估计小于 6% 时，可以考虑行 CEA 或 CAS。对于能参加体力活动的缺血性脑卒中或短暂性脑缺血患者，几乎每天都要进行至少 30min 的中等强度体力活动，才有可能减少脑卒中复发风险增高的危险因素和伴随疾病。

2. 早期评估

与认知功能相关的脑部结构包括额叶、颞叶（海马）、边缘系统、丘脑、脑干等，根据患者发生脑卒中的部位，尽早对可能出现的认知障碍进行评估，从而实现早期预防。相关研究表明，NIHSS 评分可作为预测缺血性脑卒中后认知障碍的重要因素，入院时 NIHSS 评分评估脑卒中严重程度可作为认知障碍发生的重要预测指标。此外，近些年发现脂蛋白相关磷脂酶 A2 和超氧化物歧化酶与脑血管病认知障碍有关，早期检查有助于早期预防。

3. 积极调节情绪

脑卒中后抑郁或焦虑的患者一方面需积极接受治疗，另一方面也需要积极调节情绪。目前治疗脑卒中后抑郁或焦虑的方法，主要是理疗、药物治疗以及中医治疗，并辅以心理治疗。近些年也出现越来越多的治疗方法，如音乐治疗等。患者在接受治疗的同时，也应多参与社交活动，对于脑卒中预后及认知障碍的预防有非常重要的作用。

4. 开展集体娱乐活动

开展集体娱乐活动（如合唱、轮椅操、击鼓传花等）或者利用 VR 技术进行娱乐互动游戏，对于预防脑血管病认知障碍有明显效果。

5. 抗血小板聚集治疗

对发病在 24h 内、非心源性轻型缺血性脑卒中（NIHSS 评分 ≤ 3 分）患者，有条件的医疗机构推荐进行 CYP2C19 基因快检，明确是否为 CYP2C19 功能缺失等位基因携带者。如已完成 CYP2C19 基因检测，且为 CYP2C19 功能缺失等位基因携带者推荐给予替格瑞洛联合阿司匹林治疗 21d，此后继续使用替格瑞洛（90mg，2/d）单药治疗。针对不同病因所致心源性脑卒中患者，可应用相应的抗栓药物进行治疗，包括抗血小板和抗凝药物。口服抗血小板药物治疗（如阿司匹林、氯吡格雷）应在溶栓 24h 后开始选择性使用，使用前应复查头颅。

6. 抗凝治疗

对已明确诊断心源性脑栓塞或脑梗死伴心房颤动的患者一般推荐使用华法林抗凝治疗。

7. 干预短暂性脑缺血发作

患者如果经历反复的短暂性脑缺血发作（TIA），其面临脑卒中的风险显著增加，特别是在90d内，脑卒中的风险可高达10.5%。因此，对于这类患者，应积极识别并治疗其潜在的病因（表5-1-4）。

（曾　庆　陈　玲）

第二节　药物治疗

痴呆对我国乃至全世界的社会和经济健康发展都已经造成了巨大的负担。2015年《世界阿尔茨海默病报告》就指出，全球每3秒钟就有1例痴呆患者产生，2015年全球约有5千万人患有痴呆，而到2050年将增至1.52亿（图5-2-1）。据估计，2015年全球社会痴呆相关成本为1万亿美元，到2030年，将增至2万亿美元。由此可见，尽早针对痴呆进行有效治疗已经成为迫在眉睫的焦点问题，而一旦取得突破，哪怕只是一小步，也可能大大改善痴呆患者的生活质量，减轻全球的经济负担，造福全人类。

一、脑血管病认知障碍的基本概念

脑血管病认知障碍和血管疾病存在的特定关联，如果能在源头上层层控制，就能中止甚至逆转部分患者的病程，所以血管性痴呆一直被认为是可逆性痴呆。考虑到老年患者中常常存在混合型痴呆病理改变，即同时兼有阿尔茨海默病和血管病变，所以血管性痴呆的普遍性可能远超我们的估计。

血管性认知障碍的概念于1993年由Hachinski教授首次提出，定义为由血管危险因素导致和/或血管因素相关的，以认知功能损害及日常生活活动能力减退为主要表现的临床综合征，具有病因复杂、差异大的特点。血管性认知障碍的分类方法很多，常见的可分为三类，即血管性轻度认知损害、血管性痴呆和混合型痴呆（血管性痴呆和其他退行性病变如阿尔茨海默病同时存在）。

二、脑血管病认知障碍的药物治疗

需要注意的是，血管性痴呆是目前唯一可以预防或治疗的痴呆类型，寻找切实有效的治疗药物，降低患者的患病率和致残率以及照顾者的负担已经刻不容缓。然而遗憾的是，迄今为止针对血管性认知障碍的药物临床试验，同阿尔茨海默病一样，纷纷折戟沉沙，未取得满意的结果。近年来有关血管性认知障碍的药物研究很多，但可能由于各研究纳入患者数量及其本身存在较大差异、研究类型不同、药物性质、评估疗效指标不统一等原因，加之这些研究之间就某一药物究竟是否有效均未能获得一致的

表5-1-4　二级预防措施

预防	措施与目标
调控可干预的高危因素	与一级预防基本相同，他汀类药物治疗推荐目标为LDL-C < 100mg/dL（2.58mmol/L）等
早期评估	入院时及时进行NIHSS评分
调整心态	减少抑郁或焦虑情绪
娱乐活动	增加社交或互动活动
抗血小板聚集治疗	阿司匹林（50~325mg/d）或氯吡格雷（75mg/d）等
抗凝治疗	华法林抗凝治疗
干预短暂性脑缺血发作	积极寻找并治疗其病因

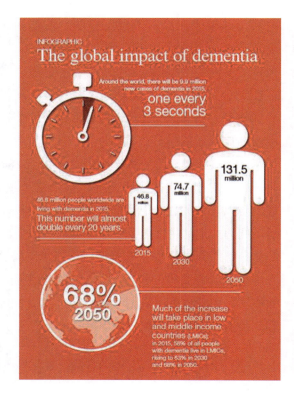
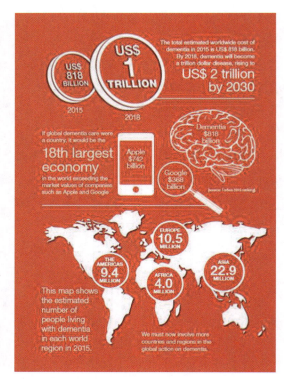

图 5-2-1　2015 年《世界阿尔茨海默病报告》

结论，因此到目前为止各国指南仍没有一致推荐任何药物用于血管性认知障碍的治疗。

针对血管性痴呆的药物试验原理可以分为三个方面。

首先，血管性认知障碍的概念强调了认知障碍和血管危险因素之间存在的联系，所以对血管危险因素这一充分条件进行预防和治疗，对降低血管性痴呆的发病率可能同样有效。血管性疾病包括高血压、糖尿病、高脂血症，常见的血管病变如动脉粥样硬化，以及较少见的脑淀粉样血管病、免疫性血管炎等。

其二，血管性认知障碍是一种发病机制非常复杂的疾病，可能难以用一元论完全解释清楚，但是脑内胆碱能神经元退变造成的胆碱能缺失被认为是一种重要的病理因素。大脑中正常胆碱能水平与维持记忆、认知、行为等密切相关，而血管性痴呆和阿尔茨海默病这两种痴呆性疾病都可出现乙酰胆碱的合成、储存、释放减少，从而导致以记忆和认知障碍为主的多种临床表现。谷氨酸是神经系统中一种主要的兴奋性神经递质，其

功能与学习、记忆密切相关，而在血管性认知障碍患者中可能会存在过量的谷氨酸，产生兴奋毒性，损害神经元的正常功能。因此，科学家们尝试将治疗阿尔茨海默病的两类经典药物，胆碱酯酶抑制药（cholinesterase inhibitors，ChEIs）包括多奈哌齐、加兰他敏、卡巴拉汀等和非竞争性 N-甲基 -D- 天冬氨酸受体（N-methyl-D-aspartate receptor，NMDAR）拮抗剂（美金刚）用于血管性认知障碍患者的治疗。

此外，一些被证明对认知障碍有益处的药物也可用于对血管性认知障碍患者进行辅助治疗，包括胞磷胆碱、钙通道阻滞剂、尼麦角林、丁苯酞、丙戊茶碱等。

缺血性脑卒中诊治三重奏见图 5-2-2。

下面从以下三个方面来详细分析血管性痴呆的药物治疗。

（一）针对血管危险因素的预防用药

通过药物来控制脑血管病是预防血管性痴呆的重要途径。目前，部分脑血管病的危险因素是可以通过药物等手段来进行治疗和预防的，

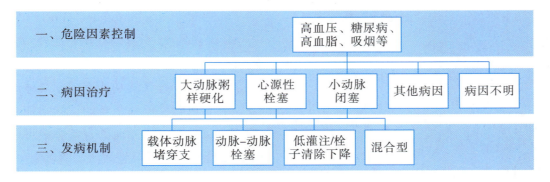

图 5-2-2　缺血性脑卒中诊治三重奏：危险因素控制、病因治疗和发病机制

包括高血压、糖尿病、高血脂、心房颤动、吸烟、肥胖等常见疾病或不良生活习惯。因此，如果在中年期，甚至在更早阶段针对以上危险因素进行积极控制，未雨绸缪，可以降低脑血管病的发生率，进而达到降低血管性认知障碍发病率的目的。被证实可能对血管性认知障碍有效的治疗方式有降压治疗、降脂治疗以及抗血小板治疗（图 5-2-3）。

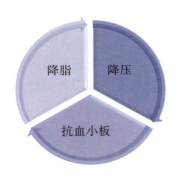

图 5-2-3　脑血管病危险因素预防用药的三大基石

1. 降压治疗

许多研究都表明，高血压可增加老年人发生痴呆的风险，而在各种痴呆类别中，高血压与血管性痴呆的发生、发展关系尤为密切。长期血压控制不佳，可使颅内的血管逐渐狭窄甚至闭塞，造成大脑负责认知功能区域的神经元坏死。所以血压较高的人群更容易患上血管性痴呆，尽早在中年甚至青年时期控制血压，可能有助于降低未来患上血管性痴呆的风险。所以推荐健康人至少每半年量一次血压，有肥胖或者高血压家族史的人员可适当增加量血压的

次数，以便及时发现高血压并治疗。

2. 降脂治疗

高脂血症是严重威胁居民身体健康的基础疾病之一。推荐进行"四低饮食"，即低盐、低脂、低热量、低胆固醇饮食；"四高饮食"，即高维生素、高纤维素、高清淡、高无机盐饮食。如果血脂仍控制不好，可以服用他汀类降脂药物（如阿托伐他汀、瑞舒伐他汀等），该药物还具有促进血管收缩、舒张，稳定动脉粥样硬化斑块、抗血小板等非降脂作用，多管齐下降低发生痴呆的风险。另外，他汀类药物安全性较好，出现肝功能异常和肌肉酸痛等不良反应的概率较低。

3. 抗血小板治疗

目前抗血小板药物已经是心脑血管病预防和治疗的基石，常用的有阿司匹林，以及新型药物包括氯吡格雷、替格瑞洛等，都具有减轻心脑血管病的作用。目前关于抗血小板药物能否改善血管性痴呆患者的认知功能仍存在争议。2011 年报道的一项研究发现，阿司匹林可能在有效预防心肌梗死、脑梗死的同时，能够改善患者的认知功能，然而也有研究结果显示阿司匹林并不能降低患者发生认知障碍的概率。

综上所述，使用降压、降血脂、抗血小板药物以及对其他一些血管因素进行控制，如对糖尿病患者进行血糖控制、对失眠人群加用改善睡眠药物等，可能对预防血管性认知障碍的发生有效，但是这是一场漫长的战争，要做好

几年甚至几十年如一日地控制好慢性病的准备。

（二）治疗性药物

胆碱酯酶抑制剂与 NMDA 受体拮抗剂用于血管性认知障碍（vascular cognitive impairment，VCI）的治疗效果有待进一步临床评价。对于 VCI 合并 AD 的混合型痴呆，胆碱酯酶抑制剂与美金刚也是治疗选项。丁苯酞、尼莫地平、银杏叶提取物、脑活素、小牛血去蛋白提取物等对 VCI 的治疗可能有效，但还需要更多的临床研究证据。

治疗 VCI 精神行为症状应首选非药物治疗，胆碱酯酶抑制剂与 NMDA 受体拮抗剂对精神行为症状有一定的改善作用，使用抗精神病药物时应充分考虑患者的临床获益和潜在风险。

1. 乙酰胆碱酯酶抑制剂（acetylcholin-esterase inhibitor，AchEI）

目前已知的神经递质有几十种，其中乙酰胆碱是调节学习和记忆、觉醒和睡眠等功能的重要的神经递质。有学者认为缺血性损害可使负责记忆和定向等功能的脑组织区域出现胆碱能水平下降，导致血管性认知障碍的发生。因此在理论上，若能保证大脑中正常的乙酰胆碱水平，如运用胆碱酯酶抑制剂，就能达到保护认知功能的效果。《脑小血管病相关认知障碍中国诊疗指南 2019》也指出，AchEI 对于脑小血管病认知障碍患者有明确的治疗作用。

（1）多奈哌齐（donepezil）：多奈哌齐是一种经典的胆碱酯酶抑制剂。在多项评估中都显示多奈哌齐对改善轻至中度血管性痴呆患者的认知有效，能显著提高患者的记忆等认知功能和注意、抽象思维等执行功能，改善整体功能。

使用多奈哌齐治疗血管性痴呆的临床研究表明，该药对患者的认知功能、日常生活活动能力均有明显改善，且疗效强度与药量有关，即一天吃 10mg 比 5mg 疗效更明显（图 5-2-4）。相较于早期低剂量，早期高剂量胆碱酯酶抑制剂（cholinesterase inhibitors，ChEIs）治疗可延长 AD 患者约 15 个月生存期。此外，多奈哌齐的安全性好，患者普遍能耐受，不良反应较少。多奈哌齐对改善认知功能有效。总体而言，多奈哌齐对血管性痴呆患者的认知功能可能有保护作用，且对认知方面的有益影响可能大于对整体功能和患者日常生活活动的影响。

多奈哌齐对患者认知功能的疗效强度与药量有关，即一天吃 10mg 比 5mg 疗效更明显。相较于早期低剂量，早期高剂量 ChEIs 治疗可延长 AD 患者约 15 个月生存期。

（2）加兰他敏（galanthamine）：加兰他敏同属于胆碱酯酶抑制剂，已被批准用于治疗轻至中度阿尔茨海默病。许多研究已经发现加兰他敏对血管性痴呆患者的认知功能有改善，但对改善整体功能或日常生活活动能力无明显效果。而且加兰他敏相较于其他药物，有更多的患者出现副作用，如恶心、腹泻、呕吐和跌倒等。但是加兰他敏可能对痴呆患者伴发的激越症状，例如大声喊叫、无目的的徘徊、攻击行为等有效，所以对于患有痴呆和轻中度激越的患者，在开始使用抗精神病药物之前考虑加用加兰他敏治疗可能是推荐的选择。

（3）卡巴拉汀（rivastigmine）：卡巴拉汀是唯一具有乙酰胆碱酯酶和丁酰胆碱酯酶双重抑制活性的药物，能延缓胆碱能神经元对乙酰胆碱的降解，有益于患者认知和整体功能的改善。各种动物研究已经支持卡巴拉汀对治疗血管性认知障碍的潜在有效性，可能与促进血管扩张和改善脑血流量、代谢有关。另外，卡巴拉汀（艾斯能）有贴剂形式，每日一贴，从 5cm² 开始，逐步加量至 10cm²，现在更是研发出了多日贴剂，一周使用 2 次即可，且费用较同类药物更低。贴剂上的药物能透过皮肤被人体吸收，为存在多次服药记忆困难和吞咽困难的患者和照顾者提供了便捷，也避免了口服药物可能带来的肠胃道不适的不良反应，所以吞咽困难或痴呆严重的患者可考虑应用。

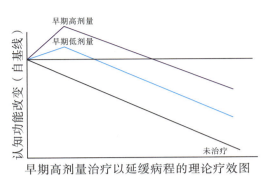

早期高剂量治疗以延缓病程的理论疗效图

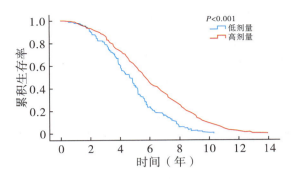

图 5-2-4　多奈哌齐不同剂量治疗阿尔茨海默病的临床研究

用卡巴拉汀治疗能使患者的整体反应、认知、言语流畅性和日常生活活动能力保持稳定，另外若患者同时服用苯二氮䓬类（具有抗焦虑、镇静催眠等作用）或抗精神病药物，还可以减少以上两种药物的用量。相反，未使用卡巴拉汀治疗的患者则有整体反应和执行功能的显著恶化。此外，卡巴拉汀在应用时，其可能的不良反应如恶心、厌食、直立性低血压、晕厥等在患者中出现的概率极低。

（4）石杉碱甲（huperzine A）：石杉碱甲是具有高度特异性的可逆性胆碱酯酶抑制剂，有较高的脂溶性，分子小，所以容易进入中枢神经系统起作用，且能够较有针对性地作用于负责学习和记忆的脑区，使乙酰胆碱在大脑皮质内的浓度升高，从而达到增强神经元兴奋性，强化学习与记忆，提高认知、保持和促使记忆再现的作用。临床痴呆评定（clinical dementia rating，CDR）是全世界临床上常用的用于痴呆严重程度分级和随访的工具，此评定方法综合评价记忆力、定向力、判断和解决问题、工作及社交能力、家庭生活和爱好、独立生活能力这 6 个方面的认知能力，无痴呆 =0 分，可疑痴呆 =0.5 分，1、2、3 分则分别表示轻、中、重度痴呆。石杉碱甲能够明显降低该量表的评分，改善认知功能，且患者耐受性较好。

2. 非竞争性 N- 甲基 -D- 天冬氨酸受体拮抗剂

（1）美金刚（memantine）：美金刚是一种中等程度亲和力、非竞争性的离子型 N- 甲基 -D- 天冬氨酸受体拮抗剂。正常浓度的谷氨酸是维持大脑正常活动、代谢所必须的物质，而过量谷氨酸可产生神经毒性，导致神经元损伤。美金刚可拮抗谷氨酸的受体，降低谷氨酸的毒性，减轻缺血、缺氧对大脑细胞的损害，主要用于中、重度 AD 患者的对症治疗。部分研究发现，美金刚对血管性痴呆的治疗有一定效果，但尚缺乏证据充分的高级别证据。由认知量表评估认知改善程度的研究表明，在轻至中度血管性痴呆患者中，用美金刚治疗可能有助于持续改善认知，但在脑小血管病认知障碍中的作用仍需大样本临床试验进行验证。另外，美金刚耐受性良好，最常见的副作用包括头晕、意识模糊和便秘等的发生并没有显著增加。

（三）其他药物

目前另有多种改善认知障碍的药物被尝试用于治疗血管性痴呆，包括钙通道阻滞剂、丁苯酞、尼麦角林、长春西汀、胞磷胆碱、丙戊茶碱、奥拉西坦和西洛他唑等。但因这些研究大多纳入研究人群数量较少、随访时间较短、实验类型有差别，各个实验之间得到的结论多存在矛盾，考虑到药物疗效有限，且药物治疗的利弊还有待商榷，故截至目前仍无任何药物批准用于治疗血管性认知障碍相关的认知症状。

1. 改善大脑循环的药物

就像农作物需要充足的灌溉一样，脑细胞也需要持续的血液供给能量，而改善大脑血液供应的药物如钙通道阻滞剂、丁苯酞等，可以改善脑细胞供能，所以可能对预防及治疗血管性痴呆有效。

（1）钙通道阻滞剂（calcium channel blocker，CCBs）：钙通道阻滞剂（如尼莫地平、氨氯地平、尼伐地平等）是一类能选择性地阻滞 Ca²⁺ 经细胞表面通道流入细胞内，从而降低细胞内 Ca^{2+} 浓度的药物，常规用于降血压治疗。研究发现，钙通道阻滞剂可能具有额外的神经保护作用，能减少自由基产生，并在急性缺血后改善血流量以预防脑灌注不足。例如尼莫地平治疗的血管性痴呆患者在注意力和精神运动能力方面表现更好。另一项使用尼伐地平治疗的研究发现，患者的认知可以在 20 个月内无明显恶化。相反，氨氯地平却没有显示出对改善认知方面有特殊的治疗效果。

（2）丁苯酞（Dl-3-n-butylphthalide，NBP）：丁苯酞是从芹菜属种子中提取的。动物研究发现其能显著改善颅内小动脉的直径和血流速度，减少脑梗死面积，保护神经细胞避免损伤，抑制细胞凋亡，改善脑卒中患者的脑微循环和脑细胞能量代谢，从而发挥强大的神经保护作用。在患者中应用丁苯酞的研究也发现其能够改善血管性认知障碍患者认知功能和日常生活活动能力。

丁苯酞是由中国人自主研发的国家一类新药。2005 年 2 月该药被国家食品药品监督管理局批准用于治疗急性缺血性脑卒中，临床应用广泛。现认为该药对血管性认知障碍也具有治疗作用。2016 年医学期刊《阿尔茨海默病与痴呆症》（Alzheimer's & Dementia）发表的一项

全国多中心随机、双盲、安慰剂对照临床试验，评估了丁苯酞治疗皮质下非痴呆性血管性认知障碍的有效性和安全性，研究结果显示丁苯酞能够改善皮质下非痴呆性血管性认知障碍患者的认知功能和整体功能，并具有良好的安全性和耐受性。丁苯酞相关不良事件少见，主要为轻度胃肠道反应（图 5-2-5）。

该研究纳入了 281 例皮质下非痴呆性血管性认知障碍的患者，被随机分配进入丁苯酞治疗组或安慰剂治疗组。主要疗效指标为阿尔茨海默病评估量表认知部分（ADAS-cog）和临床医师会晤总体印象测定量表（CIBIC-plus）。治疗 24 周后，丁苯酞治疗组 ADAS-cog 评分、CIBIC-plus 评分改善优于安慰剂治疗组。

但丁苯酞用于轻度认知障碍的效果如何，尚需进一步研究明确。国家"十三五"重大慢病防控专项—多中心、随机、双盲、安慰剂对照丁苯酞治疗轻度认知障碍患者的疗效和安全性研究（EBMCI 研究）已于 2018 年 1 月启动。2024 年 7 月 28 日阿尔茨海默病协会国际会议壁报中，该研究的结果显示，在 12 个月的治疗期间，丁苯酞对 AD 源性轻度认知障碍患者的认知功能改善有效，且具有良好的安全性。

（3）尼麦角林（nicergoline）：尼麦角林属于麦角生物碱衍生物类药物，临床上常用于改善患者的智能。其机制可能是通过增加脑血流量，改善脑细胞的能量平衡，刺激神经传导，以此提高患者的认知功能。在人群中进行的尼麦角林试验也发现其可明显提高患者的认知评

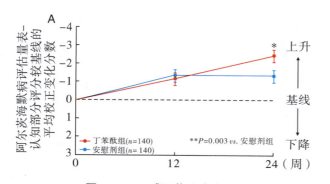
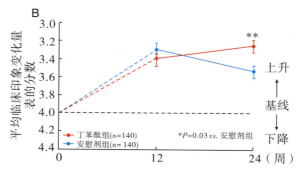

图 5-2-5　《丁苯酞治疗皮质下非痴呆性血管性认知障碍的有效性和安全性》研究结果

分结果，另外还发现尼麦角林对于脑卒中后伴发的抑郁症状和精神症状有一定疗效，故对于血管性痴呆伴情绪低落的患者，尼麦角林可作为优先考虑的药物。

（4）长春西汀（vinpocetine）：长春西汀主要是从植物中提取而来的，能促进大脑新陈代谢，降低血液黏稠度，增强脑功能，改善大脑的血液流动。临床主要用于治疗脑梗死后遗症、脑出血后遗症、脑动脉硬化症等诱发的各种症状。研究发现长春西汀能保护脑梗死患者的认知功能，但具体疗效如何目前并不清楚，仍有待进一步研究。

2. 脑代谢激活剂 / 保护剂

（1）胞磷胆碱（citicoline）：胞磷胆碱为脑代谢激活剂，能够促进脑细胞呼吸、清除氧自由基，具有神经保护作用、可以促进神经修复，此外胞磷胆碱价格低廉，其制剂有片剂、胶囊、注射液等，已广泛用于治疗慢性脑血管病并发认知障碍的患者，研究显示胞磷胆碱治疗的患者在注意力和执行功能方面有更好的表现。

（2）丙戊茶碱：丙戊茶碱是脑内胶质细胞的调节剂，可降低中枢神经系统的敏感性，主要用于镇痛等。多项研究已证明使用丙戊茶碱300mg，每天3次，可治疗轻至中度血管性痴呆患者，治疗12个月，其整体功能评分、日常生活评分都有显著改善。所以在同时需要镇痛治疗的痴呆患者中尝试使用丙戊茶碱可能是个不错的选择。

（3）奥拉西坦（oxiracetam）：奥拉西坦属于吡咯烷酮类药物，可增加脑细胞的能量代谢，提高神经细胞的反应性和兴奋性，并选择性地作用于大脑皮质和海马，促进学习及记忆力，同时提高患者的认知能力，临床上主要用于治疗脑损伤引起的神经功能缺损。研究表明，奥拉西坦能改善认知功能，其机制可能与改善神经突触可塑性有关。突触可塑性指在生长发育、学习记忆和病理状态下，神经元做出适应性和功能性改变的能力，而脑缺血等损伤发生后，可导致神经元突触结构的破坏和功能的异常，最终损害记忆等认知功能。但目前尚无针对奥拉西坦治疗血管性认知障碍的较可靠的试验，所以其确切疗效还未可知，仍需进一步评估其治疗血管性认知障碍患者的获益和风险。

3. 肠道菌群代谢调节

甘露特钠胶囊（GV-971）于2019年11月经国家药品监督管理局有条件批准上市，用于治疗轻至中度阿尔茨海默病，可改善认知功能，是我国首个具有完全自主知识产权的新型治疗阿尔茨海默病的药物。

该药是一种从海藻中提取的低分子酸性寡糖化合物，主要通过重塑肠道菌群平衡，抑制肠道菌群特定代谢物的异常增多，减少外周及中枢炎症，降低 β 淀粉样蛋白沉积和 tau 蛋白过度磷酸化，从而改善认知障碍。"脑－肠轴"机制见图5-2-6。

对于脑血管病认知障碍患者建议：因血管性轻度认知障碍及血管性痴呆患者可能存在胆碱能通路损害，如患者/家属坚持要求超适应证用药，应充分告知后再签字确认。服药后应持续密切监测。用法用量: 起始剂量为早2粒（胃炎患者1粒）开始，3~7天后早晨及中午各2粒；如无不良反应2周左右加到早晨及中午各3粒。需要强调的是，不建议与胆碱酯酶抑制剂同时口服；如需与胆碱酯酶抑制剂合用，推荐与艾斯能贴剂共用。

4. 抗氧化剂

（1）西洛他唑（cilostazol）：西洛他唑治疗血管性痴呆的机制可能包括抗血小板、清除羟基和氧自由基，抗细胞损伤，并能增加脑血流量并改善脑循环。研究显示，多奈哌齐与西洛他唑合用，患者的认知功能有明显改善。而且西洛他唑在抗血小板的同时不增加脑出血的风险，所以在脑出血高危人群及使用阿司匹林无效的认知障碍患者中可以尝试应用。

5. 其他

此外，许多用于改善认知的药物如双氢麦

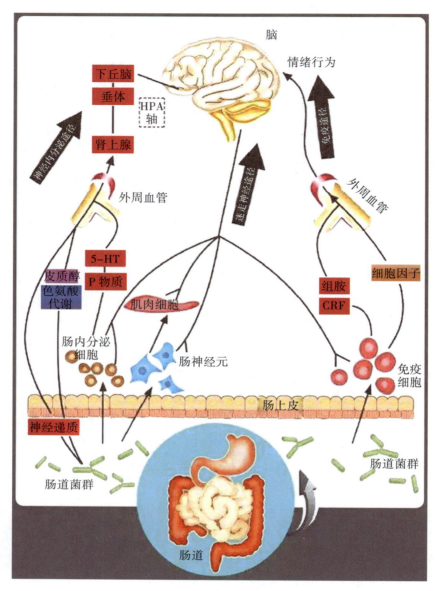

图 5-2-6 脑肠轴示意图

角毒碱、脑活素等，以及中药，包括养血清脑颗粒、银杏叶、天麻、丹参、红景天、六味地黄丸、血府逐瘀汤等，都已经尝试在血管性痴呆动物模型及患者中使用。但这些研究可信度较低，评价指标单一，所以目前其临床疗效还不能确定。

三、饮食、膳食补充剂及功能性食品

（一）饮食结构

健康的生活方式、充足的睡眠、多多锻炼、缓解压力和正念均可增强脑功能，但最有效的方式是营养！在众多饮食模式中，地中海饮食模式受到了广泛关注。地中海饮食是由提供单一不饱和脂肪和多元酚的橄榄油，提供omega-3 多元不饱和脂肪和维生素 D 的鱼，以及提供维生素 C、维生素 E 胡萝卜素、叶酸以及多酚的水果和蔬菜等组成。

针对认知障碍的患者，推荐 MIND 饮食。MIND 饮食是综合地中海饮食与 DASH 饮食 [由1997 年美国的一项大型高血压防治计划（dietary approaches to stop hypertension，DASH）发展出来的饮食] 的一种饮食组合，包括 10 种健脑食物（图 5-2-7）和 5 种不健康食物的限制（包括红肉、黄油和条状黄油、奶酪、甜点和糖果、油炸或快速食品）。

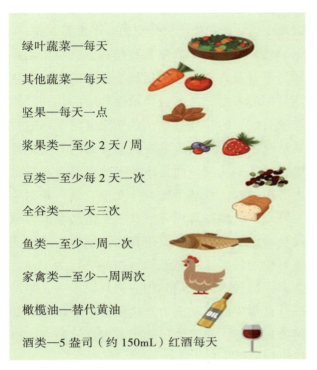

绿叶蔬菜—每天

其他蔬菜—每天

坚果—每天一点

浆果类—至少 2 天 / 周

豆类—至少每 2 天一次

全谷类—一天三次

鱼类—至少一周一次

家禽类—至少一周两次

橄榄油—替代黄油

酒类—5 盎司（约 150mL）红酒每天

图 5-2-7　MIND 饮食（推荐针对认知障碍患者的健康饮食）

（二）膳食补充剂

关于膳食补充剂的建议，参考 2019 年 5 月 14 日世界卫生组织发布的《降低认知衰退和痴呆症风险指南》，不建议使用维生素 B 和维生素 E、多不饱和脂肪酸和复合膳食补充剂来降低认知衰退和 / 或痴呆症风险。

有观点认为，可以通过服用维生素，尤其是抗氧化剂类的维生素和 B 族维生素，延缓智力衰退，补充大脑营养，降低大脑衰退率的抗衰老保健方法。但目前相关研究证据不足，推荐需持谨慎态度。如流行病学研究提示，富含 ω-3 脂肪酸的饮食可能对认知功能有益，但在更加严格的随机对照研究中并没有发现支持这种主张的充分证据。美国国立卫生研究院公布的一项新的随机对照双盲研究结果指出，服用 ω-3 脂肪酸补充剂也没有起到延缓老年人认知

衰退的效果。额外补充 ω-3 脂肪酸对改善认知功能的意义依然不明确。比起吃鱼油补充剂，均衡饮食、保持健康的生活方式更为重要。

（三）功能性食品

功能性食品是指具有特定功能的食品，适合特定人群食用，可调节机体的功能，又不以治疗为目的。功能性食品中的智之素是米糠和白芷提取物，用 40℃ 以下温水或者凉水冲服，其对于吞咽、语言、运动障碍及认知障碍的辅助作用在于可能减少药物量，调整脑神经递质的平衡，从而减少药物的副作用。功能性食品有适合不同患者的不同剂量，从少量开始，然后逐步寻找到最合适的剂量来提高改善率。

综上所述，对于血管性痴呆患者的治疗，尚缺乏特异性药物，以上提到的药物可能对痴呆患者的某些合并症有效，所以医生在选择药物时应根据患者的实际情况挑选最适合的药物。当然，血管性痴呆和其他慢性病一样，强调以预防为主、防治结合，进行早期的危险因素干预以降低脑血管病的发病率，并积极探索可改善血管性痴呆患者认知的药物，依旧是未来的主题。

（徐　俊　李润芝）

第三节　康复治疗

认知训练是 VCI 康复的主要手段。认知训练已从传统的、面对面的、纸、笔和图卡等实物训练发展成为计算机辅助的认知康复训练，后者更受 VCI 患者的欢迎。认知障碍的康复分为功能性恢复和代偿两大策略。功能性恢复旨在通过反复训练以恢复丧失的功能，代偿侧重于改善某些特定的功能。研究发现，认知干预不仅能改善脑卒中患者的认知障碍，也能促进患者运动功能与 ADL 的恢复，认知康复训练的疗效已获得循证医学证据的支持。

认知康复治疗（cognitive intervention）主要是指采用非药物干预手段对各种脑血管病

认知障碍进行直接或间接的康复干预。根据干预的方式、方法、靶向人群和治疗目标大致可分为以下三种类型，即认知刺激（cognitive stimulation）、认知训练（cognitive training）和认知康复（cognitive rehabilitation）。

认知刺激通常是指以团队活动或讨论的形式，采用非特异性的认知干预手段，如手工制作、主题讨论和数字迷宫任务等，以改善认知障碍患者的整体认知功能或社会功能，其干预对象主要为轻中度痴呆患者。

认知训练基于认知修复的机制，指通过一系列重复的、标准化的工作任务针对特定方面的认知进行训练，如记忆、定向、语言、注意、思维、视空间、执行功能训练等。认知训练在临床研究中发展迅速。国内外研究显示，认知训练对脑血管病认知障碍，尤其是对脑卒中后幸存患者的认知功能、语言功能、执行功能等方面均有很大的改善作用。2016年美国发布的首部《成人脑卒中康复指南》ⅠA级推荐脑卒中患者应进行认知功能训练。认知训练可以针对一个或多个认知域开展训练。目前认为，大多数的认知域具有可塑性，即针对一个认知域的训练。除了本区域外还可以提升即使没有加以认知训练，但有共同认知任务的相关区域的表现。部分研究显示，认知训练的效果具有迁移性，即针对一个认知域开展训练，可以同时提升其他认知域的表现。认知训练的实施要优先考虑涵盖多认知域的综合性训练方案。Meta分析结果表明，包括加工速度、语言、记忆、视空间功能和执行功能等在内的多认知域的综合性认知训练能够有效提升整体认知功能。考虑到个体差异，应对训练方案进行个性化调整。认知训练实施的方式有多种，如采用纸笔材料进行训练或借助计算机辅助程序进行训练。计算机的应用使得训练方式更加多元化，可以针对受试者的认知水平选择训练难度，并可根据训练表现进行动态调整，从而实现适应性的训练效果。随着计算机多媒体和三维技术的进步，

计算机丰富的听觉、视觉刺激和直观、规范的训练方法在脑卒中认知训练方面具有广阔的应用前景。因此，电脑虚拟现实认知训练、通过互联网进行远程控制的居家认知训练将是当前以及今后认知功能康复研究的一个重要方向。

认知康复基于修复和代偿机制，是由治疗师与患者及其家人一起制订个体化的目标和达到目标的策略方法，强调增强残留的认知技能及应对缺乏的认知技能。认知康复的实施通常是结合患者的日常生活，其主要目的不是提升患者的认知功能，而是维持和改善患者在日常生活中的独立性和关键个体功能，其干预对象主要是因认知障碍而导致日常生活活动能力或社会功能受损的患者。患者通过学习与重复的练习使用外界支持以及语言指导、行为示范、掌握代偿技术并应用到相应的环境中去，帮助提升日常生活活动能力。代偿技术包括学习如何处理钱财，如何使用日历或者纸笔等方法来组织和记忆重要的信息。

由于认知训练对于认知保留的能力要求较高，而脑卒中后非痴呆型认知障碍（post-stroke cognitive impairment no dementia，PSCIND）或轻度认知障碍（mild cognitive impairment，MCI）（MoCA评分19.0~26分）患者保留有大部分认知能力，并且日常生活活动能力受损很轻微，因此PSCIND人群中应以认知训练为主；而认知康复可能是更适合脑卒中引起的突发且大范围认知功能损伤（尤其产生痴呆的MoCA评分小于11.4~19.0分）患者的训练方式。总之，认知训练的实施要优先考虑综合性的训练方案以及不同认知域的可塑性和个体差异。综合认知训练对MCI患者记忆功能的提升不如单纯记忆训练；可包括加工速度、语言、记忆、视空间功能和执行功能等在内的多认知域的综合性认知训练能够有效提升整体认知功能。考虑到个体差异，在设计认知训练方案时，需要发挥大数据和人工智能算法优势，对训练方案进行个性化调整。认知训练实施的方式有多种，如

采用纸笔材料进行训练或借助计算机辅助程序进行训练，还可以通过虚拟现实、生物反馈等方式进行训练。

一、认知康复方案的制订原则

（一）制订干预目标

干预目标以促进患者功能康复、促进患者生活参与度为本，因此为患者制订干预目标时应体现出功能康复的目标，这需要治疗师积极与患者及其家属/照护者交流，了解他们的需求，共同制订出具有实际意义的、可操作的功能性目标。为患者制订的目标可分为长期目标和短期目标，表述目标所用的语言要具体化、可操作化、可测量化。

（二）血管性认知障碍的直接训练和间接训练策略

对于血管性认知障碍（VCI）患者进行干预，可以采用直接训练模式或间接训练模式，二者结合效果更好。直接训练是指为患者提供一对一的行为治疗或者小组治疗，帮助患者维持或者恢复认知技能。间接训练是为患者改变物理环境或者社会交流环境以支持患者使用认知和语言技能。行为训练的性质也分为恢复性的和维持性的。恢复认知技能是帮助患者重塑他们力所能及的认知功能，维持认知技能是帮助患者保持或强化现有的功能水平。

1. 直接训练策略

直接训练的原则：①对于患者最有可能取得进步的知识和认知加工成分进行强化训练。②实施干预训练时注意任务的认知难度，尤其是对于患者已受损的认知领域。③对于患者未受损的认知领域，增强其活力。④选择训练时采用能够激发积极的记忆、行为和情感的刺激。

恢复性训练策略包括：①强化感知觉。②控制任务难度。③控制记忆广度。④降低错误反应。⑤记忆训练时再认任务相对自由联想任务容易一些。⑥训练记忆功能时采用线索编码，然后当患者需要帮助提取信息时给予编码线索作为提示。⑦给患者充分的时间反应。⑧避免让患者进行多任务加工（但是训练复杂注意技能时会用到双任务模式来训练注意转换）。⑨采用多通道刺激。⑩设计对于患者有意义的任务。

维持性训练策略包括：①保持患者注意水平。②强化认知刺激。③采用启动效应来辅助回忆。④侧重帮助患者回忆往事。⑤给患者不断重复的机会。

2. 间接训练策略

VCI患者的治疗是结合药物治疗、行为治疗和生活环境的调整来实现的。强调改善VCI患者的语言交流方式和生活环境，从而降低患者在交流过程中的认知强度和广度，提高生活质量和参与度。

提升患者语言理解的策略包括：①和患者交流时放慢语速。②提供多途径交流方式。③限制患者同一时间交流的人数。④交流的态度及内容使患者感到舒适和接纳。⑤语言简短直接，少用限定词。⑥保持谈话内容为患者有兴趣或关心的事。⑦避免过多修辞，避免反讽和过度开玩笑。⑧避免用命令或教训的方式和患者交流。

VCI患者会有许多负面情绪，会出现混乱、易激惹和恐惧的症状。改善患者的物理环境和社交环境的策略主要包括为患者提供安全、整洁、宁静的空间，令患者产生积极的情绪和行为；让患者参与轻松愉悦的社交活动，营造温馨的交流气氛。

3. 认知训练处方

认知训练处方应包含FITT（训练的频率、强度、形式、时间）。在训练剂量上，基于健康老年人的研究显示，每次训练时间不少于30min（一般为40min，根据患者的身体和精神状态来定），可以每天2次（共1~2h）（最好安排在早上或下午休息过后精神状态好的时间段），每周不少于 3d，间隔时间不超过 2d，总训练时间在 20h 以上（包括家庭作业训练）可以取得更为明显的训练效果。在训练方式上，一对一的训练效果较好，居家训练应增强家属协助，或采用基于互联网的认知训练和效果监控。在训练强度上，为增强患者的专注性和自信心，题目的难度应尽量保持在正确率 80% 以上。在明确训练目标和内容的基础上，可灵活运用训练策略，原则是个体化、循序渐进，在难度设置、训练时长上进行差异化设置以争取患者的配合。对于依从性欠佳的患者，可以尝试以游戏的形式进行记忆力训练，在形式上，可以通过纸笔、实物、一般计算机程序或虚拟现实等方式进行，以争取患者最大程度的配合。

二、作业行为训练（一对一人工训练）

（一）优点和缺点

1. 优点

①人文关怀，能让患者感觉到温暖。②制订训练方案时可选用更多的工具和辅助设备，更具个性化和针对性。③治疗师通过互动感觉患者的注意力和情绪的变化，以便及时做出应对反应，尤其是在亚急性或恢复前期患者的身体和心理状况波动大的情况下。④患者对治疗师的感情信任，增加依从性。

2. 缺点

①需要治疗师有很丰富的治疗经验或培训经历。②要达到目标 FITT 需要大量的有经验的治疗人员。③训练时间安排比较刻板。④大量的高强度治疗，治疗师的精神和情绪会出现波动，影响治疗效果。

（二）注意力障碍的训练

注意力是一项基本的认知功能，是其他多项认知功能的基础。注意力障碍可分为：觉醒障碍、集中注意力障碍、分散注意力障碍、持续注意力障碍、加工速度缺陷。注意力的康复主要以内部和外部的补偿策略为主。

1. 改进觉醒的方法

房间中（以及治疗者的衣着）避免使用单调的颜色，可用大量照片装饰患者房间；经常更换任务，对于新的刺激给予患者暗示，在觉醒水平最高时安排患者"最不感兴趣的工作"等方法。

2. 提高注意力的方法

提高注意力最有效的方法包括重新安排环境，减少干扰因素（如噪声等）；按照要求集中或重新集中患者的注意力，当干扰即将来临时提醒患者，要求他们尝试忽视这种干扰；经常赞扬和奖励集中注意力的行为并尝试减少不集中注意力的行为。

3. 减轻分散注意力的方法

根据患者的日常任务要求安排他们的活动，一次只完成一项任务，从而最大限度地减少注意力的分散。

4. 改善持续注意力的方法

可以由其他人（如医务人员或家庭成员）监督患者的工作，如果发现患者的注意力发生漂移，可以暗示其回到相关的任务中来；将高兴趣和低兴趣的活动交替安排，这样有助于患者保持注意力的时间；对持续活动方面的进步加以赞扬。

5. 改善加工速度缺陷的方法

给加工速度慢的患者提供更多的时间来完成任务，如活动安排应允许有他们自己的节奏。

（三）定向力训练

1. 空间性再现技术（再学习）

这个方法要求患者对记忆信息进行反复训练，并逐渐增加时间间隔。应用此技术后，不同严重程度和病因的记忆障碍患者都能学会一些特殊的信息，如记住人名。用这种方法获得信息似乎不太费劲，推测这可能涉及完好的内隐性记忆系统。此方法实施简单，下面是个简单的例子。患者分辨一遍，并记住它们的名称，然后撤除所有物品，让患者回忆刚才面前的物品。反复数次，达到记忆的目的，成功后可增加物品的数目（图5-3-1，5-3-2）。

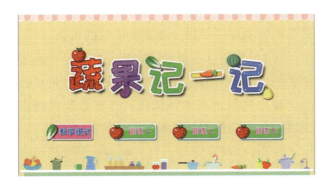

图5-3-1　蔬果记一记

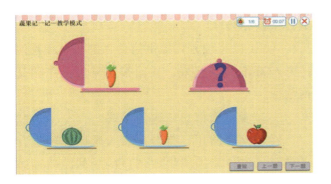

5-3-2　记忆再学习

2. 真实定向技术

以定向力为中心的综合痴呆康复方法称为真实定向技术，该技术基于这样的设想：不断地、反复地提醒患者定向信息，使患者不断地受到刺激，以提高他们的定向能力。对于老年性痴呆患者（有定向力障碍，不能与现实世界有效地接触而远离现实生活），通过这种真实定向方法可恢复患者的定向能力。真实定向的核心就是用正确的方法反复提醒，主要原则如下。

（1）尊重患者，与患者讲话时尽量让他听明白。

（2）清楚患者的认知功能水平，不要像跟小孩子讲话一样对待患者。

（3）努力谈论患者熟悉的人或事物，也可

以谈今天的日期，反复地谈论这些对定向障碍的患者有帮助。

（4）鼓励患者做跟自己有关的事情，起居饮食等日常生活活动尽量让患者自己完成，以保持同现实生活的接触。

（5）当患者表现出自知力的时候，给予奖励，可以报以微笑或者称赞。真实定向训练板是康复训练中的标准用具，它用来记录当天的信息，可以是一块黑板，或者木板等类似的东西。必须每天更新真实定向训练板的内容，保持它的正确性。一个简单的真实定向训练内容如下：

今天是星期____

今天是____年____月____日

今天的天气____

下一个节日是____

下一顿饭是早、中、晚饭

今天要做的事情：_____

为了使真实定向技术有效，要不断地训练患者，所有与患者接触的人都要有意识地训练患者。这样做起来比较困难，因为反复地训练简单的常识是非常枯燥的。所以在训练中间要创造性地变化真实定向的练习内容，使训练变得有趣，使患者乐于参加。其他的训练物品还包括：有表针的钟表（数字、指针尽量大）（图5-3-3），相册或剪贴本、地图等。要根据患者的情况制订训练内容，可以粗略地根据轻重程度选择不同的内容。轻度早期患者可以讨论电视节目，最近发生的重要新闻，做简单的智

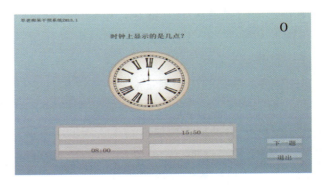

图5-3-3　真实定向训练物品

力游戏。重度患者主要训练与患者自身有重要关系的一些常识信息。真实定向疗法教育患者认清现实的世界，记住周围环境中的地点、人物、当前的时间，纠正患者出现的错误，注重实际日常生活活动的康复。

（四）记忆障碍的康复

记忆在每个认知训练阶段都是一个必要条件，并贯穿整个过程，从而影响康复训练效果。记忆过程主要有编码、储存、提取三个部分。根据提取内容的时间长短，又分为瞬时记忆、短期记忆、近期记忆、长期记忆。记忆力的康复评定主要依赖于各种记忆力量表，一般的记忆力康复方法包括直接法和代偿法。

1. 针对改善编码和巩固的策略

编码是对周围环境的信息进行最初的加工，而巩固是对信息的更持久的储存。事实上，改善编码和巩固的建议有许多重叠。改善编码和巩固的策略包括以下几个方面。

（1）因为和记忆有关的问题也和注意相关，因此，提供一个外部刺激最小的环境对患者是有帮助的。从某种意义上来说，使得环境尽可能安静是最理想的（如关掉电视和收音机）。然而，有些患者发现，柔和的背景声音有助于精力分散最小化，因而对特定的患者，用理想的声音可能是有用的。

（2）不能编码反映了不能注意自己的行为。例如，当读邮件时，放下自己的钥匙就找不到了，原因可能是同时做了两件事，帮助有编码缺陷的患者集中注意力，要求一次只做一件事是很重要的，在完成一件事以后再开始做下一件事。

（3）最初的编码困难通常表示不能注意信息，为了增加加注意力，当给有缺陷的患者提供信息时，用眼睛注视他们是很重要的。

（4）为了保证有记忆缺陷的人充分地注意信息，应该给他们重复提供信息。

（5）当患者记录重要的交谈内容和对需要

做的事情进行列表时，编码也能够得到进一步加强。这样做也能够帮助患者一次集中做一件事，也提供了一个外部标准来证明他的理解力，还能为以后的参考提供线索。

（6）应该鼓励患者提问，保证他们理解了对他们所说的话。这也是进一步检查理解力所必需的，也提供了进一步重复信息的机会。

（7）当信息是患者感兴趣的尤其是和患者相关的时候，编码也能得到增强。患者用自己的话说出信息也能增强编码。这样也能使患者把以前所学的知识联系起来。

（8）如果评定显示患者能够从重复的信息中获益，就应该鼓励患者使用重复的信息。例如在交谈过程中，多次显示信息，使得在巩固方面有缺陷的患者在信息呈现时，能够对信息进行重复和解释。

（9）以某种方式提供信息，把信息和其他任务与环境联系起来，从而很容易地推广到其他情形。

2. 改善提取信息障碍的策略

在记忆障碍中，部分患者大脑中已经储存了信息，仅仅是因为提取信息的功能障碍而难以恢复记忆能力。因此，所有的增强提取信息的建议，都和患者运用提示去启动记忆信息有关。这些提示可能是内部提示，如记忆策略；也有外部提示，如闹钟、笔记本、每天的计划等，用来帮助和促进提取信息的策略。

（1）提供简单的言语提示，例如可能会问患者"下一步治疗是什么"或者"做蛋糕的下一步是什么"，提供这些提示帮助患者控制他们的行为。

（2）外部提示可采用笔记和列表的方式，这些是由患者自己或其家人为有提取困难的患者提供的。使用这些提示时，关键是将它们放在患者容易找到的地方，或者帮助患者将其融入日常生活中。智能手机作为现代最常用的设备，可以提供多种形式的外部提示。手机上的闹钟功能、日程提醒或专门的健康管理应用都可以用作有效的提示工具。这些数字化提醒能够帮助患者记住吃药时间、赴约或完成其他重要任务。在设置提醒时，确保为记忆障碍患者提供足够的上下文信息非常重要。例如，单纯的手机提示音可能不足以让患者明确要做什么，但如果将提醒与具体行动关联起来，效果会更好。比如，可以在手机提醒中加入"该吃药了，药盒在餐桌上"这样的详细信息，或者将手机放在药盒旁边，这样提醒响起时，患者就能立即联系到要执行的任务。

（3）对于需要记录和回顾信息的日常任务，智能手机的语音备忘录功能非常有用。与传统的数字语音录音机相比，智能手机更加便携，且具有更强大的功能。用户可以轻松地进行即时录音、回放，甚至可以将语音转换为文字，方便日后查阅。许多智能手机还支持云存储，确保重要信息不会丢失。此外，一些专门为认知障碍患者设计的应用程序可以提供更加个性化和易于使用的界面，帮助患者更好地管理日常任务和信息。

（4）对于严重记忆损伤的患者，在家里的抽屉和橱柜上贴上标签，可以帮助患者找到物品，也可以帮助患者将物品收拾到合适的位置。

（5）日常计划表和笔记本是进一步的辅助手段。用活页纸记录方便插入，同时也能够随时插入新的材料。如果患者不依赖社区，活页纸尺寸可以小一些，能够装进衣服口袋里或者钱包里，但是不能太小，以至于很难书写和阅读。应该提示患者在设计好的记忆本中记录相关的信息。家人在患者开始使用记忆本时帮助患者记录重要的名称、日期、事件、电话号码和医疗信息等。还需要家人提醒记忆减退的患者按计划表行事，也鼓励补充新信息，如工作表的改变、家庭作业等。家庭中有一个成员定期浏览这个计划表，以便及时更新并重新组织，这对于患者是有帮助的。

（6）智能手机应用程序：智能手机已成为有价值的外部记忆辅助工具。它们可以容纳各种提醒应用程序、日历和笔记工具，以促进前瞻性记忆（记住将来要执行的操作的能力）。研究表明，使用智能手机提醒器可显著改善认知障碍患者的日常功能并减少与记忆相关的痛苦。

3. 记忆力康复方法包括直接法和代偿法

（1）直接法：内在性训练策略或传统方法。

①助记术（mnemonic devices）：助记术是有助于学习和回忆已学过知识的技术，它也是一个能使人们更有效地组织、储存和提取信息的系统。在实践中常用以下方法：

a. 图像法（imagery）：也称为视觉意象（visual image）。即将要学习的字词或概念幻想成图像。如将一个人的形象、独特的面貌特征和他的名字结合起来有助于记住他的名字。如脸上长着小胡子、眼睛和鼻子大小等。对遗忘症患者而言，这种方法优于其他方法（图5-3-4）。

b. 层叠法：将要学习的内容画成图像，然后层叠起来。如记住青蛙、蚊子、荷叶、花瓶

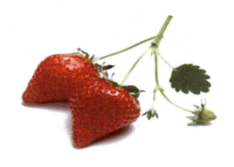
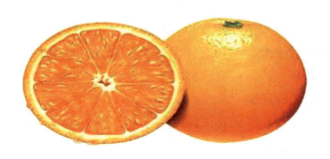

图 5-3-4　图像法

这组词汇，要求学习者去想象：如一只小青蛙的舌头伸长粘住一只大蚊子，这只青蛙坐在一片又大又绿的荷叶上，而苹果正好放在一个青色的花瓶上。要求学习者记住这幅图像而不是单词。

c. 联想法：当试图回忆一件事时，想到有关的信息，或将新学的信息联系到已存在和熟悉的记忆中，在大脑里产生一个印象有助于记住它们，称为关联法。如别人介绍一位新朋友相识，这个新朋友与他以前熟悉的同学同名，一想到同学的样子，也就记住了新朋友的名字。

d. 故事法：是一种把言语刺激的图像与数字或者可想象的位置相关联的方法。例如，一个人能够想象儿时家的位置，如厨房、起居室和庭院。当他学习一系列项目时，就指导他把要记忆的项目与家里特定的位置相关联。记住家里的每个位置就促进了与之相关联的项目的记忆。用这些关联增强了记忆，这种方法可以维持30min。

e. 现场法：通过创建一幅房子的视觉图像来帮助记忆。

例1：一个人想记住买汽水、薯片和肥皂，他可以想象屋子里的每个房间，看见在厨房里汽水溢出来洒到地板上，在卧室里薯片洒落在床边，在浴室的浴缸里布满了肥皂泡沫。在百货商店里，他可以想象在屋子里漫步并且看到了每个房间里物品的情景（图5-3-5）。

例2：一个人想要记住一对单词如"手套"和"猫"，通过想象一个戴着手套的猫，就能够促进这一对单词的记忆。这些训练方法在运用上要求治疗师有很好的表达应变性和耐心，在引导患者的同时，也按照患者的接受偏向去编织。许多研究已经证明，视觉意象能够提高记忆的提取。

f. 关键词法（keywords）：也称为首字母组合法，这是另一种助记术，如果需要记住某一活动的特殊顺序或同时有许多事要做，关键词法大有帮助。目的是在训练中逐渐减少提示。

例如，如果想要患者通过把名字和图画结合在一起来记住治疗师乔红的名字，应首先把结合在一起的姓名和图画给他看，接下来看桥的图画。下一次再看红色的图画，依此类推。

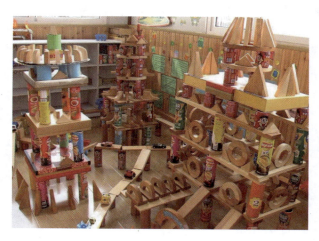

图5-3-5 现场法

g. 倒叙法：倒回事件的各个步骤找到遗漏的物品或回忆一件事。例如，假如不慎将购物清单留在家里，通过想象购物清单写在什么纸上，在纸上的具体位置，写清单当时的情景等，均有助于回忆起购物清单的具体内容，免除了再回家取购物清单之苦。

h. 自问法：当回忆一件事时，问自己一些问题，开始是一般性的问题，探索情景时，要多问一些特殊的问题（图5-3-6）。

我国的国旗叫什么名字？

五星红旗

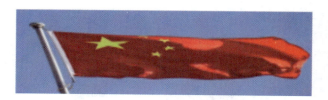

5-3-6 自问法

i. 数字分段：这是一种有效记忆数字的基本方法，例如87553100，也可以分为"8755，3100"或"87，55，31，00"等几组数字来进行记忆。

②PQRST练习法：P——预习（previewing）要记住的内容；Q——向自己提问（question）与内容有关的问题；R——为了回答问题而仔细阅读（read）资料；S——反复陈述（state）阅读过的资料；T——用回答问题的方式来检验（test）自己的记忆。这是记忆书面材料的一种完整、理想的学习方法，即理解性记忆。

③无错性学习（errorless learning）：无错性学习就是在学习过程中没有错误的学习。大多数人可能从错误中学习或吸取教训，因为其可以记住并在以后的努力学习中避免再犯错误。但是片段性记忆障碍者不能记住他们的错误，也难以纠正错误。如果行为是错误的，患者在从事这种行为的活动中可能会强化它。因此应保证严重记忆障碍者要强化的行为是正确的。大量的研究表明，遗忘症患者能够正常或接近正常地学习一些东西。例如，在词汇学习中，应给予正确的意思，避免猜测，以防出现错误。有研究表明其效果优于对照组。

（2）代偿法：外在性训练策略或创新性方法。

①环境改造：作为代偿损失功能的一种重要方式，对于改善痴呆患者的生活质量是有用处的。例如，给私人用品提供带有标签的容器分类放置，在患者的房间内放置醒目的日历和时钟，在房间门口放置醒目的标志，这样可以帮助患者保持定向力。也可应用发音的电子表、计时器等帮助患者记住时间。痴呆患者需要一个安全的环境，具体要求如下。

a.居室要宽敞舒适。

b.室内设施要保持简单，光线要充足。

c.居室内无障碍物，东西要少，以免绊倒老人。

d.卧床应尽量离厕所、浴室近一些，厕所要有标记。

e.居室内地面不能太湿，以防打滑，最好装有扶手。

f.床边应有栏杆，以防摔倒、坠床。

g.刀、剪等锐利的东西及药品、杀虫剂等都要收起来。

h.煤气、电源等开关要有安全装置，使老人不能随意打开。

i.房屋的门锁要选择患者不易打开的为宜。

j.老人外出应有人陪同，以免迷路、丢失或发生意外。

k.老人的生活环境要固定，看护者不宜经常更换。

l.播放患者喜欢的音乐，减少噪音，可以减少行为异常。

采用的认知康复疗法形式要根据患者的不同情况灵活应用。心理和社会环境因素会影响痴呆患者的认知功能，如果生活在歧视痴呆患者的环境中，患者就会有比实际情况更糟糕的表现，帮助患者及其家属应对痴呆带来的困扰、应对社会环境对痴呆患者的偏见，减少负面影响也是康复治疗的一个目标。

②环境适应：适用于记忆系统失去了足够功能的患者。通过环境的重建，可满足他们的日常生活需求。此外，若使用适当，对重度智力障碍的患者也是唯一的解决方法。例如，a.家用电器的安全：通常使用的厨房电器、电水壶、电灯等，设计隔一段时间可自动关闭装置，避免患者使用时可能带来的危险。b.避免常用物品遗失：把眼镜架系上线绳挂在脖子上，把手机、电子助记产品别在腰带上，可有效地预防把它们遗失在某处而很快忘记掉的情况。c.简化周围环境：物品放置井井有条，突出要记住的事物。将重要的物品如钱包、钥匙等放在室内显眼且固定的地方。每次用过之后再将它们都回原位。

（3）外在辅助工具：是利用身体外在辅助物品或提示来帮助记忆障碍患者的方法，适用于年轻、记忆问题不太严重并且其他认知障碍较少的患者。常用的辅助工具有以下几种：

①记事本：这是一种最通用有效的方法。在日常生活中，建议参考及运用记事本，减轻因记忆力下降而带来的问题，例如，预约患者

在某日开会，请他于某时会面，为他人庆祝生日等；注意要一人一本，适合装在衣袋里，随身携带，放在固定地方。

②活动日程表：将有规律的每日活动制成大而醒目的时间表贴在患者常在的场所，如床头、卧房门上等。开始时要求家人经常提醒患者看日程表，让他知道什么时间应该做什么。

③学习并使用绘图：适用于伴有空间、时间定向障碍的患者，用大地图、大罗马字和鲜明的路线标明患者常去的地点和顺序，以便利用。

④记忆提示工具：包括清单、标签、记号、录音机提示等。

4. 新技术应用

康养小屋：由计算机和与显示器连接在一起的摄像机组成的装置。用来动态识别监控痴呆患者。

①患者生活环境：目的是增加痴呆老人的生活独立性和活动性，进而提高生活质量。具有跌倒倾向、定向力障碍、就餐不足、需要急救家务管理受限者均可利用此装置。

②患者生活活动：佩戴一种简单平安装置或直接连手机，这种装置简单，携带方便，连用了 APP 服务平台的系统。它是记忆康复有效的替代工具，其工作原理大致如下：配有调制解调器的电脑、电话与传呼公司连接，给每个人的留言和提示的时序安排被输入到平台日程，在适当日期和时间传呼机自动地把留言传到个人手机上，典型的留言包括"现在该服药了""今天是……""确信您已经服了药""检查煤气是否关好"等。

（五）执行功能障碍的康复

执行功能是人类推理、解决和处理问题的能力，是人类的智力性功能的最高水平。执行功能分为三部分：开始、终止和自动调节。各个环节均可能出现障碍，每一个环节的康复有其独特性，根据每一个环节的不同特点制订康复治疗策略。

1. 执行功能障碍的一般康复方法

执行功能是复杂的，用于补偿记忆障碍（如记事本等）、视觉 - 空间知觉障碍（如写下提纲等）的方法不可能对执行功能缺陷单独发挥作用，应为执行功能障碍的患者制订综合性的治疗计划，如在一段时间内持续进行治疗（如药物、心理/认知和家庭/环境干扰）。此外，应根据患者病情的严重性和对功能影响的程度制订适合个人的计划。尽管治疗执行功能缺陷需要专业人员帮助，对于照顾者（护理人员）也有一些一般的方法适用于执行功能障碍，包括：①给患者提供从基本到复杂的有等级的任务，让患者逐渐进步。②充分利用仍保存的技能或功能补偿已损伤的功能。③改变患者生活环境中的社会或工作角色，或个人资源（如以减少额叶系统执行功能缺陷发生的可能性，尤其是在紧张的时间或测试压力和疲劳情况下）。④使每天的活动尽可能变为常规的（如每天中午 12 点吃午饭，星期二购物等）。⑤指导患者调整自己的生活或工作节奏，以保证有充足的时间以避免感觉匆忙。⑥康复训练不要超过患者能够承受的限度。

2. 改善开始障碍的康复方法

行动前提供环境提示，如听觉提示的闹钟，视觉标记写在日历上。在合适的开始行为之后给予口头表扬、身体接触或拥抱，或提供想要的东西或活动是改善症状的一种途径。有些活动能配对在一起重复出现，可以增加目标行为。因此，通过指导患者在吃饭的时候服药能促进治疗。

3. 改善持续障碍的康复方法

①使用应变管理程序和操作行为修正方法，用于排除不想要的行为和提高适应性的行为。一般来说，忽略不合适的行为不会使之消失。相反，在冒犯行为之后，直接对患者说"这样说话是不合适的"或"你不该碰我"将有助于减少以后发生类似事件的概率。②个人心理治疗和有经验的陪护者常常是整个治疗中

的关键要素。这样能帮助陪护者理解患者个性或行为改变的神经病理学基础，并形成适应性的处理和交流策略。这样的方法还考虑到特别训练陪护者来执行以社区为基础的行为纠正方法，这也是成功的重要因素。③对于严重的、经常有攻击性行为的患者，药物干预治疗是必要的。

4. 改善自我调节障碍的方法

Levine 等对执行功能的自我管理（goal management training，GMT）策略进行研究，被试者完成 5 个步骤的 GMT 训练，包括定向及对任务终止的留意状态：目标的制订及详细说明；步骤；学习并按照这个步骤；检查是否按计划完成任务。每次训练的持续时间为 1h。研究发现患者的自我学习、自我管理训练对特殊任务及一般功能的计划、问题的解决、目标的制订及自我控制能力均有所提高。但至今还没有在治疗策略的效力方面进行对照性研究，甚至没有在指导个别病例选择策略方面的报道。治疗类似情况最好是能在有团队的治疗环境中完成，并结合认知康复和心理治疗。治疗自我调节障碍的其他建议包括：①基于神经病学的观点帮助患者理解损伤后的自我，尽管这样做很困难，但也要努力去做。②如果患者在解决问题方面存在缺陷，可以通过训练患者用帮助记忆的方法改进。通过使用帮助记忆的方法，能够降低患者冲动性、焦虑、灾难反应及不能从反馈中获益的情形。③让患者逐渐重复进行能显示个人长处和缺陷的任务，对脑损伤后自我意识的提高很重要。全面的治疗应该强调在社区康复环境中进行自我调节功能的改善。

（六）单侧忽略作业治疗

脑卒中引起的单侧忽略主要包括单侧空间忽略、单侧感觉忽略、单侧运动失用，单侧忽略的作业治疗主要包括以下几种。

1. 半侧空间失认的康复训练策略

半侧空间失认的康复训练以作业治疗为中心，特别是对向一侧倾斜较重的患者，早期做起立训练、转移动作、步行训练等粗大的功能训练，以提高患者的 ADL 能力。认知康复训练可从两个方面入手，一是改善忽略的行动本身，二是因忽略引起的不能执行的应用动作训练。前者主要是通过视觉扫描训练和感觉觉醒训练来进行的，后者是通过 ADL 训练来进行的。

（1）视觉扫描训练：通过促进对忽略的视觉搜索来改善忽略。如利用左右两个不固定的光源刺激，移动光源让其注视和追视光源的位置。将数字按顺序粘贴在木钉盘的每一个小孔的边上，让其按数字的顺序将木钉插入进行训练。利用图卡进行注视的强化训练等。

（2）感觉觉醒训练：在某种感觉系统有障碍的情况下，给予其他种类的知觉刺激，以提高统合能力，对障碍的功能利用进行再教育。如治疗师或患者自己刺激患手，治疗师触摸患者的背侧，让患者指出相应的位置，这就是利用触觉刺激，恢复自身体位、改善忽略行为方式。也可以利用声音的听觉反馈刺激进行步行训练。

（3）提高 ADL 能力：在认知康复训练方面，ADL 能力的提高是最主要的。在半侧空间忽略的恢复中，病损缺失是最大的阻碍因素，故在提高其主动性的基础上，促进对自己的障碍认知是非常重要的。可以让其头和眼睛向患侧偏看，在 ADL 指导中反复进行，并要在床及餐具的摆放、轮椅等方面下功夫。在外部环境的调整下功夫。

2. 改善视野减少的康复训练策略

真正的视野减少一般不受治疗影响，因为在受影响的视野中没有刺激能改善以后的检查。视野减少的干预实际上只是补偿性的，尽管大家普遍认为真正的视野缺失是不能改变的。VRT 方法通过训练患者检测盲区中的光线来激活残余视觉功能。有专家研究强调，VRT 可以提高残余视觉区域的敏感度，从而有可能扩大视野本身。这种方法在增强同侧偏盲患者的视觉感知方面显示出了良好的前景。有学者提出即使是在受伤很久之后才开始康复的患者，通过有针对性的训练计划，他们的视野和日常功能也可以得到显著改善。最近的研究表明，神经可塑性在视野丧失的恢复中起着至关重要的作用。刺激大脑适应能力的干预措施甚至可以在中风多年后改善功能。

视野缩小，尤其是同侧偏盲等情况，对中风等神经系统事件后恢复的个体构成了重大挑战。同侧视力丧失，也称为同侧偏盲（HH），是一种以双眼失去相同视野为特征的疾病。这意味着，如果患者患有右同侧偏盲，他们将失去左眼和右眼视野右侧的视力。这种视力丧失通常是由于视交叉后方的视觉通路受损造成的，包括视束、视辐射和视觉皮质等区域。同侧视力丧失的最常见原因是中风影响大脑后动脉（PCA），该动脉为视觉处理的枕叶供血。其他原因包括创伤性脑损伤、肿瘤和影响视觉神经通路的脱髓鞘疾病。治疗同侧视力丧失的方法分为两个基本范式：补偿策略和恢复策略，每个范式都包含旨在改善视觉功能的各种训练方法。

（1）补偿训练侧重于教导患者更有效地使用他们剩余的视力，其中对患者进行有关视野缺陷的性质的教育和环境调整是最有用和最有效的补偿策略。

（2）用听觉的、触觉的或视觉的刺激来提示受损伤的视野，能够提高患者认知空间缺陷的范围。通过视觉扫描训练（VST）患者有意识地使用扫视眼球运动扫描周围环境以补偿盲点。研究表明，VST 可以提高视觉搜索能力并增强对被忽视区域刺激的意识。视听扫描训练（AViST）将视觉扫描与听觉提示相结合，帮助患者更好地了解盲区。通过将听觉信号与视觉任务相结合，患者可以提高检测周围物体的能力。

（3）视觉恢复训练（VRT）旨在通过在盲区边界呈现刺激来激活残留视觉能力的练习。患者通常会注视中心点，而刺激则呈现在视野和盲区之间的过渡区。一些研究表明，VRT 可以导致视野的部分恢复，尽管结果在个体之间可能有很大差异。最近的研究表明，在盲区进行强化训练可以促进大脑的神经可塑性变化，从而可能改善视觉功能。对于同侧视野缺失（如失去视野的一半），一般来说，患者需要通过转头或者转身体转身强化盲区扫描补偿。例如，如果左侧视野缺失，患者应该把头向左侧和身体向左转大约45°。

（4）有效地扫描技术训练，包括学会快速地移动眼睛扫描和学会有效地注意视野的范围，已表明有希望作为一种补偿方法。

（5）在扫描和注意训练中使用三维视觉游戏能够提高扫描效率。

（6）验光师和眼科医生经常使用棱镜或特殊的眼镜使周围的刺激折射到或未受损伤的视野内。

3. 单侧忽略作业训练方法

（1）视觉搜索训练：以促进向忽略侧的视觉搜索，提高对忽略侧的注意为目的，是临床常用的训练方法。训练时在整个桌面上放硬币或积木让患者逐一捡起或数数；给图画涂色、拼图；划消指定的字母、数字、文字、形状等。训练要由易到难，即从线到面、从小范围到大范围、从空间连续性搜索到在各个方向的不连续的大幅度搜索；搜索目标的数量由少到多；搜索速度由慢到快；还要在不同环境中分阶段进行，并注意向日常生活中泛化。也可以利用电子计算机进行视觉搜索或对发光体进行视觉追踪联系（图 5-3-7）。

（2）感觉刺激：在日常生活中尽量给予忽略侧各种感觉刺激。房间布置应使忽略侧朝向床头柜、电视和房门等；对忽略侧肢体皮肤进行冷、热、触觉刺激；向忽略侧翻身，在仰卧位向两侧的重心转移；用患肢或双手交叉进行跨越中线的作业活动等；坐位及站立平衡；在地面上贴胶带纸，使患脚踩在胶带纸上进行步行练习等。

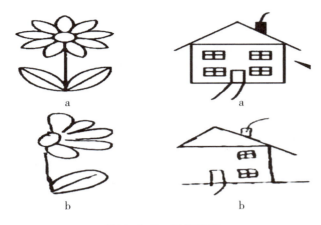

图 5-3-7　视觉搜索

（3）病灶同侧单眼遮蔽：根据 Serfaty 的研究结果，在保证患者安全的情况下，病灶同侧单眼遮蔽进行活动，以提高对对侧物体的注意。

（4）基本动作训练：尽早取轮椅坐位或床边坐位并注意保持正确坐姿，纠正躯干向患侧或后方倾斜，必要时使用防滑坐垫。在坐位下向患侧旋转躯干可促进对患侧的注意。尽早利用姿势镜进行坐位、站立、转移、驱动转移及步行等练习，既能强化肌力，改善平衡，提高训练兴趣，还有利于基本动作的自理，对忽略产生积极影响。

（5）ADL 训练：一般从进食开始，逐步增加更衣、转移、驾驶轮椅等练习。

4. 功能适应性训练

（1）功能代偿：提醒进食时勿忘吃对侧的食物，穿衣、修饰时使用姿势镜。把忽略侧的轮椅手闸的手柄加长并做上标记、忽略侧足踏板涂上颜色或做标记等。重度偏瘫忽略者在进行站立、步行练习时应使用腰带保护，以防跌倒。

（2）生活环境调整：书本、餐桌上或楼道的左侧用红线做上标志；进餐时与周围人使用颜色不同的餐具；所需物品放在能注意到的空间范围；指导家属在日常生活中给予提示。

5. 对视觉空间障碍患者家人进行的指导

由于视觉空间障碍患者通常否认和不知道周围空间的存在关系，对家人和看护者进行视觉空间障碍的教育极为重要。当治疗人员与患者的评定相矛盾，家人和看护者感到很为难。患者经常反对家人，认为治疗人员过分强调疾病。对于疾病失认症患者需要给出计划说明书。此外，大多数突然感觉缺失的患者没有意识到功能限制，通过他人或周围环境的反馈，让患者逐渐知道感觉缺失的存在。患者渴望尽快重新获得独立，重新进行活动，使得生活方便，有价值，这是可以理解的。家人和看护者必须限制患者开车、过度娱乐和从事某些职业，即使患者没有明显的功能障碍。执行功能、个性改变、难以满足等额外的问题使得患者的推理障碍更明显。治疗人员首要的任务是使家人和看护者信服。某些检测如直线划分、画钟以及字母划消等测验，能给家人和看护者提供有效的信息，也能令患者的家人和看护者信服。允许患者尝试他们很可能会失败的活动，以增加患者的意识，帮助其更了解自己，这样做是有必要的，且对患者有益。让看护者积极地参与康复过程，包括以下几个方面。

①观察患者缺陷以及对自己缺陷知道的程度。

②观察患者对帮助其处理尴尬情况的指导和矫正的反应。

③给患者提供反馈信息，内容包括帮助的方法等。

④和患者一起感受。当患者想去从事有潜在危险的活动时，看护者能够提示他。让看护者知道其他专业人员关于患者功能和安全的意见。例如，关于视野减少，验光师或眼科医师能够给出关于恢复活动和进行合适的适应性调节的建议。限制患者的活动和独立就会增加家人的负担。患者的疾病感缺失，否定患病，这些因素使得看护人员的负担增加。由于这些原因，最好是从一开始就确定限制，通常包括阻止患者开车和从事某些工作。只有通过了神经心理的、职业的、工作的、驾车的或其他适当的功能评定，有功能检测的证据证明其功能恢

复和能胜任驾驶的文件证明，受限制的活动才能取消。另一个问题是，患者可能变得依赖看护者，以致在独立之前，即使给出指示也难以重新开始。如果患者在自己家里都会迷路，或不再能准确地区分朋友和陌生人，此时恐惧就可能产生。一旦认识到自己必须特别地小心谨慎，除了形成害怕之外，患者的痛苦还表现为其他形式，如焦虑（恐慌发作）、忧愁以及可能导致回避并产生压力等，此时需根据情况进行相应的处理。

（七）精神行为障碍的训练

血管性认知障碍精神行为症状在痴呆患者中经常见到，患者会出现烦躁不安、无目的走动、偏执等表现。医生、治疗师除对患者进行治疗训练外，对患者的家人及陪护人员的培训教育也是重点。

1. 确认疗法

确认疗法是一种以患者的情感行为异常为中心的疗法。它尊重患者的错误感觉，认为患者的异常行为有一定的意义或者功能。该理论认为，在痴呆的中晚期，定向力丧失，自控能力下降，内心深处受到压抑的情感就会释放出来。如果这些情感受到压抑就会使患者有挫折感，伤害患者的自尊和正常思维。这时候需要有人去倾听和接受患者的情感，给予确认，使患者将这些情感释放出来。确认疗法强调治疗师进入患者想象的世界，弄清楚患者在他的主观世界里在干什么，同谁在一起，在什么时间，在哪里？它首先要求用尊重的态度对待患者，可以通过语言和非语言的方法与患者沟通。语言确认疗法适用于具有语言沟通能力，多数情况下有定向力的患者。当他们反复诉说不真实的事情，或者老是谴责别人时，这反映出他们受到了挫折。他们用变换时间和对象的方式表达以前受到的压抑的情感。治疗师要能认识他们真正的情感，并接受这种情感。不要纠正患者对人物和事件的错误观点，让患者通过诉说

和发泄来治疗异常行为。

（1）语言沟通策略

①放松自己，从自己的情感中解脱出来，体会患者的感觉。

②避免用带有感情的词语，可以问患者在干什么，和谁在一起，什么时间？但不要问"为什么"这种问题（这种问题有较强的威胁性）。

③重复、复述患者话语中的关键内容，与患者的说话节奏保持一致。

④注意患者的眼神，用眼睛交流。

⑤用患者常用的语言，辅以其他患者容易接受的形象化语言。

⑥当患者抱怨时，询问极端的问题（如有多坏），让患者发泄情绪。

⑦难以理解患者时，使用模糊技术继续交流。

⑧帮助患者寻找应对问题的方法。

（2）非语言沟通策略

①观察患者情感。

②用患者同样的感情与患者交流。

③用开放的真诚的目光与患者交流。

④用轻柔的动作安抚患者，就像母亲抚摸孩子一样。

2. 出现烦躁不安的精神行为障碍的训练

烦躁和惊恐不安的精神障碍与记忆障碍有关，特别是与烦忧有关。患者专注于一个主题，当他感觉迷失了，没有方向的时候，这种情况就会发生。他为某件事而担心，试图填满空虚感，难以改变主题或调整自己。这些情景说明，患者需要消除疑虑，了解将要发生的事情。可能在患者如厕、就餐、应采取某项行动时，这些症状突然就出现了。而在休息、等待、无聊、夜幕降临、上床睡觉的时候会更加频繁地发生这种情况。但这让患者身边的人非常无力，并且让患者本人觉得沮丧，甚至恼怒，因为他经常对答复不满意。

（1）治疗人员训练的方法

①如果治疗人员生气、不耐烦、忽视患者、

不答复他，通常会加重患者的障碍。以下提供的几个问题可以帮助您知道如何应对这种情景，可以细心思考："这些问题是否总是在同样的时间出现""它们是否在某个特定情景后出现：饥饿、口渴、疼痛、需要去洗手间、害怕一个人……""在问题中可以辨别出何种情绪：孤独、害怕、无聊、需要帮助"，你越是能够识别出背景和让患者担忧的事情，就越容易对他的需求进行回应。向患者提问，引导他必须答复，也就是引导出他的表达欲望或解决行为。

②呼吸练习：呼吸是一种非常有用的减少烦忧的办法。让患者用鼻子吸气，耸肩，然后松开肩膀，用鼻子大声地呼气（图 5-3-8）。

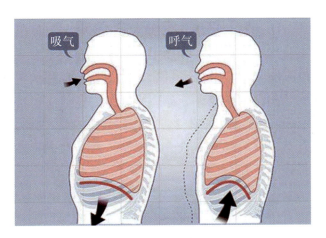

图 5-3-8　呼吸训练

③触摸放松体验：站在患者身后用双手手掌按压他的肩膀，然后往下按压手臂、前臂、直到手。触摸时动作柔软、有包裹感，引导患者感受被按摩的手臂部位放松。还可以按摩背部、颈部、头颅、胸部、腹部、腿和脚。每个步骤都让患者感受放松的身体部位。最后，请好好感受放松身体的状态。最好能教会患者自己按摩放松自己来达到放松体验。

（2）对家人或陪伴者的培训

①生活保持节点标记：在一天的生活过程中，让物品始终在它们固有的位置上，作息时间保持固定，这让人很安心。患者知道东西在哪里，将会发生什么。相反，当东西改变了位置，

特别是当患者与这些东西有情感上的联系时，当习惯被改变，会加重烦忧，烦忧可能会转变为患者感觉家中被盗或有人闯入。因此，尊重患者的习惯与形成惯例，可缓解患者的烦忧。在改变生活节奏时，稍微提前告知患者，以便患者做出自我调整。

②让患者感觉自己有能力：当人们觉得自己失败时，常常会很烦忧。通常需要注意分寸，以避免他产生剥夺感（替他做事）和别人在评判他的能力的感觉。因此，最好找出患者还能做的事情，识别出他未受损的能力，并免除他去做可能有困难的事情。

③做到倾听烦忧并富有同理心：患者表达情绪、恐惧、烦忧、愤怒可能对于亲人来说难以承受，他们也会被这一情绪所感染。可情绪就其运转机制而言，总是需要外化，以寻求释放。因此，当我们可以说出自己的感觉，而且他人在倾听我们的时候，最能让人平静。当感受到的情绪得到了倾听和承认时，患者就可以更加轻松地转移到其他事情上去。

3. 出现游荡的精神行为障碍的训练

游荡也称无明确目标的游走。患者失去认知功能，不能对情况进行处理、分析或理解，也不能把他的情感和感受言语化。言语越是缺失，越能观察到心理和行为失智症状。这些行为用来表达某些事情，起到非语言沟通的作用。当患者开始出现游荡时，他没办法辨别周围环境。

治疗人员或陪伴人员的培训：

（1）观察能力：观察游荡成因的 3W（Where? When? Why?）

①在什么背景下？在哪种情况下或环境中？

②什么时候？早、中、晚或傍晚？饭前、后？

③为什么？环境改变？陌生人出现？

（2）陪伴技巧：当患者出现游荡的情形，陪伴人员一定要保持冷静，应该走近患者，通过目光接触来建立交流。你可以用平和的声调，语速平缓的语言交流方式，也可以使用书写工

具。因为同样一句简单的句子，书面形式相比话语更容易让患者理解。

①如果您的亲人在一个封闭的场所里游荡

a. 用同样的频率跟在患者身边。不要多说话，但不时地喊出他的名字直到患者通过手势或眼神开始注意你。如果以上方法不可行，你站在患者的必经之路上，每次他走过您面前时喊他的名字，或者说一个患者喜欢的词，记得用柔和平静的语气。

b. 当患者开始注意您时，您放慢节奏，使得他能够跟上您。通过拟态现象，您的亲人会模仿您的行为从而放慢脚步。

c. 通过向患者提出简单的问题来确定他的想法和感受（你在生气吗？你感到不舒服吗？你想去哪里……）。千万不要问"为什么"的问题。

d. 确定感受到患者的情绪（我觉得你在生气，我在这里可以帮到你。）

这种身体接触对于开启互动是必不可少的，能够让患者感觉到被重视、被理解。通过对镜像神经元和拟态行为的运用，能够吸引患者的注意力。

没有必要对事情进行重复，否则会增加行为障碍。

②如果您的亲人在一个开放的场所里游荡，不要试图限制患者。越是限制，患者行为越有扩大化的危险。当然在环境对于患者有危险时，一定要通过直接下命令和陪护进行干预。例如，患者在公交主道上，处于危险，您伸手把他拉回，对他说："我们回到人行道上，然后我们一起坐在路口旁边的长凳上。"这样您的亲人会感到被包容而放心，并且您说话的语气要平和冷静，和他进行身体接触，用手轻轻呈圆圈状抚摸他的背，把手平放在他肩胛骨的位置。

③如果您无法确定原因而且患者处于危险，前文提到的陪伴技巧采取同样的接触方法。目的是陪伴患者使得他自身感到安全，而且在遇到困难的情况下能够被人理解。

④如果可以确定成因

a. 由于在时间和空间上迷失了方向，您的亲人游荡（时空迷失）失去标记，无法识别生活场所或周围的人，能够引起不安全感和不被理解的感觉，就会产生游荡。不建议对患者重复说他在哪里，您是他的什么人，因为患者对这些概念没有感觉。

前文提到的陪伴技巧采取同样的接触方法，通过身体接触与患者建立沟通。如果患者的注意力放在您身上了，建议他去看或者去摸一个他喜欢，或对他有意义的物体（照片、毛绒玩具、一件带有特殊气味的衣物等）。一旦建立起沟通，示意您的亲人跟着您进行活动。

b. 受环境困扰，您的亲人游荡。如果原因来自环境，应该在环境上进行干预，但不要采取太突然的行动。通过简短的语句解释您的行为。例如，您察觉到原因是缺少光线。您口头上表示明白需要做什么，并打开其他的灯（例如，我觉得你可能会喜欢光线充足一些，我去把灯打开）。

c. 由于疼痛或者不舒服的身体感觉，您的亲人游荡。如果是身体上的原因，例如疼痛，或者是身体的感觉，例如饥饿、想要小便或者大便，花时间进行肢体沟通很重要。然后通过拟态行为陪伴患者去他想去的方向，或者建议他吃药。

d. 需要记住的关键点

*非言语沟通：增加对话中非言语的成分，例如语气、语调和话音频率。

*寻求拟态行为。

*不要用言语或肢体阻拦了患者的通道，除非在危险情况下。

*用简单的字词短句，不要提问为什么，不要撒谎。

*叫他的名字。

*重新梳理您听到的字词或者在亲人身上观察到的情绪。

　＊注意周围环境，比如声音、光线、在场人物。

二、计算机辅助认知训练

　　计算机辅助认知训练（computer-assisted cognitive rehabilitation，CACR）是随着计算机技术发展出现的一种新型认知康复模式，如语言再诊治仪 ZM2.0、ZM 早脑训练系统。CACR 利用模糊智能、多媒体等技术可为患者提供丰富、有趣的视、听觉等多种感知觉刺激，特定游戏反复训练以增进认知功能。整个训练过程趣味性增加，能够提高患者的注意力，可有效地影响患者的情绪和态度，患者依从性较好。CACR 可提供充足的题量、时间进行专项训练，治疗师可以根据患者的评估结果，为患者选择相应的认知训练课程，并可以根据训练情况对患者进行中期评估，更改治疗方案，训练 2~3 次后患者可进行自主训练，从而减轻治疗师的工作强度，克服治疗师与患者一对一训练过程中的不利因素。CACR 软件可以提供两种干预方法，即特殊活动方法和分等级方法。前者针对某一特殊认知障碍编写程序并予以康复训练，例如对注意障碍患者使用训练注意力的软件，通过康复训练达到改善注意力的目的；后者按照循序渐进的方式自基本训练开始逐步过渡为复杂的认知功能训练。例如通过计算机辅助认知功能康复让患者先接受注意力训练，再升级为视空间和视知觉训练，同时进行行为再训练，最后过渡为解决复杂问题的能力训练。周惠嫦等研究发现计算机辅助认知功能训练可有效地提高高龄痴呆患者的认知功能，提高其 ADL。有一项研究，对 35 例 AD 患者进行计算机辅助认知功能康复训练，每天 30min，每周 5d，连续 4 周，结果显示 AD 患者经计算机辅助认知功能康复训练后，记忆有所改善，记忆恶化进程延缓（图 5-3-9）。

　　张通等研究显示电脑辅助认知康复系统治疗可有效地促进患者受损大脑部分被完好的脑

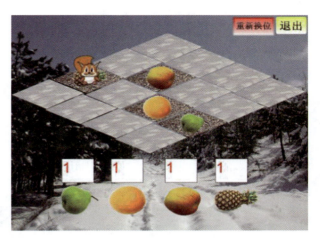

图 5-3-9　视觉记忆

区所取代，最终促进了患者神经功能逐渐得到恢复。Cho 等的随机对照试验提示计算机辅助认知功能康复训练对脑电波和注意力有积极改善作用，所纳入的 25 例脑卒中患者随机接受传统康复训练（对照组）及在此基础上联合计算机辅助认知功能康复训练（CACR 组），脑电图显示，CACR 组患者训练后左侧前额极、右侧前额极、右侧额叶（Fp1~Fp2.nł）、左侧和右侧顶叶，（P3，P4）脑电参数均较训练前增高；CACR 组患者训练后记忆测验之数字广度测验（DST）和词汇量测验（VST）评分增加，注意测验之视觉持续性操作测验（VCPT）正确数增加、反应时间降低。姜荣荣采用认知障碍诊治 ZM3.1 训练系统对脑卒中后认知障碍患者进行认知功能康复训练，结果显示，实验组经过训练后，时间定向力、地点定向力、复述能力、计算能力、记忆能力及理解能力均明显改善。沈雷等研究发现，CACR 治疗 12 个月后，实验组 MMSE 和 ADL 评分较对照组明显提高，认为 CACR 对认知功能的恢复和日常生活活动能力的改善是有效的，但认为对于认知障碍的患者，认知康复治疗时间至少要持续 12 个月。计算机辅助治疗认知障碍之所以可以取得更好的疗效，得益于认知康复治疗技术与计算机技术的结合，为患者提供基于认知心理学理论、针对性极强并已被证实行之有效的训练方案（图 5-3-10）。

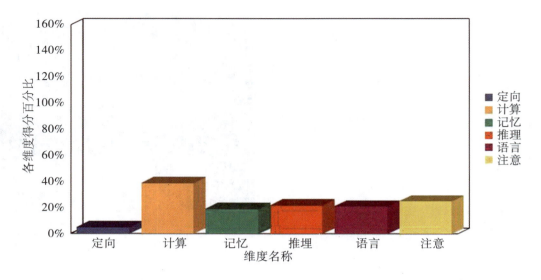

图 5-3-10　评估报告

然而，采用电脑辅助认知康复系统对脑卒中患者认知障碍进行治疗时，仍有一定的局限性，例如，对无法坐立、卧床以及欠缺灵活性的患者则无法予以训练，或者训练时不能及时察觉患者情绪的变化从而调整治疗方法。因此，对电脑辅助认知康复系统应用于脑卒中后认知障碍的部分患者，还应开展进一步创新和探究。

三、虚拟现实技术

虚拟现实（virtual reality，VR）技术在 20 世纪 90 年代以来为疾病诊断、康复治疗、心理干预以及医学教育培训提供了一种新的方法。它被认为是继智能手机后又一个新兴的计算平台，可为不同的患者提供个性化的治疗方案，其技术创新推动了人机交互技术迈入全新的发展阶段。VR 技术意图建立一种新的用户界面，使用户置身于计算机构建的三维空间资料库环境中，通过眼、手、耳或特殊的空间三维装置"环游"创造出一种"亲临其境"的感觉。VR 技术可将认知障碍患者置于计算机生成的虚拟环境中，给予患者"存在感"和"一直在这里"的感觉，通过类似真实生活的刺激与虚拟环境进行交互。在虚拟环境中，患者可以运用多种感觉，主要是视觉、触觉和本体感觉，从而为不同特

点和不同需求的患者提供执行活动、完成任务和接受检测等虚拟环境。患者与虚拟环境和情境之间的交互作用有若干种形式，玩危急游戏、执行不同任务或完成不同活动（如日常生活活动）。"任务"和"活动"均是虚拟现实系统的术语。"任务"系指特定设计的以提高认知功能的动作，"活动"系指执行高水平持续认知活动的过程，如吃饭、穿衣、洗澡、购物等。目前，大多数评价和诊断认知障碍的虚拟现实系统均建立在执行"任务"基础上，如导航和识记进行认知功能训练的虚拟现实系统，主要是完成与日常生活相关的活动，如烹饪、驾驶、购物等。根据虚拟现实系统的刺激次数、交互质量和水平、虚拟刺激保真度、系统隔绝外部刺激能力的特点，其沉浸水平可以分为 3 种基本类型，即非沉浸式、半沉浸式和全沉浸式。沉浸水平对患者的存在感具有重要作用，存在感与沉浸水平紧密联系，沉浸水平越高、存在感越强。

虚拟现实训练推荐用于言语、视觉和空间学习，但其有效性尚不完全确定（Ⅱa 类推荐，B 级证据）（图 5-3-11）。

相较于传统康复手段，虚拟现实技术应用于认知康复有其无法比拟的优势，患者处于较真实环境更加安全的虚拟环境中，可以根据

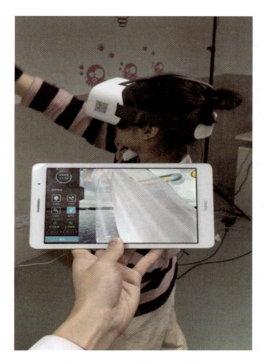

图 5-3-11　虚拟现实训练

不同患者的情况设计个性化方案，虚拟可重复场景，对患者进行记忆恢复训练，提高学习和行为能力。研究证明，虚拟现实暴露治疗结合认知行为疗法（cognitive-behavior therapy，CBT）可以矫正认知偏差，其中，虚拟现实认知训练游戏就被应用于排查老年人轻度认知障碍。例如，虚拟超市游戏已经被应用到认知训练中，来测试人们的认知功能。在注意力障碍患者的训练中，患者较其他训练方法更易集中注意力，在对注意力缺陷伴多动症患者的治疗中，教师设计虚拟教室进行训练，结果显示该方法对患儿有显著治疗效果，并提高了受试者成绩值、IQ值。对空间认知障碍治疗，通过计算机生成三维街道，让患者沉浸其中进行视觉操纵，穿越街道，促进其空间认知能力的发展。有研究报道探讨虚拟现实技术对脑卒中患者认知功能的康复作用，纳入的 28 例脑卒中后认知障碍患者随机接受计算机辅助认知功能训练（对照组）和计算机辅助认知功能训练联合虚拟现实技术（实验组），分别于训练前和训练 4 周时评价认知功能和运动功能，结果显示，VR组患者视觉注意力和短期视空间记忆力显著改善。

新兴的虚拟现实系统主要应对的挑战是轻度认知损害、痴呆患者的诊断和认知功能训练，研究重点在于导航和定向力、面容再认、认知功能及其他工具性日常生活活动能力训练。虚拟现实系统能够实现认知障碍患者的预期目标，减轻轻度认知损害和早期痴呆患者行为和心理症状，最大限度地满足患者的康复需求和照顾者对干预措施的需求。然而在虚拟现实技术的应用过程中，部分患者出现眩晕、恶心症状，这是视觉诱发的运动恶心反应，防治方法是背景影像不要太过精细。迄今为止，虚拟现实技术尚不能提供足够的沉浸和交互水平，仅能提供简单的非沉浸式或半沉浸式虚拟现实情境。未来新兴的增强显示技术和交互技术必将使创新的设计成为可能，进而设计出更有效的支持虚拟现实技术的应用程序以诊断认知功能训练和进行康复训练。例如，患者微动作行为投射成正常行为，又或结合生物电或眼动对失语和肢体障碍患者评估和训练。

四、互联网云技术

随着计算机运算技术、大数据、人工智能、云计算的快速发展，计算机在康复医疗领域的应用范围越来越广泛。其集中在三个方面：①利用计算机存储能力，通过存储数据库，找出新样本，进行个体与大样本之间的相似性判断，以此利用计算机协助康复评估，使康复评估从定性到定量，并向更加精准化发展。②利用计算机数据存储与数据分析判断的能力，应用于康复训练的实施，康复疗效的前后判断比较。③利用计算机的互联网功能，实施共用服务器，通过共享数据平台和云服务，可以推动康复医疗的标准化和普及，建立全国性的康复数据库，促进最佳实践的分享和推广。

远程康复特别是远程认知康复近年来在国外发展迅速。认知障碍的康复是一个长期治疗任务，即便出院后仍需要继续康复治疗。大部分患者分散在不同省市、地区和社区，且受身体情况的限制，无法独立或坚持定期到专业康复机构接受康复治疗。远程认知康复契合了患者的需求。远程康复是计算机辅助康复训练技术在空间上的延伸，作为专业设备辅助治疗的一种补充治疗形式，它使认知康复治疗技术能够远距离应用，是一种较好的进行神经康复的方式。康复治疗师通过远程系统可远程安排康复训练进程，使患者更有效地进行家庭康复训练，从而解决患者的康复需求，具有很好的应用前景（图5-3-12）。

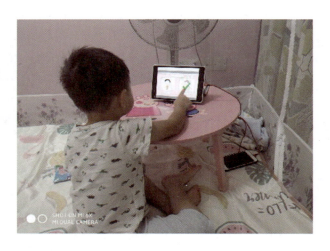

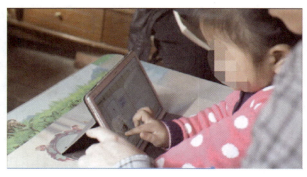

5-3-12　康复云平台训练

璟云神经个体训练系统就是一个带来康复新策略的远程康复平台，主要用于认知功能康复，它以认知神经科学、可塑性、神经心理学（传统康复经验和策略）为基础，为患者提供个体化康复方案，其康复策略由一系列认知功能训练组成，覆盖不同认知域和亚功能域，共有95项任务，每项任务各有一系列参数，用来设定不同难度分级，康复治疗师可以根据患者具体

情况调整难易程度。璟云神经个体训练系统是一种整体性解决方案，能够让患者在康复中心外完成、延伸传统康复训练，该系统可以将每例患者的性格特点分类系统化，帮助康复治疗师识别有比较性的病例，还可以存储最成功的治疗经验以供康复治疗师参考，帮助其设计出建立在最高级别循证医学证据上的个体化康复方案。使用一次璟云神经个体训练系统的费用可以相当于做了五次面对面康复治疗，显著降低认知功能康复的成本（图5-3-13）。

脑卒中三级康复干预体系的建立，加上医联体之间的诊疗同步化和标准化要求，璟云新建的功能是"一生一案"，这些资料会存在云端，不容易丢失。患者发病开始在璟云上开设一个账号把可公开的医疗信息记录在上面，主要是康复医学的SOAP（Subjective-Objective-Assessment-Plan）。上级医院主要负责要临床监护或门诊前期患者的康复和评估，社区医院负责恢复中后期和后遗症期的功能康复，家庭也可以按照璟云上的同步指导完成作业治疗。璟云的"一生一案"功能就能把这体现有机地结合起来，上级医院、社区医院和家庭的康复体现使康复训练覆盖方位增大的同时，康复训练效果在可控范围。

五、镜像神经疗法

近年来，镜像神经元（mirror neurons，MNS）的发现和基于MNS理论的康复疗法为脑卒中后功能康复带来了新的希望。MNS是一类特殊的神经元，于1996年由意大利阳尔马大学科学家Rizzolatti与Craighero在恒猴大脑中偶然发现。MNS分布于不同的脑区，构成MNS系统，MNS系统被认为是在认知神经科学中的重大突破，其代表人类大脑在进化过程中的一个重要特征。研究证明，人类大脑MNS系统主要包括两部分，分别称为顶额镜像系统和边缘镜像系统，前者主要存在于前运动皮质腹侧、中央前回下部、额下回后部、顶下小叶头部、

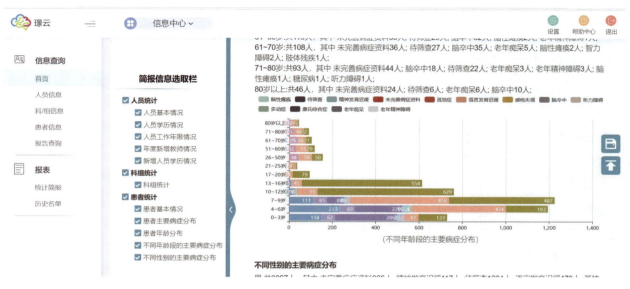

图 5-3-13　机构信息统计

颞中回等区域；后者主要存在于前扣带回、前额叶皮质、岛叶及杏仁核等区域。不同区域的 MNS 可能有不同的功能，额下回后部、顶下小叶头部及颞中回的 MNS 可能与感知、理解动作有关，躯体感觉区的 MNS 可能与触觉感知有关，前扣带回和岛叶中后部的 MNS 与疼痛感受有关，杏仁核的 MNS 可能与恐惧的感受相关。MNS 疗法的作用机制可能是通过 MNS 系统的激活来促使大脑发生可塑性改变和功能重组，进而促进受损的功能恢复。

随着康复医学的发展，动作观察、运动想象、动作模仿及运动学习已经成为运动、言语、认知功能康复的重要策略，很多新的康复疗法如动作观察疗法、运动想象疗法、镜像疗法、虚拟现实疗法，以及脑 - 机接口技术等正是基于这些策略。这些新的康复疗法通过激活 MNS 系统来促使大脑发生可塑性改变和功能重组，进而促进脑卒中后功能障碍的恢复。语言、感知、学习记忆是大脑的高级认知活动，对 MNS 系统的研究为人类在动作理解、意图、心智、语言、模仿学习、共情、运动记忆等认知问题的理解方面，提供了一个新的视角和突破点。大脑重要的认知、语言功能区如额下回后部 Broca 区、腹侧前运动皮质、下顶叶、颞上沟皮质区，也

是 MNS 系统的主要分布区域。人类 MNS 系统在动作观察与执行模式上至关重要，因此对脑卒中后认知、言语的治疗具有重要意义。MNS 系统提供了一种能很好地统一动作感知与动作执行的观察与执行匹配机制，这种观察与执行匹配机制在动作观察、动作理解、动作模仿、运动想象、运动学习等过程中起重要作用，而这些神经生理学过程又极大地影响着运动学习进程，在运动学习中通过动作观察、意图理解等激活 MNS 系统而发挥作用，可以支持脑卒中后认知功能、语言功能障碍的重新学习。动作观察疗法被认为可诱发储存在人脑中类似动作的再现，诱发正在进行动作的模仿，动作观察可导致脑组织的变化，在学习运动技能时通过 MNS 系统自激活来促使大脑发生可塑性改变和功能重组，进而促进受损区域功能恢复。偏侧忽略是脑卒中后常见的认知障碍，其主要支配区域顶叶皮质亦是 MNS 系统区域。王伟等研究初步提示，进行手动作观察训练后，右顶下小叶 MNS 系统区域激活，并有助于改善左侧空间忽略注意认知障碍。Stefan 等研究提示，观察其他个体执行简单重复拇指运动可增强运动特殊记忆痕迹，进一步证明 MNS 系统可促进运动记忆的产生。脑卒中患者行动作观察时镜像脑

区出现的兴奋性，提示 MNS 系统有利于运动记忆的形成。因此，有可能提示 MNS 系统在认知功能恢复中发挥重要的作用。

六、病例分析

1. 病史与体查

患者王老师，男，58 岁，已婚，右利手，母语普通话，博士研究生导师。从事基础医学研究和管理，妻子也是教授，有一个儿子已婚，在外地工作。本人曾有过甲状腺瘤切除术史，因"右侧肢体无力伴言语不能 49d"入院。发病后经神经内科取栓和神经外科脑出血血肿腔钻孔引流术，口服抗凝药、抗心律失常药和对症治疗处理后生命体征平稳。现患者仍右侧肢体无力伴言语不能，转本院神经内科经进一步诊治后，家属要求转本科康复治疗。患者自起病以来精神、睡眠一般，食欲尚可，大小便正常，近期体重无明显变化。头部 MRI 平扫检查发现左侧基底节及放射区大片状低密度影，病区内及片状稍高密度影，大小 1.9~2.4cm，边界欠清，邻近脑实质受推压，左侧侧脑室受压边窄。

临床诊断：①心源性脑梗死伴出血转化（恢复期）；②肺栓塞；③心律失常（房颤）。

功能诊断：①右侧肢体偏瘫，Brunnstrom 偏瘫分级：软瘫期，手、前后臂 1 期，下肢 2 期；②认知障碍；③ Broca 失语。

专科查体：意识清，人物、时间及地点定向力尚可，但反应时间偏长，注意力尚可，容易疲劳，记忆力和计算力欠佳。自发言语少，言语欠流利，发音量小，构音欠清晰。无刻板音但有静默现象，有找词困难现象，不能达意的词语能自我意识到并尽量纠正，系列语言不能表达，信息量少；患者简单听理解尚可，应答多以点头或手势为主，简单一步指令尚可；复述能力一般，以两字名词为好，句子复述不能；命名能力欠佳，阅读理解好于听理解，朗读欠佳，听写只能写简单数字，所写文字欠工整但能辨认，书面能正确算出（100−7=？结果再减 7），

视理解优于听理解。

2. 初次评估

首次评估患者精神状态和注意力持续能力低、易疲劳，只能靠访谈和观察来完成 MMSE 问卷，简易精神状态量表（MMSE）检测 5/30 分，得分主要表现在定向能力，蒙特利尔认知评估量表（MoCA）检测不能配合。

诊断为重度认知功能损伤包括重度注意功能、记忆功能、执行功能损伤，轻度定向功能损伤，Broca 失语，视野正常。

3. 认知干预

依据 MMSE 和 MoCA 的评估结果来制订直接的治疗训练策略，汉语失语检查可以帮助找出障碍点，帮助制订直接的训练方案和间接干预措施。

4. 治疗目标

在 1 个月内的短期认知干预训练中，提高注意力的同时，强化定向力，把短期的记忆容量到三个数字广度，把一步指令的准确率提升至连续二步指令训练。中长期的治疗目标：把认知的功能恢复到中度损伤水平，实现由 BROCA 失语到运动性失语转化，通过训练使用辅助沟通器械来实现恢复部分损失的日常生活功能。

5. 干预方案

（1）直接干预方案：由于患者处于卧床状态，在床边运用图片等工具对患者进行定向、命名、加减计算和两部指令的训练，训练时间基于患者的精神维持状况。当患者能坐时，运用早脑计算机系统 ZM2.0 从初级水平开始训练。

（2）间接干预方案：规律的作息时间，为了使患者维持注意力完成训练，把认知训练安排在早上 9：00 前。布置家庭作业，要求家属拿生活照回忆过去的生活情境。把患者之前的工作内容和业余爱好融入训练题目。

6. 各干预训练后的评定结果

数据提示经干预训练后患者从重度到中度认知障碍的转变。

表 5-3-1　简易精神状态量表（MMSE）

时间		15/9/2017	11/10/2017	9/2/ 2018	11/7/2018
功能	分数范围	得分	得分	得分	得分
定向力	0~10	5	4	8	9
记忆力	0~3	0	1	2	2
注意力和计算力	0~5	0	2	1	5
回忆	0~3	0	0	0	0
语言能力	0~9	0	5	4	4
总分	30	5	12	15	20

表 5-3-2　蒙特利尔认知评估量表（MoCA）

时间			8/2/2018	16/7/2018	24/8/2018
功能		分数范围	得分	得分	得分
视空间 / 执行能力		0~5	1	3	2
命名		0~3	3	3	3
注意力	数字广度	0~2	2	0	1
	警觉性	0~1	0	0	0
100 连续减 7		0~3	1	3	3
语言	句子复述	0~2	0	1	1
词语流畅性	0~1		0	0	0
抽象		0~1	0	0	0
延迟记忆		0~5	1	0	1
定向		0~6	5	5	6
总分			13	15	17

7. 中期评估（2018 年 2 月 8 日）

简易精神状态量表（MMSE）检测 15 分；

蒙特利尔认知评估量表（MoCA）检测 13 分。

功能诊断：考虑认知障碍；汉语失语检查（ABC 检查）考虑介于 Broca 型失语模型。

功能障碍：

患者定向力、记忆力欠佳，注意力、计算力、语言能力、回忆能力、视空间执行能力、抽象能力较差。

患者简单听理解欠佳，简单指令欠佳，复杂听理解较差，复杂指令差。

患者复述能力欠佳，词复述欠佳，句复述差。

患者命名能力差。

患者阅读能力欠佳。

患者书写功能测试不配合。

患者平面空间能力可，透视空间能力不配合。

患者计算欠佳。

8. 训练内容

（1）定向力训练（图 5-3-14，5-3-15）

（2）记忆力训练（图 5-3-16，5-3-17）

（3）注意力训练（图 5-3-18）

（4）计算力训练：单位数到双位数的加减。

（5）复述能力训练：复述名人名言 5 个字左右，清晰复述 5 遍为止（图 5-3-19）。

（6）听理解：听是否训练，认知加工是否题 5 道，如果其回答错误则跟其讲解直至其理解题目（图 5-3-20）。

（7）听辨认训练，同音字让其听词语，选

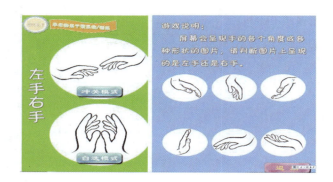

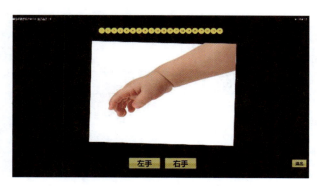

图 5-3-14　早老痴呆干预系统——左手右手

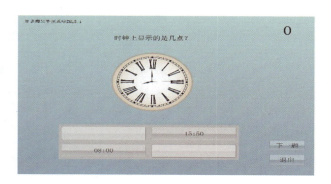

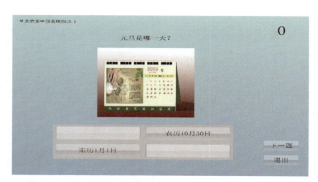

图 5-3-15　早老痴呆干预系统——综合定向

择正确的目标字，如果其选择错误，则让其用目标字组词（图 5-3-21）。

　　命名能力训练：动名词图片命名 3 张（图 5-3-22）。

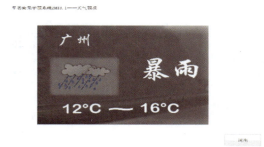

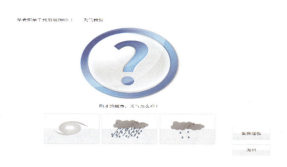

图 5-3-16　早老痴呆干预系统——天气预报

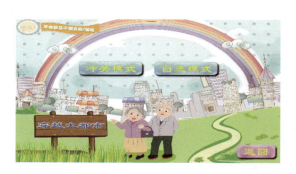

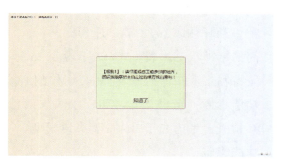

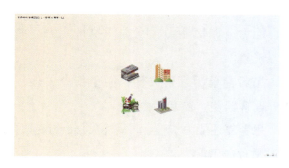

图 5-3-17　早老痴呆干预系统——穿越大都市

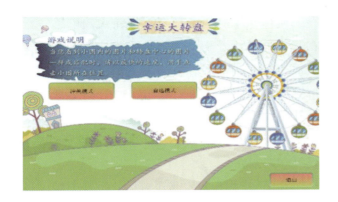

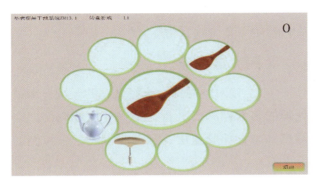

图5-3-18　早老痴呆干预系统——幸运大转盘

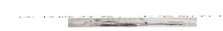

图5-3-19　复述能力训练

火灾逃跑时，遇到浓烟，应直立行走，是吗？

是　　否

图5-3-20　听是否训练

同形字
1.（盖）掩　淹　俺　庵
2.（肥）跃　沃　妖　袄

同音字
1.（纸）报　抱　暴　豹
2.（怪）其　奇　齐　祈

同义字
1.（秀）优　良　好　差
2.（丽）美　俊　帅　丑

图5-3-21　听辨认训练

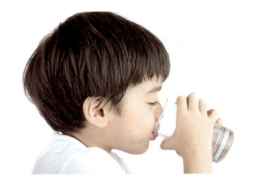

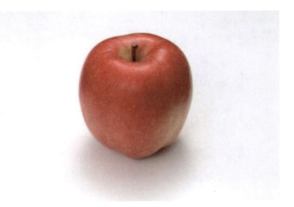

图5-3-22　命名能力训练

（9）朗读：读其感兴趣的新闻，如果有漏字、错字需强调

（10）加工转换训练：做三道题就转换题型。

9. 注意事项

训练正确率及反应速度受其状态和情绪影响较大，有同事和朋友来看望他后其情绪较好，注意力集中度和持续性好转，反应速度加快和正确率提高，但心情差就不想训练，或漫不经心，这时我们就要改为聊天式治疗，例如：生活内容，最近见过的朋友近况等。

10. 后期评估（2018年7月16日）

简易精神状态量表（MMSE）20分，蒙特利尔认知评估量表（MoCA）14分。

（1）功能诊断：考虑认知障碍；汉语失语检查（ABC检查）考虑介于Broca型失语和经皮质运动性失语模型。

（2）功能障碍：

患者定向力、记忆力良好，计算力可，注意力和视空间执行能力欠佳。语言能力、回忆能力、抽象较差。

患者简单听理解欠佳，简单指令可，复杂听理解差，复杂指令差。

患者复述能力较差，词复述可，句子复述较差。

患者命名能力不良。

患者阅读能力不良，根据数据考虑患者有中度形、音、义失读。

患者书写能力差。

患者平面空间能力欠佳，透视空间能力差。
患者计算欠佳。

七、高压氧疗法

（一）概念

简单来讲，高压氧疗法（hyperbaric oxygen，HBO）是指在超过 1 个大气压的环境下吸纯氧，通过增加氧气在血液中的溶解度来治疗相关疾病的方法。

（二）HBO 改善脑血管病认知障碍的作用机制

研究表明，HBO 对 CVDCI 患者的康复具有确切疗效（图 5-3-23）。Vehkamp 等研究证实，高压氧能抑制脑缺血后的炎症反应和细胞凋亡，可调节细胞内一氧化氮的生成，提高抗氧化酶活性，清除自由基，减少再灌注对脑组织的损伤，从而起到神经保护作用。也有研究发现高压氧治疗可以通过促进微管相关蛋白 -2、神经胶质原纤维酸性蛋白、脑红蛋白的表达，增加细胞树突修复能力，从而增加脑梗死灶周围神经组织的可塑性。还有学者认为，高压氧可通过热休克蛋白 70、硫氧还原蛋白还原酶的超表达来改善脑损伤的认知障碍。国内研究发现高压氧不但可以改善 CVDCI 患者认知能力，也可改善患者的远期神经功能及日常生活活动能力，提高患者的生活质量。

（三）治疗方法

（1）治疗时间窗：大量证据证明，高压氧在缺血性血管病的治疗中越早介入效果越好。在脑出血的治疗中，大多数学者主张出血后 2 周，病情稳定再开始治疗；如患者经积极脱水、抗感染、控制血压等处理后，病情稳定也可早期开始高压氧治疗。

（2）治疗压力：大多采用 1.6~2.0ATA，吸氧时间 60min。

（3）疗程长短：高压氧治疗每日 1 次，每 10 天为 1 个疗程，连续 2~3 个疗程，休息 1 周后再开始 1~2 个疗程治疗。

（四）禁忌证

（1）绝对禁忌证：未经处理的气胸，未经处理的多发性胸骨骨折，胸壁开放性创伤，空洞型肺结核伴咯血史，视网膜剥离，未控制的内出血。

（2）相对禁忌证：如有以下合并症时，不可以行高压氧治疗，但原发病严重，且高压氧治疗特效，经医生评估后判断，谨慎使用高压氧治疗。如鼻炎、鼻息肉、咽鼓管堵塞、高热，血压超过 160/100mmHg、精神分裂症、癫痫大发作、严重肺气肿、肺大泡、早期妊娠（6 个月以内）、月经期等。

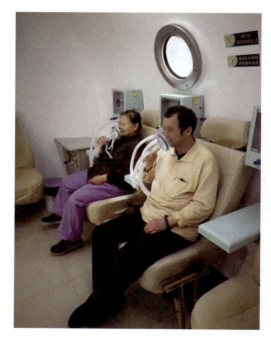

图 5-3-23　高压氧治疗 CVDCI

八、非侵入性脑刺激技术

（一）经颅磁刺激

1. 概念

经颅磁刺激（transcranial magnetic stimulation，TMS）是一种能够无创地在大脑中产生局部刺激的方法，此方法是非侵入性地产生无痛感应电流激活大脑皮质，改变大脑生理过程，通过不同的调节方式进行感觉调节，促进或抑制认知功能和行为表现。TMS有三种类型的作用模式：单脉冲sTMS、双脉冲pTMS和重复性rTMS。TMS的原理是在放置于头部上方的线圈中通入脉冲电流，进而在线圈周围产生脉冲磁场，脉冲磁场在脑实质内产生感应电流，从而刺激相应的脑神经元（图5-3-24）。rTMS一般刺激频率在1Hz（1/s）或以下为低频，可以产生皮质抑制作用，而1Hz以上为高频，可以提高皮质兴奋性。通过改变rTMS的具体治疗参数刺激大脑皮质，影响大脑的代谢和神经电生理活动，从而对人的大脑皮质产生兴奋或抑制电活动，也可以引起长时程的皮质可塑性调节，从而对脑血管病认知障碍患者起到治疗作用。

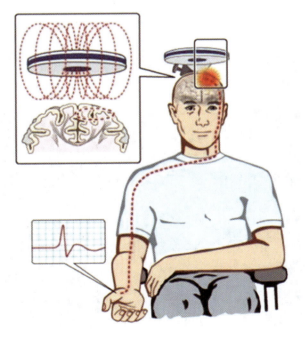

图 5-3-24　经颅磁刺激治疗原理

2. 改善脑卒中后认知障碍的作用机制

脑损伤后，受损区域神经元的兴奋性降低可能导致了认知功能整个环路的状态低迷或者对其他神经元调节作用的丧失，从而产生了功能受损的表现，同时这也可能是导致别的非特定性皮质区域不能进行代偿的原因之一。重复经颅磁刺激（rTMS）除了能够通过调节大脑皮质兴奋性，改善脑血流和代谢，维持离子平衡以外，还可以通过促进突触调整和重塑、抑制细胞程序性死亡、影响多种神经递质的传递以及基因表达水平等机制干预皮质功能网络的重建，因此对于改善认知障碍有一定的效果（图5-3-25）。国外研究发现，rTMS可提高健康受试者完成记忆任务，高频rTMS对工作记忆及短暂记忆有促进作用。Fabre等临床研究发现rTMS有助于促进脑梗死后学习记忆功能的恢复，他用rTMS对血管性抑郁患者的左侧前额叶皮质进行刺激，并评估治疗效果，2周后发现患者在抑郁状态改善的同时，言语流畅性和视觉空间记忆也得到改善。

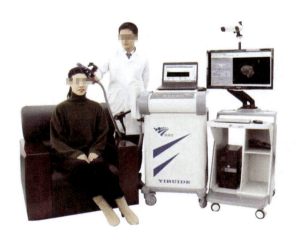

图 5-3-25　经颅磁刺激治疗脑卒中后认知障碍

3. 治疗技术方案

（1）记忆：研究表明，高频rTMS作用于左侧和右侧前额叶皮质区可改善联想记忆。Cotelli采用高频rTMS刺激左侧顶叶持续2周，每天1次，轻度认知障碍患者面貌和名字关联性记忆得到改善。

（2）注意力：视觉－注意选择性抑制被认为是由大量神经元介导的，相互有内在联系或相互竞争的。有研究表明，在额叶眼区予以TMS，即使在受试者闭眼的情况下，仍可激活包括视皮质在内的神经环路。

（3）执行功能：以前的临床和神经影像学研究认为左侧前额叶背外侧皮质区（dorsolateral prefrontal cortex，DLPFC）与执行功能有关，如分类、高级命令、处理干扰等。背侧的额叶—纹状体回路也被认为与执行功能有关，比如任务的计划，用TMS治疗这些部位改善执行功能有待研究进一步证实。

4. 禁忌证

对于TMS/rTMS唯一的绝对禁忌证是靠近线圈刺激部位有金属或电子仪器，例如电子耳蜗、脉冲发生器、医疗泵等体内置入体，这些设备有被损坏的风险。除此之外，有诱导癫痫发作的风险或不确定的风险，因此有癫痫病史的患者慎用。

（二）经颅直流电刺激

1. 概念

经颅直流电刺激（transcranial direct current stimulation，tDCS）是在认知增强领域应用越来越广泛的一种非侵入性的神经调节技术。与其他非侵入性脑刺激技术和经颅磁刺激不同，tDCS不是通过阈上刺激引起神经元放电，而是通过调节神经网络活性而发挥作用。刺激方式包括3种：阳极刺激、阴极刺激和伪刺激。阳极刺激通常能增强刺激部位神经元的兴奋性，阴极刺激则能降低刺激部位神经元的兴奋性。经颅直流电刺激将两个橡胶电极（约为$25\sim35cm^2$）贴于头皮，微弱的电流（$1\sim2mA$）可以从阳极流向阴极，改变膜对离子和较大分子的通透性，诱导电流经过区域中神经元的冲动频率发生改变。阳极经颅直流电刺激刺激区域神经活性增加，阴极刺激区域的神经活性减少，从而改善患者的认知功能。

2. 改善CVDCI的作用机制

经颅直流电刺激在CVDCI患者中有很大的应用前景，阴极经颅直流电刺激可以用来抑制脑血管病急性谷氨酸能神经元的过度兴奋，减轻神经元功能异常导致的认知障碍；经颅直流电刺激还可以抑制过度的Ca^{2+}内流增加，减轻细胞毒作用的恶性循环。同时，在经颅直流电刺激刺激作用过后，大脑皮质M1区的兴奋性逐渐增强，提示CVDCI患者的运动障碍得到改善。鉴于以上优势，将经颅直流电刺激技术应用到CVDCI患者的康复进程中，可提升CVDCI患者恢复期的生活质量。

3. 治疗技术方案

经颅直流电刺激能够改善视觉、运动、感觉、记忆功能。11项包括年轻人和老年人的研究证明，经颅直流电刺激可以恢复受损的运动功能和认知功能。在关于健康成年人的研究中，针对双侧后顶叶皮质的阳极、阴极经颅直流电刺激均能够提高视觉工作记忆的精准度，而只刺激右侧后顶叶皮质时，则只有阴极经颅直流电刺激且作用于基线认知功能低者的情况下能够改善视觉工作记忆。经颅直流电刺激对于健康老年人认知功能下降的改善作用提示经颅直流电刺激可能具有预防健康人群认知功能下降的作用，有望成为防治未病的有效手段。在认知障碍早期，经颅直流电刺激有延缓认知障碍的作用（图5-3-26）。

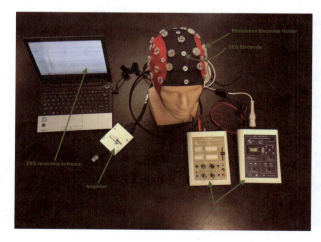

图5-3-26　经颅电刺激工作原理示意图

ANDRE 等对于轻度 CVDCI 患者的研究显示，对患者左侧背外侧前额叶皮质进行 4 个疗程（每个疗程 20min）2mA 的阳极经颅直流电刺激有助于患者视觉短时记忆、语言工作记忆、执行功能的改善。经颅直流电刺激对于脑卒中后失语症状有改善作用，包括语言理解、语句流畅性和命名准确性的改善。此外，经颅直流电刺激可以改善脑卒中后半侧空间忽视的症状。一项比较经颅神经磁刺激与经颅直流电刺激作用的研究中，在脑卒中后患者的健侧初级运动皮质给予 5Hz 的重复经颅磁刺激与 1mA 的经颅直流电刺激（20min），均能显著增加患者大脑皮质的兴奋性，并且这种影响能够持续至少 1 h，且其对运动诱发电位的影响无统计学差异。也有学者认为，在脑卒中后患者的康复训练中，虽然经颅神经磁刺激和经颅直流电刺激均能起到促进作用，但经颅直流电刺激更具优势。

4. 禁忌证

绝对禁忌证同 TMS，即靠近线圈刺激部位有金属或电子仪器，例如电子耳蜗、脉冲发生器、医疗泵等体内置入体，这些设备有被损坏的风险。因为 tDCS 不直接诱发动作电位的产生，故没有引发癫痫发作的危险性。

（严国强　高呈飞）

第四节　中医传统治疗

一、概述

（一）历史沿革

脑血管病认知障碍在古代中医文献里属于"呆病""痴呆"范畴，关于此病的描述散见于"呆证""善忘""郁证""文痴""癫证"等病证中。《左传》有记载："不慧，盖世所谓白痴"，晋《针灸甲乙经》以"呆痴"命名，唐·孙思邈在《华佗神医密传》中首载"痴呆"病名，前人在中风与痴呆的因果关系方面也早有认识，《灵枢·调经论》曰"血并于上，气并于下，乱而善忘"，

《临证指南医案》中指出"中风初起，神呆遗尿，老人厥中显然"。《杂病源流犀烛·中风》进而指出："有中风后善忘"，是中医较早有关脑血管病认知障碍的记载。

（二）病因病机

脑为髓海，是精髓和神明汇集发出之处，又称为元神之府。《素问·五藏生成》说："诸髓者，皆属于脑"，说明脑髓足则脑的功能正常。清代王清任在《医林改错·脑髓说》中提到："小儿无记性，脑髓未满；高年无记性者，脑髓渐空。"说明老年人肝肾亏虚，以致脑髓失养，是致病的主要原因。肾虚精亏，髓海失充是脑血管病认知障碍的发病基础。本病虚者多因脑髓空虚，气血不足，导致脑减髓消，脑髓失养，神机失用；实者多见痰浊蒙窍，瘀阻脑络或心肝火旺，终致神机失用而致痴呆。

1. 精足则髓足，髓足则脑充

肾主藏精，为先天之本，肾所藏之精是人体形成、生长、发育的物质基础，同样髓海的形成也有赖于肾精的化生。《素问·金匮真言论》曰："夫精者，生之本也"；《灵枢·经脉论》亦云："人始生，先成精，精成而脑髓生。"《中国国药汇海》所谓的："精足则髓足，髓足则脑充。"脑的正常生理功能也依靠肾所藏之精气的充盛，即所谓的"脑为髓海，髓海有余，则轻劲多力，自过其度。"《重庆堂随笔》也有"盖脑为髓海，又名元神之府，水足髓充，则元神精湛而记忆不怠矣"的记述。这些都充分说明了肾中之精气既是大脑生成的物质基础，又是脑行使"元神之府"功能的根本保障。

2. 肾虚则髓海空，髓空则智不足

《灵枢·海论》的"髓海不足则脑转耳鸣，胫酸眩冒，目无所见，懈怠安卧"等脑功能失常症状。历代医家对肾虚髓海空虚所致的病理现象十分重视，著述颇多。王清任《医林改错》言："高年无记性者，脑髓渐空"，"年高肾虚，髓海空虚，发为呆病"；唐容川在《内经精义》

中说："事物所以不忘,赖此记性,记在何处,则在肾经。以肾生精化为髓,而藏于脑"。《医学心悟》所谓:"肾主智,肾虚则智不足";《医方集解·补养之剂》进一步解释说:"人之精与志皆藏于肾,肾精不足则志气衰,不能上通于心,故迷惑善忘也"。故治疗时,认知障碍与肾精、髓海的空虚密切相关。

3. 瘀阻脑络、痰浊蒙窍、心肝火旺、气血亏虚是血管性认知障碍发病的关键

(1)瘀阻脑络:近年有关络病学说的研究也提示络脉病变的实质是虚、瘀、毒互结。而血阻于络,元府失养,神机失聪;瘀血充于脑,浊而不清,杂而愚钝。《证治准绳》也提出:"瘀血在上,令人健忘";或因中风、脑部外伤后,淤血内阻,痹阻脑络,脑髓失养,神机失用,而发痴呆。

(2)痰浊蒙窍:《石室秘录》中指出:"痰气最盛,呆气最深",并认为"治呆无奇法,治痰即治呆也"。多食肥甘厚味,脾失健运,气不化津,津液不化,反聚湿生痰;或七情所伤,肝气久郁,木郁克土;或久病积劳,脾失健运,聚湿生痰,上扰清窍,脑髓失聪,则形成痴呆。

(3)心肝火旺:年老精衰,髓海渐空。若烦恼过度,情志相激,水不涵木,肝郁化火,肝火上炎,或水不济火,心肾不交,心火独亢,扰乱神明,发为痴呆。

(4)气血亏虚:年迈久病,损伤于中,或情志不遂,木郁克土,或思虑过度,劳伤心脾,或饮食不节,损伤脾胃,导致脾胃运化失司,无以健运水谷,气血无以化生,气血不足不能上荣于脑,神明失养则发为痴呆。

4. 病位在脑,与心、肝、脾、肾功能失调相关

本病病位在脑,基本病机是"髓海空虚,清窍阻闭。"病理特点是本虚标实,虚以肾精亏虚、气血虚为主,标实者,以瘀血、痰浊、火邪为病理产物。

(1)心主神明,认知障碍属神志的异常,

《素问·灵兰秘典论》云:"心者,君主之官,神明出焉"。《灵枢·邪客》云:"心者,五脏六腑之大主,精神之所舍也";因心脑共为神明之府,络、脉相通,且精血同源,两处神明之伤可互相累及。宋·《太平圣惠方·补心益智及健忘诸方》指出:"夫心者,精神之本,意智之根"。宋·《和剂局方·预知子丸》中认为:"心气不足,志意不安,神情恍惚,语言错忘,健忘少睡"。故心功能失调亦与认知障碍相关。

(2)肝主疏泄,具有疏通、畅达全身气机,促进精血津液的运行输布的作用。精、气、血、津液运行,输布,升降环流有度,则脑有所养,脑髓充盈。肝气疏泄功能正常,则气机调畅,气血和调,情志舒畅有利于心神内守。

(3)脾主运化,具有把饮食水谷转化为水谷精微和津液,并吸收、转输到全身各脏腑的作用。脾运化功能正常,则精气血生化充足,脑髓得以濡养。若脾失健运,痰浊内生,上扰清窍,则神机失用。

(4)肾藏精,肾精化髓,上通于脑,肾精充盛则脑髓充满,精力充沛,思维敏捷。若肾精亏虚,则出现呆钝、善忘、言行迟弱等症。

二、中医治疗

(一)中药辩证治疗

血管性认知障碍的治疗以补虚泻实为原则。对髓海不足、肝肾亏损、脾肾两虚之证,宜培补先天、后天,以冀脑髓充盈,化源得滋。凡心肝火旺,痰浊阻窍,气滞血瘀者,当清心火,化痰行滞,疏肝解郁,以冀气充血活,窍开神醒。

1. 髓海不足

主证:头晕耳鸣,倦怠思卧,神情呆滞愚笨,记忆减退,思维能力降低,定向力障碍,半身不遂,肢体不用,步履艰难,言语謇涩,齿枯发焦,骨软痿弱,舌质淡红,脉沉细,两尺无力。

治法:填精补髓,开窍醒神。

方药：补髓益智汤加减。

灵芝 15g，人参 9g，鹿角胶 9g（烊化），龟板胶 9g（烊化），黄精 10g，红景天 10g，熟地黄 12g，炙淫羊藿 9g，女贞子 10g，丹参 12g，地龙 9g，当归 10g，山茱萸 15g，山药 15g，紫河车 20g，五味子 8g，续断 15g，骨碎补 15g，金狗脊 10g，石菖蒲 15g，远志 10g。每日一剂，水煎服。

方解：方中重用灵芝补气养血，人参大补元气兼助补血之效，二药大补气血而养神增智。鹿角胶温补肝肾、益精养血，龟板胶滋阴补肾养血，二药一偏阳，一偏阴，共用以补肾填精、生髓健脑，黄精补气养血滋阴，红景天补气养血并能活血，熟地黄滋阴养血补益心肾，炙淫羊藿、女贞子一温一凉，共起益肾填精之效，丹参活血化瘀，地龙通经活络，当归活血补血，三七化瘀补气，五味子、石菖蒲、远志均有开通心窍清窍、豁痰醒神益智之效，茯苓健脾化湿安神，紫河车、骨碎补、金狗脊益肾强骨。

加减：若头晕耳鸣，毛发枯焦较甚者，加首乌 15g、黄精 30g 以补肾精；若腰膝酸软明显者加桑寄生 15g、续断 12g 以壮腰膝；若心慌心悸，神思不敏，夜寐不安者，加枣仁 20g、茯神 15g、柏子仁 15g、玉竹 15g 以补心养脑安神。

2. 脾肾两虚

主证：表情呆滞，沉默寡言，记忆减退，失认失算，口齿含糊，伴腰膝酸软，肌肉萎缩、食少纳呆，少气懒言，腹痛喜按，流涎、泄泻，或四肢不温，舌质淡苔白，舌体胖大，脉沉细弱，双尺为甚。

治法：健脾补肾，益气生精。

方药：还少丹加减。

熟地 20g，枸杞子 15g，山萸肉 12g，肉苁蓉 12g，远志 10g，巴戟天 12g，小茴香 6g，杜仲 15g，怀牛膝 15g，楮实子 15g，茯苓 15g，山药 20g，大枣 7 枚，五味子 10g，石菖蒲 15g。每日一剂，水煎服。

方解：方中熟地、枸杞子、山萸肉滋阴补肾，肉苁蓉、巴戟天、小茴香助命火补肾气，楮实子、怀牛膝补益肝肾。还用茯苓、山药、大枣益气健脾而补后天，菖蒲、远志、五味子交通心肾而安神。

加减：气虚明显者，症见气短乏力，自汗，倦怠，加黄芪 20g，党参 15g，陈皮 10g 益气健脾；阳虚明显，面色㿠白，形寒肢冷较甚者，加淫羊藿 12g、补骨脂 15g 以温肾助阳；阳虚及阴，症见舌淡红、脉沉细者，加黄精 20g、制首乌 30g、石斛 15g，以滋养脾肾之阴；形体消瘦、骨肉痿弱、精血亏虚较甚者，加鹿角胶 15g、龟甲胶 20g（先煎）以滋补精血。

3. 肝肾亏损

主证：头晕目眩，耳鸣耳聋，腰膝酸软，颧红盗汗，平素沉默寡言，肌肤不荣，筋惕肉瞤，面色憔悴，两目无神，神情呆钝，形体消瘦，肌肤甲错，关节屈伸不利，四肢麻木，舌红少苔，脉细弦数。

治法：滋补肝肾，安神定志。

方药：左归丸合加味定志丸加减。

生熟地（各）20g，当归 12g，枸杞子 15g，龟甲 20g（先煎），阿胶 15g（另烊），丹参 15g，白芍 12g，炒枣仁 15g，柏子仁 15g，茯苓 15g，石菖蒲 10g，远志 8g，生龙骨 30g（先煎），生牡蛎 30g（先煎），珍珠母 20g（先煎）。每日一剂，水煎服。

方解：方中生熟地、枸杞、龟甲、阿胶滋补肝肾；当归、白芍养肝补血；丹参清血中郁热而除心烦；炒枣仁、柏子仁、茯苓养心安神；石菖蒲、远志化痰开窍，宁心安神；生龙骨、生牡蛎、珍珠母重镇安神。

加减：若阴虚内热明显者，加丹皮 12g、地骨皮 12g、知母 12g、黄柏 12g、青蒿 10g 以清虚热；肝血不足明显者，可用六味地黄丸加制首乌 30g、鸡血藤 30g 补血养肝；大便秘结，口干口渴咽燥者，加肉苁蓉 12g、桑葚子 15g、花粉 12g 养阴润燥通大便；若头晕耳鸣较著者，血压偏高者加磁石 20g、杜仲 15g、怀牛膝 12g

潜镇虚阳，以止眩晕；若见手足瘼疯或肢体麻木抽动等阴虚风动者，加钩藤15g、天麻15g、石决明20g镇肝熄风；若心慌心悸，善惊多梦，夜寐不安，舌红少苔，脉细数，由心肝火旺引致者，加百合15g、黄连10g、连子心5g、茯神15g等清心安神。

4. 心肝火旺

主证：神情紧张，声高气粗，坐卧不宁，头晕头痛，目赤心烦，咽干舌燥，多言易怒，躁动不安，大便干结，小便短赤，舌红苔黄，脉弦滑数。

主症：烦躁易怒，神情紧张，声高气粗，头晕头痛，目赤心烦，坐卧不宁，咽干口苦，大便干结，小便短赤，舌红苔黄，脉弦滑数。

治法：疏肝泻火，镇心宁神。

方药：龙胆泻肝汤合清新莲子丸加减。

龙胆草6g，黄芩9g，黄连9g，石莲子9g，山栀子9g，泽泻12g，当归8g，生地黄20g，柴胡10g，地骨皮9g，麦门冬9g，地骨皮9g，车前子9g，甘草6g。

方解：本方用于心肝火旺实证，临床应用以烦躁易怒，头痛目赤，咽干口苦，舌红苔黄，脉弦滑为辨证要点。方中龙胆草大苦大寒，既能清利肝胆实火，又能清利肝经湿热，故为君药。黄芩、黄连、山栀子苦寒泻火，燥湿清热，石莲子清心火，共为臣药。生地黄、地骨皮、麦门冬、当归滋阴退虚热，泽泻、车前子、茯苓渗利水湿，使心热肝火从下行从小便而解；甘草调和诸药，共为佐使药。

加减：若大便秘结，急易怒，多言，语言颠倒，躁动不安，歌笑不休，秽洁不分，可用磁石滚痰丸加减泻火逐痰；若口干咽燥，喜饮水者，加石斛10g、花粉15g以滋阴清胃止渴；夜寐不安者，加夜交藤15g、茯神15g、枣仁20g养心安神。

5. 痰浊阻窍

主证：神志昏蒙，语言错乱，或哭笑无常，喃喃自语，或缄默不言，倦怠思卧，脘腹胀痛，痞满不适，食欲欠佳、口角流涎，头重如裹，舌质淡，苔白厚腻，脉濡滑。

治法：化痰降浊，开窍醒神。

方药：黄连温胆汤加减

胆南星15g，陈皮10g，石菖蒲15g，竹茹15g，陈皮10g，远志8g，益智仁15g，白术15g，云苓12g，半夏12g。每日一剂，水煎服。

方解：本方用半夏、胆南星、陈皮、竹茹化痰降浊，白术、云苓培补中气；菖蒲、远志以开窍醒神。

加减：若脾虚明显者，重用党参30g、白术20g，再加黄芪20g、山药15g、麦芽10g、砂仁6g（后下）等健脾益气、调中助运之品；若嗳气、腹胀、纳呆，加莱菔子15g、木香10g枳壳15g以理气宽中消胀；若时时泛吐痰涎，口淡无味舌苔厚腻较著者，加藿香12g、砂仁15g、厚朴15g、薏苡仁20g等芳香化湿。

6. 气虚血瘀

主证：神情呆滞，智力减退，少气懒语，善忘易惊恐，思维异常，行为怪癖，口干不欲饮，或肢体麻木不遂，肌肤甲错，双目黯晦，舌质黯或有瘀点瘀斑，脉细涩。

治法：益气活血，开窍醒脑。

方药：补阳还五汤加减。

黄芪（生）60g，灵芝15g，人参10g，桃仁10g，红花10g，赤芍15g，川芎10g，当归10g，地龙10g，女贞子10g，水蛭10g，三七粉3g（冲服），生姜3片，葱白2枚，大枣4枚，酒一盅。每日一剂，水煎服。

方解：本方用灵芝、人参补气养血，桃仁、红花、赤芍、川芎活血化瘀药为主；配用酒、葱白、生姜通阳宣窍；地龙、女贞子兼能清瘀血所生之虚热及肝风所化之实火，使痉解神志定宁。

加减：如久病气血不足，加当归10g、熟地15g、黄芪20g以补血益气；如久病瘀血化热，常致肝胃火逆，而见头痛、呕恶等症，加钩藤15g、菊花15g、夏枯草12g、竹茹15g等清肝和胃；若见肝郁气滞者，加柴胡15g、枳实10g、香附

10g 疏肝理气以行血；初得半身不遂，依本方加防风 3g，服四五剂后去之；如已病两三个月，前医遵古方用寒凉药过多，加附子 12~15g；如用散风药过多，加党参 10~15g。

（二）针灸治疗

中医认为头为"诸阳之会""清阳之府"，五谷精微、六腑清气皆上注于脑，髓海不足是脑血管病认知障碍的本质，所以针灸治疗脑血管病认知障碍取穴以头项部为主，配合四肢的腧穴。根据标本施治的原理，头部在上的为"标"，是经气结聚和弥散的地方，针刺头面腧穴，可疏通经络，调节气血。四肢部在下的为"本"，是经络之气，始生始发之地，针刺四肢部腧穴，可调节根本，恢复全身经络气血，则症状得以缓解。因本病病位在脑，故取穴以头部为主，如百会、四神聪、风池等为主以改善脑部症状，伴随症状多取四肢部腧穴如上肢的曲池、合谷、肩髃等，下肢取足三里、阳陵泉、三阴交等，以改善半身不遂症状。

1. 头针

根据脑血管病认知障碍的特点，头针主穴选用较多的是百会、四神聪、风池。

（1）操作方法：仰卧位，常规消毒后，选用 0.30mm × 25mm 毫针进行针刺，针刺百会、四神聪时针与头皮成 15° 角刺入头皮，深度以达到帽状腱膜下以针下有松软感为宜，得气后接鑫升牌低频脉冲治疗仪 G6805-Ⅰ型电针仪，选用疏密波，频率为 10~26/min，强度以患者舒适为度，留针 20min。每日 1 次，10 次为 1 个疗程。

（2）作用机制：百会穴是督脉腧穴，督脉通于脑，同时足太阳膀胱经也会于百会穴并由此入络脑。百会具有醒神开窍、活血祛瘀、升阳固脱的作用。有研究表明，针刺百会穴可改善患者脑部的血流动力学、血氧饱和度、脑血流量，能调节大脑皮质中枢生物电活动，促进脑组织功能的恢复，从而改善脑血管病认知功能。

四神聪为经外奇穴，为治疗神志病的特殊穴位之一，位于巅顶，为阳气之位，前后一穴在督脉循行线上，左右一穴旁及足太阳经，针刺四神聪具有补益元阳，益脑安神的作用。在长期大量临床研究中也证明针刺四神聪具有活化大脑皮质细胞的作用，使患者的认知功能得到一定程度的改善。

风池位于脑后，阳维脉与风府、哑门，督脉入络脑，脑为元神之府，因此风池穴可以治疗神志病，足少阳胆经在头部的区域较大，占头颅面积的 2/3，对脑的影响较大，具有醒脑开窍，益智明目，畅达少阳经气的作用，从而改善脑血管病认知功能。

2. 头皮针

取额中线、顶中线、顶颞前斜线（病灶侧）、顶颞后斜线（病灶侧）、颞前线（病侧）、颞后线（病侧）、后溪（双）、神门（双）。

操作方法：患者仰卧位，常规消毒后，取一次性 1.5 寸毫针行针刺治疗，针与头皮成 15° 角刺入头皮，深度以达到帽状腱膜下为宜，快速进针约 1 寸，稍行捻转，接通鑫升牌低频脉冲治疗仪 G6805-Ⅰ型电针仪，选 0.8~100Hz 连续波型，留针半小时，1/d，10 次为 1 疗程，疗程间休息 3d，共治疗 6 个疗程。

（2）定位

额中线：额部正中发际内，自发际上半寸，发际下半寸，共 1 寸（图 5-4-1）。主治神志病，头、鼻、舌、眼、咽喉病等，如神昏、失眠、头痛、鼻塞、目赤、咽痛。属督脉。

顶中线：在头顶部正中线，自百会穴向前 1 寸半，即百会穴至前顶穴（图 5-4-2）。主治腰腿足病症，如瘫痪、麻木、疼痛，及脱肛、阴挺、小儿遗尿、尿频、眩晕、头痛等。属督脉。认知障碍伴有腰腿足病症患者可加针刺顶中线。

顶颞前斜线：在头部侧面，从头顶正中线斜向头部侧面的一条斜线。贯穿督脉、足太阳膀胱经和足少阳胆经，即自前顶穴起，止于悬厘穴（图 5-4-3）。全线可分为 5 等分，上 1/5

治下肢瘫痪，中 2/5 治上肢瘫痪，下 2/5 治面瘫、运动性失语、流涎。此治疗线贯穿督脉、足太阳膀胱经和足少阳胆经。认知障碍伴有偏瘫、面瘫、失语可加针刺顶颞前斜线。

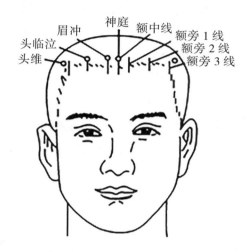

图 5-4-1　额中线、额旁 1 线、额旁 2 线、额旁 3 线

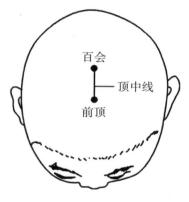

图 5-4-2　顶中线

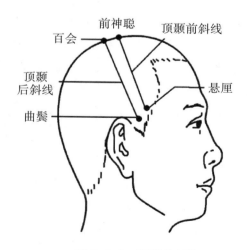

图 5-4-3　顶颞前斜线

顶颞后斜线：在头部侧面，从头顶正中线斜向头部侧面的一条斜线，位于顶颞前斜线之后，贯穿督脉、足太阳膀胱经和足少阳胆经，与顶颞前斜线相距 1 寸，即自百会穴起，止于曲鬓穴。全线可分为 5 等分，上 1/5 治下肢感觉异常，中 2/5 治上肢感觉异常，下 2/5 治头面部感觉异常。该线贯穿督脉、足太阳膀胱经和足少阳胆经。认知障碍伴有偏身感觉异常可加针刺顶颞后斜线。

颞前线：在头部侧面，颞部两鬓内，从额角下部向耳前鬓发处引一斜线，即自颔厌穴起，止于悬厘穴。归属足少阳胆经（图 5-4-4）。主治运动性失语、周围性面瘫、偏头痛等。认知障碍伴有运动性失语、周围性面瘫等症者，可加针刺颞前线。

颞后线：在头部侧面，颞部耳尖直上方。即自率谷穴起，止于曲鬓穴。归属足少阳胆经（图 5-4-4）。主治眩晕、耳鸣、耳聋、偏头痛等。认知障碍伴发有相关症状者，可加针刺颞后线。

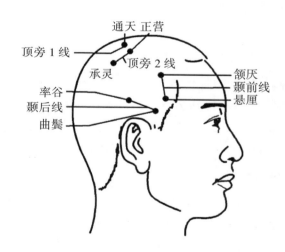

图 5-4-4　颞前线、顶旁 1 线、顶旁 2 线、颞后线

枕上正中线：在头枕部，为枕外隆凸上方正中的垂直线，即自强间穴起至脑户穴的连线。属督脉。主治眼病、腰痛、脊痛。

枕上旁线：在头枕部，与枕上正中线平行，并与之相距 0.5 寸处的直线。属足太阳膀胱经。主治同枕上正中线。

枕下旁线：在头枕部，为枕外隆凸下方两

侧2寸长的垂直线，即自玉枕穴至天柱穴。属足太阳膀胱经（图5-4-5）。主治小脑疾病引起的平衡障碍症状，后头痛等。

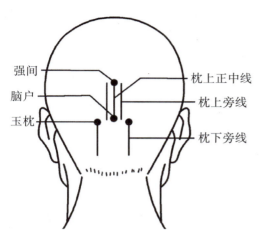

图5-4-5　枕上正中线、枕上旁线、枕下旁线

（3）作用机制：胆主决断，在精神思维活动中，具有判断事物做出决定的作用，《素问·灵兰秘典论》曰："胆者，中正之官，决断中焉"。多种精神意识异常，常可取胆经穴位论治。胆、脑同属奇恒之腑，胆为六腑之首，胆气和则诸脏安，继而气血津液则足，气血津液化生髓，髓充则脑充，脑充则耳聪目明。胆气不和则髓不充，则记性差，可见胆主决断与脑所主精神活动关系密切。故用于治疗认知障碍的头皮针穴位，多属足少阳胆经。

有研究表明，电针正常人顶中线、额中线和双侧额旁1线能提高双侧额叶、尾核、左侧扣带回和小脑的葡萄糖代谢。额叶位于大脑的前部，具有自身躯体感觉、视听感觉的功能。额叶皮质下三条主要环路与认知、情绪以及动机过程有关。尾核除参与运动行为调控外，还与学习记忆等脑的高级功能有关。扣带回属于边缘系统，是与情绪密切相关的一个脑内部位，参与情绪反应，特别是参与个体种系保存有关的行为反应、自主神经反应、躯体运动及痛觉的调节，病变时表现为情绪反应及欲望的降低。

有学者认为，在病变脑组织对应的头皮行针刺治疗，可调整相应大脑皮质功能，使病灶

局部脑血流量增加，有助于脑缺血区域侧支循环重新建立，从而改善病灶周围脑细胞缺氧缺血状况。

3. 头针结合体针

（1）主穴：头针取神庭、百会、四神聪、率谷、头维（双）、颞三针。

体针取双侧内关、神门、丰隆、三阴交 足三里、血海、膻中、中脘、气海。

随症配穴：痰浊上扰证加中脘、丰隆，肝肾不足证配悬钟、肾俞、神门，瘀血阻络证加膈俞、血海，气血亏虚证配气海、足三里。

辨证配穴：

①肾虚髓减：取肾经、肝经、脾经井穴（涌泉、隐白、大敦）、绝骨（又名悬钟）。

②心脾两虚：取心经、脾经、胃经井穴（少冲、隐白、厉兑）。

③痰浊阻窍：取脾经、胃经、胆经井穴（隐白、厉兑、至阴），丰隆。

④气滞血瘀：取胃经、肝经、胆经井穴（隐白、大敦）。

（2）操作：头针操作时，针与头皮成15°角刺入，斜刺1.0寸左右，行针使局部产生酸麻重胀感，以放射到整个头部为佳，调整毫针至无不适感。以上诸穴均留针30min，期间行针2次。每天1次，10次为一个疗程。

体针操作时，根据患者体型及穴位的解剖位置，针刺至适宜的深度。

具体如下：

内关：直刺0.5~1.0寸，注意勿刺伤正中神经。

神门：直刺0.3~0.5寸。

丰隆、三阴交、血海：直刺1~1.5寸。

足三里：直刺1~2寸。

膻中：平刺0.3~0.5寸。

中脘、气海：直刺1~1.5寸。

悬钟：直刺1~1.5寸。

肾俞：直刺0.5~1寸。

膈俞：斜刺0.5~0.8寸。

血海：直刺1~1.5寸。

涌泉：直刺 0.5~1 寸。

隐白：浅刺 0.1 寸。

大敦：浅刺 0.1~0.2 寸。

绝骨（悬钟）：直刺 0.5~1.5 寸。

少冲、隐白、厉兑、至阴：浅刺 0.1 寸。

（3）作用机制：针刺百会能起到疏通经络、活血祛瘀、调节平衡、醒脑开窍，使脑髓得气血充养而益智复聪。其机制可能是调节自由基自生系统和血红素氧化酶活性，抑制神经细胞凋亡，减少缺血对大脑超微结构的破坏，为改善模型大鼠的学习记忆能力提供了结构和功能上的保护。

有研究表明，电针百会穴，可使脑卒中后认知障碍患者的 P300 潜伏期缩短，波幅升高。P300 的潜伏期代表大脑对外界刺激进行分析、编码、识别的速度。波幅代表大脑信息加工时动员有效资源的程度。脑血管病认知障碍主要表现为 P300 潜伏期延长，波幅降低。针刺百会穴在改善脑卒中患者记忆功能的同时，左侧海马与右侧额下回、右侧额中回，右侧海马与左侧额中回、左侧额下回、左侧额上回以及左侧顶叶连接增加。而额叶、海马之间脑网络与记忆功能，尤其是工作记忆密切相关。

4. 醒脑开窍针法

醒脑开窍针：以"醒脑开窍、滋补肝肾为主，疏通经络为辅"，对缺血引起的痴呆有明确疗效，可显著改善患者心理功能、社会功能、躯体功能及生活状态。

（1）取穴：人中、内关（双侧）、三阴交（双侧）、四神聪、悬钟、太溪（双侧）。

（2）操作方法：局部消毒后，采用一次性毫针（规格 0.30mm×40mm）进行针刺治疗。水沟向鼻中隔方向斜刺 5~10mm，用重雀啄手法至眼球湿润或流泪为度；内关直刺 10~15mm，留针 10min；三阴交，采用提插补法，以患侧下肢抽动 3 次为度，留针 20min。每日治疗 2 次（上午及下午各 1 次），每周 6d，针刺 10 次为一个疗程。

（3）作用机制：有研究表明，经醒脑开窍针法治疗的非痴呆性血管认知障碍患者外周血中 CGRP 蛋白及 mRNA 升高，BACE1 蛋白及 mRNA 降低。其中血清中神经中枢血管舒张因子 CGRP 主要来源于神经末梢的释放，正常情况下在人体内浓度很低，其可降低神经元对缺氧的易感性，并防止神经细胞发生钙超载造成细胞凋亡。神经元损害蛋白标志物 BACE1 在人体内所有的组织中均有表达，但脑组织表达最高，血管性认知障碍患者血清中 BACE1 含量升高，且在早期认知障碍即可发生变化。当神经元细胞发生缺氧时，低氧诱导因子可增强与 BACE1mRNA 的结合，提高 BACE1 蛋白表达水平，而 BACE1 水平增高会导致更多的脑损害物质 β-淀粉样蛋白沉积，形成恶性循环。针刺使脑卒中患者外周血中血管内皮素含量下降，并可升高 CGRP 含量，改善患者血管舒缩功能，从而起到增加缺血半暗带供血的作用，提示针刺治疗具有扩张脑血管、增加神经元供血、改善神经细胞代谢的作用。

5. 五音疗法配合靳三针

五音疗法是以五行学说为核心，将角、徵、宫、商、羽五音分别与五行（木、火、土、金、水）、五脏（肝、心、脾、肺、肾）、五志（怒、喜、思、悲、恐）对应，用五种不同音调的音乐来治疗疾病的方法。

五音疗法配合靳三针、四神聪加大陵穴。

（1）操作方法：靳三针加大陵穴治疗取穴：颞三针取病灶侧，位置：耳尖直上发际上 2 寸为第一针，在第一针水平向前后各旁开 1 寸为第二、第三针；针法：针尖向下沿皮下平刺 1.2~1.5 寸。四神聪，位置：百会穴前后左右各旁开 1.5 寸；针法：针尖向外方斜刺 0.8~1寸。加双侧大陵穴，0.3mm×25mm 毫针，直刺 0.2~0.3 寸，施平补平泻手法。每日 1 次，每次 30min，每周 6d，针刺 10 次为 1 个疗程。

（2）常见五音疗法辨证分型

肝气郁结，选用角调：为春音，本调条畅

平和，助人入眠，有促进体内气机宣发和舒展的作用，如《春晖曲》《阳春白雪》《鲜花调》《满庭芳》。

肝郁脾虚，选用宫调：为长夏音，本调悠扬和谐，能促进全身气机稳定，调节脾胃功能，如《平湖秋月》《汉宫秋月》《渔舟唱晚》。

肝胆湿热，选用羽调：为冬音，属水，本调柔和透彻，发人遐想，启迪心灵，有清利肝胆之功效，如《百鸟朝凤》《塞上曲》《空山鸟语》。

阳虚，选用角调、徵调：两调结合可振奋阳气，增加人体活力，角调曲目有《江南好》《草木青青》《春风得意》，徵调曲目有《喜相逢》《蓝色多瑙河》《百鸟朝凤》。

阴虚，选用商调、羽调：商调入肺为水之上源，羽调入身为水之下源，商调曲目有《长清》《白雪》《黄河大合唱》，羽调曲目有《乌夜啼》《船歌》《塞上曲》。

气虚，选用宫调、商调、徵调：宫调曲目有《高山》《秋湖月夜》《阳春》等。

痰湿，选用角调。

湿热，选用宫调、羽调。

血瘀，选用角调、徵调。

气郁，选用角调、徵调；特禀质，选用宫调、商调。

将选定曲目保存于播放器中，音量调节适度，一般不超过 70dB，在安静的环境中，采用多首曲目交替播放模式，可边听边吟唱。在欣赏曲目时，需放松心情，宁心定志，并且声音要中正平和，相互谐调。根据患者的文化程度、年龄、兴趣爱好，选择适合的曲目。每日上、下午各 1 次，每次 30min，持续干预 3 个月。

6. 灸法

中风是人体在气血内虚的基础上，多因劳倦内伤，忧思恼怒，嗜食厚味及烟酒等诱发，以脏腑阴阳失调，气血逆乱，直冲犯脑，形成脑脉痹阻或血溢脑脉之外为基本病机。其病性为本虚标实，上盛下虚之证。标实不外乎风（肝风）、气（气逆）、血（血瘀）；本虚为气血不足，以阴虚、气虚多见，而肝肾阴虚水不涵木为根本。古人云"针所不为、灸之所宜""药之不及、针之不到，必须灸之"。中风引起的认知障碍，可选用灸法进行辅助治疗。有研究表明，艾灸百会穴可使大脑后动脉血流速度明显加快，血管阻力降低，脑血流量增加。

（1）艾条灸：艾灸疗法具有温补的效果，用艾灸疗法治疗中风后遗症可使人体内的元气更加充沛。用燃烧的艾条施于患者的穴位处，能使热量和能量通过穴位输入患者的体内，从而引起一系列的应激反应，起到调和阴阳、畅通气血、疏通脏腑、加速血液循环、提升机体免疫力的作用。

选主穴：百会、涌泉（单）。

配穴：肾虚髓空配太溪（单）、肾俞（单）、脾俞（单）、三阴交（单），痰浊阻滞配丰隆（单）、三阴交（单）、人中、风池（单），瘀血阻络配膏肓（单）、膈俞（单）、悬钟（单）、外关（单），肝肾阴虚配内关（单）、三阴交（单）、神门（单）、肝俞（单）、肾俞（单）。

操作：患者取仰靠座位，主穴采用灸法，取约 2cm 长艾卷一节，点燃艾柱，套入艾灸盒上，使艾灸燃烧端顶住灸盒的过滤网，注意患者的感受，直到艾柱烧完为止，打开灸盒，倒去艾灰，再次装艾柱再次灸，共 5 次即 5 柱艾柱，以患者感觉头部、颈部、背部腿部有热感和局部皮肤呈潮红，待艾灸实施完毕，取下艾灸盒。

（2）艾柱灸：中风中脏腑，神志恍惚，迷蒙，嗜睡，或昏睡，甚至昏迷，半身不遂。此时关元穴、气海穴用大艾柱灸法，神阙用隔盐灸法，直至四肢转温为止。

艾柱灸：将艾柱放在穴位上施灸。

隔盐灸：因本法只用于脐部，又称神阙灸，神阙穴能够生血祛瘀。用纯净干燥的精制食盐填敷于脐部，或于盐上再置一薄姜片，上置大艾柱施灸，如患者稍感灼痛，即更换艾柱。此法有回阳、救逆、固脱之功，但需连续施灸，不拘壮数，以待脉起、肢温、症候改善（图5-4-6）。

关元为任脉与足三阴经交会穴，灸之可扶助元阳；神阙为生命之根蒂，真气所系，配合气海可益气固本，回阳固脱。

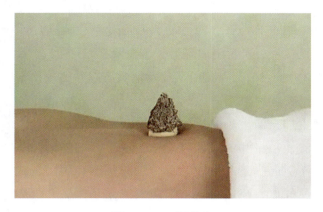

图5-4-6 隔盐灸

（3）温针灸

温针灸是针刺与艾灸结合应用的一种方法，适用于既需要针刺留针而又适宜艾灸的病症。

操作：针刺入腧穴，给予适当补泻手法而留针时，将纯净细软的艾绒捏在针尾上，或用一段长约2cm的艾条插在针柄上，点燃施灸，待艾绒或艾条燃尽后，除去灰烬，将针取出。每穴每次可施灸3~5次，施灸完毕再将针取出（图5-4-7）。

此法是一种简便易行的针灸并用方法，将艾绒燃烧的热力可通过针身传入体内，使其发挥针和灸的作用，达到治疗的目的。

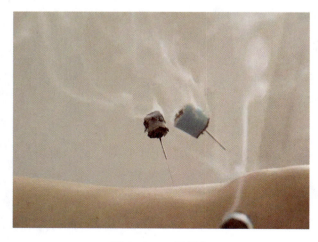

图5-4-7 温针灸

（三）耳穴

1. 耳穴贴压

此种耳穴贴压适用于脑血管病认知障碍患者。

取穴：选取肾、肝、神门、脑干4个穴位。医者用75%乙醇棉球局部消毒后，左手手指托持患者耳廓，右手用镊子夹取方块胶布，中心粘上准备好的王不留行籽，对准穴位贴压其上。

用法：嘱患者或其家属每日揉按5次，每次5min。两耳交替贴用，每日换药1次。治疗12周。

2. 耳穴放血

耳穴放血适用于心肝火旺型患者。

取穴：交感、神门、皮质下、内分泌、脑干、心、肾（图5-4-8）。

操作方法：让患者选择舒适的体位，以坐位为佳。将耳穴常规消毒后，三棱针点刺耳穴，微出血即可。以消毒干棉球蘸取碘伏擦拭即可。首次为双侧穴位，以后为双侧穴位交替使用。1/d，每6次之间休息1d，连续治疗4周。

（四）穴位埋线

取穴：足三里、丰隆、肾俞、肝俞、悬颅、百会。

操作方法：常规消毒，将2-0或3-0号可吸收缝线长约0.5~1cm穿入腰穿针，各穴位埋入长度分别为：足三里、丰隆直埋1cm，肝俞、肾俞直埋0.5cm，悬颅、百会向后平埋0.5cm。以上各穴均行提插得气后，边推针芯边退针管，使羊肠线埋入皮下穴位处，出针，消毒针孔，创可贴固定1h（图5-4-9）。

疗程：相同部位分2组，如A组：足三里、肝俞、悬颅；B组：丰隆、肾俞、百会。单周执行A组埋线，双周执行B组埋线。共治疗3个月。

（五）穴位注射

1. 穴位注射主穴

百会、头皮针平衡区、头皮针语言区、大椎。

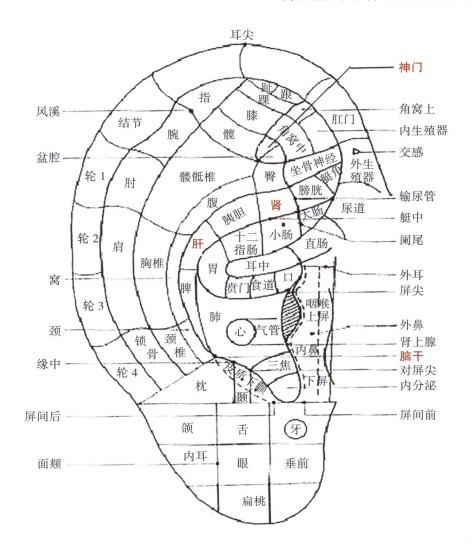

图 5-4-8　耳穴

操作方法：用注射用水稀释 5mL 单唾液酸四己糖神经节苷脂钠注射液。每穴注射 1~2mL，隔天 1 次，10 次为 1 个疗程。

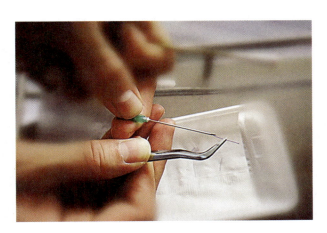

图 5-4-9　埋线

2. 穴位注射选穴

风池、肾俞。

操作方法：用乙酰谷酰胺注射液，每次各穴注射 1mL，隔日 1 次，10 次为 1 疗程。

穴位注射是以中医基础理论为指导，以激发经络、穴位的治疗作用，结合药物药理作用和注射方法而形成的一种独特疗法，发挥穴位和药物对疾病的综合作用，从而达到治疗目的。有研究表明，针刺百会穴，可降低痴呆患者的血浆内皮素浓度，扩张脑部血管，改善脑部血管的弹性，使脑部血管紧张度降低，增强脑血流量，脑部血液循环得到改善，脑组织供血增加，促进脑细胞功能再恢复，增强学习记忆功能。

通过药物在穴位上的刺激作用，可起到激发穴位精气的治疗作用。

（六）梅花针

针刺组：采用梅花针叩刺疗法。

操作方法：百会、四神聪常规消毒后用梅花针进行叩刺，以局部酸麻胀、肤色微红并散在微微出血为宜；隔日治疗1次，4周为1个疗程。

梅花针叩刺百会、四神聪能明显提高患者日常生活活动能力和认知记忆，能改善智能、减轻认知障碍的程度、提高患者的生活质量。

（七）太极拳疗法

太极拳形式复杂多变，要做到眼、手、身、法、步和气、劲、神的内外结合，在动作方向、幅度、速度、劲力和时间上都要协调一致。老年人在学习和锻炼过程中，需要记忆动作的内容和顺序，注意力高度集中，调动全身各个器官配合，对记忆力和控制手眼协调能力、思维转换等执行功能有很好的作用。这项运动强调"以意随行"，能够像认知训练一样，刺激中枢神经系统，改善大脑的功能，从而改善认知障碍老年人的认知功能，特别是记忆力和执行功能。有研究表明，太极拳能够使中央前回、颞叶、前额叶、语言区等多个脑区的活跃性增加、容积增大。

（八）情志疗法

情志康复法是在中医整体观念的指导下，运用表情、语言、行为等，以影响患者的情绪、行为，调节其异常的情志变化，或去除不良的精神因素，以期促进心身康复的常用康复方法。

梳理开导法是指针对患者存在的心理情感问题，利用劝说、安慰、指导等形式以疏泄情绪、减轻或消除患者紧张、焦虑等心理障碍，促进其智能、行为异常的改善。针对患者表现的不同心理特征，分别采用相应的疏导方法，如对郁郁寡欢者，应予鼓励法；而对急躁易怒者，则应用安慰法，以使其情绪保持稳定。

（九）中医食疗法

肾虚者多食黑豆、黑芝麻、核桃以滋肾补脑，心脾两虚者食红枣、莲子、小麦、山药等补益心脾；痰湿者多食清淡之品，以祛湿化瘀。免食肥甘厚味。同时，加强体育锻炼，使气血畅通，头脑得养。

（黄　臻）

第五节　脑血管病相关的精神行为症状及其干预策略

一、概述

脑血管病相关的精神行为症状是指因脑血管病变（包括出血性和缺血性）造成相应脑区血流供应不正常，除了表现出不同程度的认知障碍外，也会出现不同类型的精神行为症状。脑血管病相关的精神行为症状，一般进展缓慢，病程波动，可因脑卒中而引起急性加剧，也可由于侧支循环的建立获得代偿而有所好转。脑血管病相关的精神行为症状严重影响躯体功能和社会角色，延缓康复进度，降低治疗的依从性，增加脑血管病的复发率、致残率，给患者及其家庭带来严重的影响。

脑血管病相关的精神行为症状可见于急性期、恢复期、后遗症期等各个阶段，可表现为各种器质性脑综合征，如谵妄等意识内容的改变，焦虑、抑郁、躁狂发作等情绪症状；幻觉、妄想等精神病症状以及人格改变等。不同的研究显示，脑血管病引发精神障碍的概率可高达20%～70%，尽管脑血管病相关的精神行为症状的实际患病率在各类研究中相差很大，却都有一个相同的趋势，即年龄每增加5.1年，与脑血管病相关的精神行为症状的患病率就增加1倍。

二、病因和可能的发病机制

脑血管病相关的精神行为症状发病机制尚未完全清楚，可能与神经生物学和社会心理有关。

（1）脑血管病后脑组织缺血、缺氧、水肿导致脑实质受损，使脑组织代谢紊乱，功能失调，损害纹状体苍白球丘脑皮质回路，影响该回路的 5-HT 和肾上腺素的神经通路，使相关神经递质下降而导致精神异常。

（2）与炎症机制相关。脑血管病所导致的炎症状态与精神障碍存在相关性。脑血管病患者早期 C 反应蛋白明显增高者，随后发生精神障碍的严重程度也相应增加，因为大量的研究发现炎症因子与精神分裂症密切相关。

（3）脑血管病所致精神障碍与患者年龄、是否合并高血压病、糖尿病、神经功能缺损和梗死灶大小有关。如病灶越接近额叶，尤其以左侧额叶和左侧基底节损伤患者的脑卒中后抑郁发生率高；如损伤部位靠近颞叶，尤其是颞叶前端，更容易出现妄想症状以及人格障碍，而损伤部位靠近边缘系统则更容易出现性本能亢进。

（4）精神障碍的发生还与患者病前性格特征、遗传因素、环境因素及机体功能状态有关。尤其患者既往有基础疾病、身体功能较差，容易出现谵妄综合征。既往性格内向固执，追求完美，自尊心较强，自我评价低、焦虑型人格，社会地位越高越容易出现脑血管病后的情绪障碍。而社会支持系统越弱、家庭关系不和睦、家庭经济压力大、居住环境差、既往或家族中有精神病史则是脑血管病相关精神障碍的催化剂。

三、临床表现

脑血管病认知障碍相关的精神行为症状有焦虑、抑郁、幻觉、妄想、冲动控制障碍、人格障碍等，疾病不同阶段症状可能不同，如抑郁常见于早期，幻觉妄想常常发生于记忆力严重损害后。脑血管病的不同时期或者脑部损伤部位的不同可出现不同的精神行为障碍。

按照脑血管病发生的不同时期划分。

1. 脑血管病发生前

可出现脑衰弱综合征，如头痛、眩晕、睡眠障碍、易疲乏、周身乏力、注意力不集中和记忆力下降等症状，情感脆弱，情感淡漠也是早期常见症状，表现为情感控制能力减弱、易伤感、易激惹，或对周围发生的事漠不关心，视若无睹，无论大悲大喜，患者都能泰然处之，无动于衷等。这是因为急性脑血管病发生前通常已经出现脑动脉粥样硬化，脑供血不足，脑组织缺血甚至腔隙性脑梗死。这些症状常被误认为神经衰弱或围绝经期综合征而未能引起关注。所以建议有心脑血管危险因素的患者因情绪症状就诊时必须行脑血管的检查明确脑血管状况。

2. 脑血管病急性期

可出现谵妄综合征，表现为认知功能下降，觉醒度改变，出现视幻觉和被害妄想，行为紊乱，不配合治疗，通常起病急，病情昼夜波动明显。尤其患者老龄、感染、已经存在认知障碍（如痴呆）、躯体情况差（如心衰、癌症、脑血管病）、营养不良、水电解质失衡、药物/酒精依赖等；在有一种或多种易感因素存在的情况下，脑血管病导致大脑功能被削弱，严重影响大脑内环境，导致脑内神经递质、神经内分泌和神经免疫系统的急性变化，这些都能成为促发因素。患者因突发功能受限而出现急性应激反应，如"茫然"或"麻木"，并伴有一定程度的意识障碍，意识障碍可见意识范围的缩小，注意力狭窄，不能对外界刺激做出反应，自发活动明显减少，可长时间毫无动作，或虽有时睁眼，协调眼部活动，但缄默不语。

3. 脑血管病恢复期

根据损伤部位的不同可出现不同的精神行为症状。

①情绪不稳：情感控制能力明显减弱，表现为易激动、易哭泣，经受不住一点微小的刺激，高兴也哭，悲伤也哭，有时易怒、易激惹，或常为一点小事发脾气甚至打人。

②焦虑、恐惧和抑郁：此类症状与疾病的严重程度和脑卒中发作次数有密切关系，偏瘫明显和反复发作的患者对疾病忧虑多，焦虑、抑郁的发生率高，常表现为心情低落，兴趣减退，对未来绝望，甚至拒绝康复治疗及坐立不安，逢人便讲自己命苦，不知道还能不能好转等，以至于患者寝食难安，痛苦至极。

③妄想或幻觉：如认为邻居或街上的人在议论自己，说自己的坏话等（关系妄想）；认为家人加害自己，或有公安人员要来抓自己（被害妄想）；或认为自己的老伴不忠实，另有新欢（嫉妒妄想），一般脑血管病所致精神障碍少见幻觉。

4. 脑血管病后遗症期

通常患者经过药物治疗或者康复治疗后病情稳定，患者也逐渐对自身的功能障碍逐渐接受，所以有一部分患者抑郁、焦虑症状逐渐缓解，并经日常生活活动能力锻炼后逐渐恢复社会功能，而一部分患者因为脑部损伤较为严重，随着痴呆症状的逐渐加重，晚期会出现强制性哭笑，情感淡漠等。严重时可出现人格改变，患者变得自私、挥霍、幼稚、懒散、性欲亢进，甚至出现违纪、违法行为等。

虽然在脑血管病不同分期可能出现以各种症状为主的精神障碍，但各种症状并不是独立存在的，而是在各分期中可能交错存在的，故我们需要注意加以鉴别。

按照脑血管病损伤部位不同划分：

1. 额叶损伤

额叶前部损伤以情感认知障碍为主，表情淡漠或情绪不稳，易怒，反应迟钝，记忆力下降，注意力减退，思维及综合分析能力下降，尤其是以淡漠、意志缺乏、注意力减退最常见。功能神经影像学已证实淡漠与前额叶活动显著相关，而且胆碱能神经精神功能障碍假说已得到相当大的支持。Richard 等研究认为淡漠是有目的的自发行为数量减少，其情绪—情感、认知功能和自主活动的病理改变可能分别与眶额

叶皮质内侧或基底节区（纹状体腹侧、苍白球腹侧）、前额叶皮质背外侧及基底节区（如尾状核背侧）和两侧苍白球内侧边缘及相关区域损伤有关。功能磁共振的研究发现淡漠的患者眶额叶皮质血流灌注减少，而这些区域正是由多巴胺神经元所支配并且与愉悦感和动机相关。

2. 颞叶损伤

颞叶与情绪障碍有密切的关系，电刺激颞叶的内侧和前部，被试者产生的恐惧反应与刺激杏仁体时相同。非听觉区颞叶皮质，特别是颞叶前端部分的异常放电导致癫痫，并伴有高级脑功能如知觉、思维、情绪、人格等方面的障碍。颞叶损伤的患者更易引发幻听、思想形式障碍以及类似失语症的思维（创造新词、语法错误等）。此外，因为颞叶与边缘系统的割裂，情绪淡漠也成了脑血管病认知障碍相关的精神行为异常的常见症状。若损伤涉及杏仁体和海马，则记忆和情绪障碍较显著；损伤广泛波及边缘系统，则较可能出现恐惧、妄念，以及攻击暴力行为。若患者出现精神病性症状，颞叶损伤精神分裂症患者表现的障碍多为阳性症状（如妄念、幻觉等），额叶损伤精神分裂症患者则多表现为阴性症状（如行为退缩、少言语等）。这是因为颞叶给加工的信息赋予情绪意义，颞叶的情绪功能定位于颞叶皮质的内侧和杏仁体。右脑颞-顶区对声音、音乐旋律、言语的情绪色彩等方面，不但有知觉、理解、识别能力，并且也能根据这些功能所起的作用，将加工后的声觉信息传送到额叶，让带有情绪的语言和音乐得以表达。

3. 顶叶损伤

顶叶的心理功能主要是与认知加工过程紧密相连的。①体象障碍就是自体空间失认或人体自身的失认，临床表现可有正性的或负性的，常见于顶叶损害，且在右半球病变时更为多见，由于病变扩散到躯体感觉、视觉和运动通路，因而常伴有运动和感觉障碍。②动觉性幻觉患者自觉身体的某侧肢体的长度、重量、位置等

发生了变化，患者可能感到肢体异常增大、异常变小或错觉性移位。另一种表现是幻多肢，患者感觉瘫痪侧多出一只手臂或一条腿，并为之惊讶。③疾病感缺失是指有严重偏瘫的患者没有意识到瘫痪的存在，并且以语言来否认有偏瘫。大部分病例是左侧偏瘫，即病变在非优势半球。例如：患者拒绝承认他有偏瘫，在问及你的手脚好吗？手脚有病吗？手脚能动吗？患者常回答说手脚是好的，没有病，手脚是能活动的。

4. 边缘系统损伤

边缘系统参与人类的多种生理功能，包括感觉、内脏活动的调节、情绪调控、行为、学习及记忆等多种心理活动。其中最主要的功能是情绪的调动与调节。杏仁核、海马、扣带回、下丘脑、伏隔核的损伤可导致抑郁、焦虑、恐惧的发生。基底前脑区出现损伤的患者会出现严重的失眠症状。边缘系统和下丘脑的出血等刺激性病灶可出现性欲亢进，而缺血等破坏性病灶则可能出现性欲望丧失。如累及边缘系统要害区的多发病灶，要比单个病灶更易产生精神和情绪的异常。

三、诊断与鉴别诊断

根据中国精神疾病诊断标准CCMD-3，本病诊断主要依据有高血压或脑动脉硬化史并伴有脑卒中发作史，局限性神经系统损害的体征和神经影像学检查阳性结果；起病相对较急，

病程常呈现出跳跃性加剧和不完全缓解的波动性特点。临床表现必须符合脑器质性精神障碍的诊断标准，并且精神障碍的发生和发展与脑血管病相关。缺乏精神障碍是由其他原因（如精神活性物质）引起的足够证据。

本病可与阿尔茨海默病共存，但是两种疾病在精神症状方面还是存在差异的，需要注意鉴别（表5-5-1）。

另外还需要和抑郁性痴呆综合征（dementia syndrome of depression，DSD）相鉴别，抑郁性痴呆综合征主要是指抑郁患者出现的认知障碍，两者鉴别如下：① DSD 起病和求医间隔时间较短。② DSD 既往多有情感障碍病史。③ DSD 患者有抑郁和妄想症状者比较多。④ DSD 的睡眠障碍更重，常有早醒。⑤ DSD 自知力保存，在鼓励或提示下记忆测验成绩常有改进。⑥ DSD 用抗抑郁治疗后，认知障碍明显改善。

四、治疗与康复策略

脑血管病相关的精神行为症状涉及认知缺损、行为紊乱和情绪改变等多个方面，因此，对于此类患者的治疗，应遵循个体化和多方位的原则。对每一位患者而言，为他们制订个体化的治疗计划的第一步是对其临床症状和疾病做全面的评估，然后选择可行和合适的干预方法，包括各种药物治疗和各类心理/社会行为干预。针对各种精神行为症状的康复治疗是多样化的，包括行为治疗、环境治疗、音乐治疗

表 5-5-1　阿尔茨海默病与血管性痴呆精神行为症状方面的鉴别

	阿尔茨海默病	血管性痴呆
起病	隐渐	较急，常有高血压
病程	进行性缓慢发展	波动或阶梯恶化
精神症状	判断力、自知力丧失	判断力、自知力较好
	有人格改变	人格改变不明显
	淡漠或欣快感	情感脆弱
神经系统症状	早期多无局灶性体征	有局灶性症状和体征
CT	弥漫性脑皮质萎缩	多发梗死、腔梗和软化灶

和药物治疗。治疗脑血管病相关的精神行为症状应遵循以下原则。

1. 首先确定其核心症状或突出症状

核心症状是指某一症状的存在与否决定着其他症状的存在与否，如睡眠节律紊乱，患者夜间不眠导致出现较多的无目的的或破坏性的行为，改善睡眠紊乱则可减少其伴随的行为紊乱。突出症状是指让患者或看护者感到巨大痛苦或构成严重问题的症状，如强烈的自杀意念不仅增加患者自伤的风险，也会让看护者承受巨大的心理压力。这些核心症状或突出症状应该成为最初治疗的"靶症状"而放在治疗的优先级。

2. 让看护者与家属参与对"靶症状"的确定与评定工作，并让他们参与治疗计划的制订、实施以及疗效评价等活动

目前大量的证据支持可以减少脑器质性精神障碍的干预手段是对照顾者进行有效干预。这些典型的干预措施包括：①帮助照顾者识别由痴呆引起与患者之间的可调解的冲突；②加强照顾者理解并接纳痴呆患者的行为。一篇纳入 23 项针对干预痴呆照顾者的 Meta 分析，认为对照顾者进行积极干预更能显著改善痴呆患者的精神行为症状，且其效应量高于使用抗精神药物以及认知增强药物的效果。

3. 对于由躯体病变引起的情绪与行为问题

首先必须针对躯体疾病采取相应的治疗措施。尤其是脑血管病患者常常合并高血压、糖尿病等各种慢性疾病，而很多的躯体疾病可导致精神行为障碍的发生，然而这些躯体疾病却被医生忽视了。目前的研究发现，泌尿道感染、甲状腺功能减退、贫血、便秘、肺炎等都是最常见的病因。

4. 对于因人际关系改变或生活环境变动引起的精神行为症状

先采取相应的治疗措施。脑血管病患者情感脆弱，抗挫折能力下降，对外界环境的刺激信息整合以及反应困难。感受压力的阈值降低可增强挫败感，生活规律或环境的改变、环境中过度刺激或刺激太弱、超出个人能力的要求都可能导致患者的情绪不稳、睡眠障碍从而导致行为紊乱，故熟悉的人际关系和生活环境更有助于患者维持稳定的情绪。

5. 对于较为轻微的患者，首先考虑选择行为治疗、环境治疗以及其他非药物治疗

药物治疗仅用于病情较为严重或非药物治疗无效的患者。因为目前美国食品药品监督管理局尚未批准任何治疗痴呆相关精神行为症状的药物治疗方案，所有针对痴呆相关精神行为症状的药物治疗都被认为是超说明书用药。因为脑血管病患者本身一般比较高龄，共病心血管疾病较多，死亡风险较高，故需要注意药物的使用。

6. 对于极度激越或有明显暴怒或攻击行为的患者，应给予适当的约束和保护

因为脑血管病相关的精神行为症状复杂，所以不存在万能的康复治疗方案。治疗疾病最重要的是明确核心症状，弄懂产生症状的原因，以及搞清楚与治疗密切相关的潜在因素。目前的治疗方案包括药物治疗、行为与心理治疗、环境及其他治疗。

（1）药物治疗：目前在脑血管病相关的精神行为症状的患者身上使用的精神类药物主要包括抗精神病药、抗抑郁剂以及情绪稳定剂（丙戊酸盐及其衍生物）、苯二氮䓬类药物以及胆碱酯酶抑制剂。尽管在现实中，这些药物常常作为治疗某些目标症状的一线用药，例如选用抗抑郁药治疗抑郁情绪，使用抗精神病药治疗幻觉和激越，使用情绪稳定剂治疗情绪不稳等。但实际上这些治疗并没有得到循证医学证据的支持。只有在以下情况并可能出现风险时我们才将药物治疗放在治疗的首位。①伴有或不伴有自杀意念的重度抑郁；②精神症状可能引起损害事件发生；③出现攻击行为并危害自己以及他人。

药物治疗对以下症状无效，例如不友善、

自我照料能力下降、记忆问题、注意力不集中、冷漠、重复言语及行为。且治疗时尽量以最小剂量开始治疗，并根据病情变化动态调整药物剂量，剂量调整幅度宜小、剂量调整间隔的时间宜长，始终警惕药物的不良反应以及药物之间的相互作用。

（2）行为与心理治疗：对脑血管病相关的精神行为症状的行为治疗主要是调整刺激与行为之间的关系，常用的做法为改变激发患者异常行为的刺激因素以及这种异常行为带来的后果。如对刺激因素和对应行为之间的连带关系以及整个过程中的相关因素进行细致的分析，尽量减少这类刺激因素，降低患者行为反应的发生频率、减轻其不良后果。

常用的心理治疗包括支持性心理治疗、回忆治疗（诱导患者回忆可引起并保持正性情感反应的事件经过）、确认治疗（使患者体会自我价值并通过认定与过去经历的情绪反应之间联系来减少不良刺激）、扮演治疗（使患者扮演在家庭或事件中的某个角色而减轻患者的社会隔离感）、技能训练（模拟在课堂环境进行学习的场景，尽可能保持患者残存的认知功能）。

（3）环境以及其他治疗：环境治疗主要是改造患者生活的环境，一方面减少可能诱发患者不良情绪反应、异常行为或运用困难的环境设置或其他刺激因素，如某种颜色的物体、难以使用的工具等；另一方面则是增加有利于患者保持功能、诱发正性情感反应、减少挫折感、方便生活、增进安全的设施，如有自动冲洗装置的便盆、自动开关的水龙头、加盖的电器插座、隐蔽的门锁、黑暗环境中的无阴影照明等。

有人采用让患者参与圈养动（宠）物的治疗方法减少患者的孤独感、保持正性情绪。也有人发现在看护者在场的情况下让患者与儿童共同游戏和彼此照料生活对患者有改善情绪、减轻孤独退缩的良好效果。

音乐治疗可采取让患者听能唤起愉快体验的音乐、歌曲，亦可辅导患者以卡拉 OK 的方式哼唱青年时代喜好的歌曲。有人采用在患者生活环境中放舒缓的背景音乐来稳定患者的情绪。

（庞兆烽）

当外界信息通过各种感受器官并以电活动的方式进入到脑的高级部位时，这些电信号就会"升华"为人的意识，并在此基础上进行各种精神性认知活动，如学习记忆、思维运算以及各种理性躯体动作和行为活动等。因此认知障碍涉及记忆、知觉、注意、推理、运算、决策、执行、信息整合以及言语等多个领域。与其他类型的认知障碍相比，脑血管病认知障碍的临床表现更为复杂且多变，因存在皮质下血管病变，损伤额叶纹状体环路，主要引起注意力、信息处理和执行功能的损伤，常合并运动、言语、吞咽等功能障碍，其康复评估及治疗更加困难，不但影响患者的社会适应能力，而且给家庭和社会带来沉重的负担。

随着科技的发展，神经干细胞技术、经颅磁刺激（TMS）、经颅直流电刺激（tDCS）、计算机辅助认知训练的衍生物视觉训练、强化视频互动、虚拟现实技术、体感游戏等也被证明可以改善认知功能。例如，脐带源间充质干细胞（HUC-MSC）可以改善VD患者的认知功能及ADL。此外，脑机接口技术、虚拟现实技术（VR）、互联网远程认知康复（tele-CR）及物联网等新技术也已经应用于脑血管病认知障碍的康复治疗。这些新技术给脑血管病认知障碍的康复带来了新的希望。本章主要从脑机接口技术、神经干细胞、互联网认知康复等方面介绍脑血管病认知障碍康复创新技术。

第一节 脑机接口技术

一、脑机接口技术的研究现状

脑机接口（brain machine interface/brain computer interfece，BMI/BCI）技术是在大脑与外部环境之间建立的神经信息交流与控制通道，实现中枢神经系统与体内或体外设备之间的直接交互，为大脑与外部环境的交互提供了一种新的途径。该类技术的系统主要由4个模块组成，分别是信号采集、信息解析、外部设备控制和信息反馈4个部分。其中信号采集是指利用神经信号采集设备，通过连接到大脑的特定电极采集运动相关的脑电信号；信号解析是指对采集到的脑电信号进行特征提取、解析等计算，解析出脑电信号中的特征波形并传输智能控制系统，智能控制部分主要深度学习特征波形后输出控制指令让外部设备进行相应的运动反馈，信息反馈部分将外部环境信息反馈回大脑。四个部分完成了信号从大脑到外部设备的输出以及从外部设备再回到大脑的输入过程，构成一个完整的闭环系统。根据针对损伤节点特性的不同，脑机接口系统的侧重点也体现在不同的方面。

第一个方面主要针对运动功能损伤的情况，利用脑机接口技术来修复或增强运动功能。这种类型的脑机接口其信息流向是从大脑到机器，经过电脑处理后再发信息输出大脑周围设备的过程，因此也被称为输出型脑机接口（图

6-1-1）。传感器记录到的神经信号经由处理器解码分析，生成准确的控制命令，用于控制外部设备，脑机接口可在大脑和外部设备之间建立一条不依赖于外周神经和肌肉的信息通路，借助于脑机接口技术，肢体瘫痪或者残缺者往往可以通过电子机械设备（如机械臂、轮椅等）替代缺失的肢体，实现运动功能的重建。

第二个方面主要针对感觉功能损伤的情况，利用脑机接口技术来修复感觉功能（图6-1-2）。目前临床上应用最成功的感觉修复脑机接口实例即人工耳蜗技术，可以用来修复听神经损伤造成的听觉障碍。除了听觉修复之外，关于视觉功能修复的视觉假体技术也在研究中，与人工耳蜗的工作原理相似，人工视网膜通过对受损视觉通路中的完好部位施加电刺激，实现由光信号转化为电信号、由电信号转化为视觉的过程。常见的植入部位包括视网膜和视皮质，而最近的研究表明，利用深部电极对丘脑

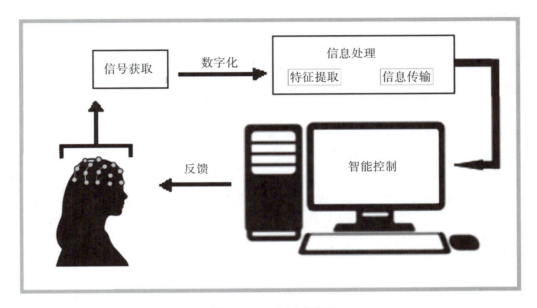

图 6-1-1 BCI 模块图

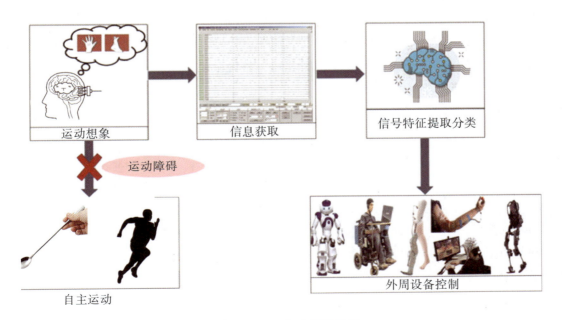

图 6-1-2 BCI 与运动康复

施加电刺激同样有希望修复视觉。

第三个方面主要针对神经精神方面。早期的脑机接口主要应用于那些因为耐药或不适合手术等原因成为难治性神经精神疾病患者，例如深部脑刺激最早被用于治疗帕金森病，将深部电极埋置于患者丘脑下核，给予高频电刺激，其震颤、僵直和行动迟缓的症状得到缓解，服用左旋多巴的剂量明显减少。在治疗癫痫方面，基于双向脑机接口技术，探测癫痫的发作起始，给予一个反应性电刺激，将发作初始阶段的同步化放电有效地去除，从而达到抑制癫痫发作和消除神经功能异常的作用。基于该理论方法开发的癫痫发作探测器可以在癫痫发作的起始阶段即预警并发出反馈刺激电流，阻止癫痫发作的形成。

应用于认知康复的脑机接口系统主要以脑电信号作为输入，主要是事件相关电位，例如P300，另外还有一些以知觉的运动节奏作为探测对象，信号进入系统后经过多种实验范式，交互模式切换（同步、异步交互模式），EEG特征提取等信号分类处理以及信号反馈监测。目前尚未有统一的信号处理标准，但多项研究提示作为认知功能康复的脑机接口系统需要不断升级应用程序，优化信号特征提取以及应用新的康复训练计划。目前国内外纷纷开展面向人脑信息解读与调控相关技术产品的研发。

2017年4月，Facebook公司创始人兼首席执行官Mark在年度开发者大会上曝出了秘密B8计划中开展的BCI研究，预期在18个月内研制出可每分钟输入100个字符的脑控拼写器原型系统，力图实现意识控制一切。素有科学狂人之称的ElonMusk在2017年初也宣布创办全新的Neuralink公司，将在4年内开发出首个用于治疗脑部疾病的BCI产品，未来将开发高生物相容性的植入神经接口，以实现人工智能植入人脑，取代人类的自然语言交流，实现颠覆性的智能人机接口技术。加州大学旧金山分校的研究团队提出了一种直接言语解码的脑机

接口（direct-speech BCI），能够利用皮质脑电对听到的句子进行实时分类。磁套脑机接口系统是一项创新技术，旨在通过大脑活动促进外部设备的通信和控制。该系统利用嵌入了磁性传感器的套筒来检测神经信号，使用户能够以更直观的方式与计算机或辅助设备进行交互。磁性套管BCI系统的主要特点包括配备了传感器，可以捕捉与神经活动相关的磁场变化。这允许对与运动意图或认知过程相关的大脑信号进行非侵入性记录。磁性套筒的设计使其便携且易于佩戴，为用户提供舒适和便利。这对于行动不便的人特别有益，他们可能会觉得传统的EEG帽很麻烦。系统通常向用户提供实时反馈，使他们能够看到大脑活动对设备控制的影响。此反馈循环对于培训和提高用户控制外部系统的熟练程度至关重要。多人协作脑机接口技术（cBCI）技术是指使多个用户能够使用他们的脑信号进行交互和协作以实现共同目标的系统。这种创新方法将脑机接口（BCI）的原理与协作任务相结合，使用户能够通过他们的神经活动共享信息和决策过程。研究表明，与传统方法相比，使用cBCI的团队可以做出更准确、更快速的决策。通过利用集体神经数据，系统可以识别小组成员之间的模式和信心水平，从而改善结果。便携式脑电采集仪器是指专为非侵入式测量大脑电活动而设计的先进设备，与传统脑电图系统相比，它具有更大的灵活性和移动性。这些便携式脑电图设备由于易于使用和快速设置时间，在临床、研究和家庭环境中特别有价值。为监测不同环境下的大脑活动提供了灵活、用户友好的解决方案。这些设备具有无线连接、快速设置、多通道记录功能以及与视频监控集成等功能，提高了诊断和研究神经系统疾病的能力，同时提高了患者的舒适度和可及性。随着技术的不断发展，便携式脑电图系统很可能在临床实践和研究应用中发挥越来越重要的作用（图6-1-3，图6-1-4）。

BCI获取并解释脑电特征信号的功能在认

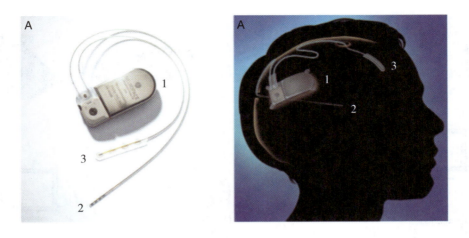

图 6-1-3　植入式 BCI

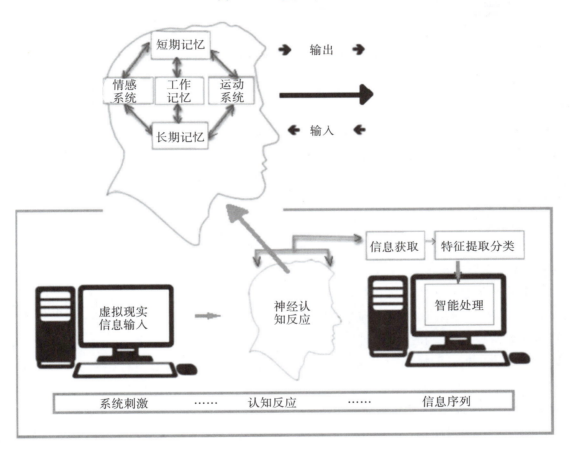

图 6-1-4　BCI 与认知康复的概念化认知和行为流程示意图

知障碍的诊断上起重要作用，尤其是脑血管病导致的痴呆或阿尔茨海默病，因为这些疾病的神经心理学病理变化可能影响原有的正常认识过程，例如注意力、记忆检索等，这些变化可引起脑电表达与正常脑电出现差异。所以 BCI 在这些疾病的早期诊断和早期治疗等方面上具有明显优势。国外曾应用脑机接口系统针对海马区部分功能损伤造成记忆受损的修复工作。

在认知障碍康复方面，BCI 系统基于 EEG 或 ERPs 的神经反馈可鼓励使用者主动学习，瑞士洛桑理工学院的研究团队提出的基于机器学习、用户训练和应用示范的相互学习（mutual

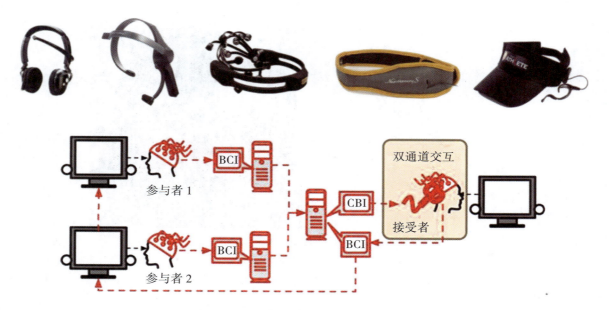

图 6-1-5　便携式脑电信号收集器及社交 BCI 模式

learning）方法可以形成脑机接口 – 用户共生系统，进而强有力地促进用户习得脑机接口技能，并使系统在诸如 Cybathlon 运动会脑机接口比赛（Cybathlon BCI race）等实际场景中取得成功（图6-1-5）。

2 名患有严重慢性脊髓损伤的患者通过该相互学习方法进行训练，能够成功地利用脑机接口控制他们的虚拟化身。该项研究是为数不多的能够提供关于脑机接口训练过程中用户学习有效性的多方面证据研究之一，提示脑机接口的使用是一种技能的习得，而不简单是"思维解读"。

国外很多研究表明，BCI 训练可以明显改善受试者的认知功能，例如注意力和记忆力，有研究指出基于 ERPs 系统的 BCI 可减轻认知功能缺失。Luijmes 等研究了在脑电图引导下神经反馈系统训练对 AD 患者（$n=10$，年龄从61 岁到 90 岁）认知功能的改善，实验结论是神经反馈疗法可能在不同的认知领域如信息认知、短期记忆和学习方面提供实质性的益处。Surmeli 等对 20 例痴呆患者（AD 患者 9 人，血管性痴呆患者 11 人）通过使用脑电图引导的神经反馈系统来提高认知能力。训练后，患者的 MMSE 评分增加了 6 分，与测试前评估相比有显著改善。这些研究结果提示以神经反馈为基础的 BCI 系统应成为认知训练的综合工具。

BCI 系统有助于大脑皮质的重组和认知技能的恢复，维持已保留的认知功能，能作为一个安全的工具进行认知功能康复训练，降低患者的痴呆风险。然而，脑机接口系统在信号处理、心理分类和反馈提供等方面应适配个体用户的认知程度，还需要更多的研究来阐明 BCI 系统如何改善认知功能（图 6-1-6）。

（梁振文　陈卓铭）

第二节　神经干细胞技术

神经干细胞（neural stem cell，NSCs）是指能自我更新且具有分化为神经元、星形胶质细胞、少突胶质细胞等多向分化潜能的细胞。在人类海马和纹状体内，神经再生一直存在，近年来 NSCs 在神经系统疾病治疗方面的研究越来越深入，揭示了其在神经系统生长发育、维持稳态、损伤修复中的作用及机制，为神经系统损伤、神经退行性病变的治疗提供了理论基础。成年哺乳动物（包括成年人）脑内内源性 NSCs 分布于侧脑室室管膜下区（subventricular zone，SVZ）、海马齿状回颗粒下层（subgranular zone，SGZ）、皮质、杏仁核、小脑、纹状体、下丘脑、嗅球和胼胝体下区，其中主要存在于

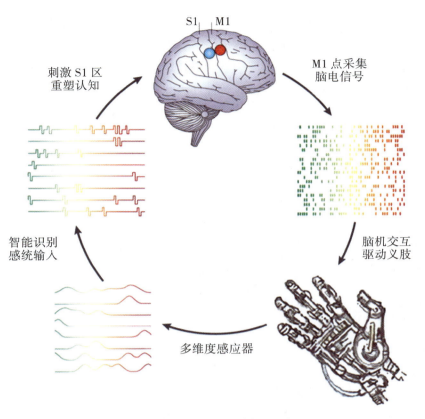

图 6-1-6　BCI 的神经回路

SVZ 和 SGZ 两个区域（图 6-2-1）。SVZ 的内源性 NSCs 经吻侧迁移流（rostral migratory stream，RMS）迁移至嗅球，在此过程中 NSCs 经过不断增殖、分化发育为成熟的嗅球中间神经元，并整合填补入皮质的气味分辨区，参与嗅神经的再生。而 SGZ 的内源性 NSCs 定向迁移至颗粒细胞层后分化发育为成熟神经元，并整合入海马神经环路，参与学习和记忆。

在正常情况下，神经干细胞和 / 或前体细胞仅表现较低的再生与分化活动，当神经出现变性或者损伤时该区域的这些细胞可被动员及活化，进而取代坏死的神经元起到自身修复的作用。近年来，大量的实验数据表明，运动训练可促进脑卒中后的神经功能恢复，主要与内源性的神经干细胞迁移有关。对成人的研究发现，缺血性损伤后靠近侧脑室壁的脑实质及侧脑室室管膜下区中增殖的神经祖细胞增多。这也从侧面证明了移植干细胞来模仿体内神经发生过程从而在病变区域产生可具备神经环路整合能力的神经元的可行性。

有研究指出，神经干细胞可能通过替代受损神经元或通过分泌神经营养因子和抗炎因子等"旁观者效应"来保护神经细胞、抑制微

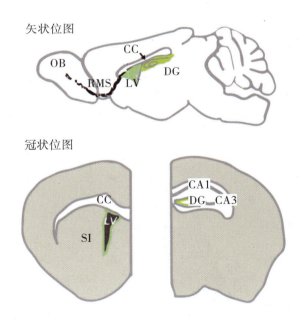

图 6-2-1　图示成年人侧脑室室管膜下区（SVZ）及海马齿状回颗粒下层（SGZ）内源性神经干细胞分布图
＊侧脑室（LV）；齿状回（DG）

环境的细胞毒性成分而促进神经功能的修复。NSCs 移植可通过减轻血脑屏障渗漏、减轻神经炎症、促进神经发生和血管生成等多种机制发挥促进神经功能恢复的作用（图 6-2-2）。

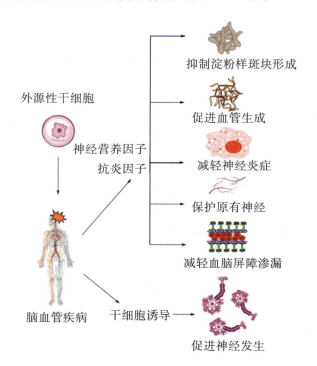

图 6-2-2　旁观者效应

应用干细胞移植治疗脑血管病的研究主要集中在神经干细胞联合移植、干细胞纳米材料传递体构建、移植后实时监测细胞增殖、微小 RNA 对神经干细胞的调控和基因修饰后移植神经干细胞等方面，NSCs 移植治疗缺血性脑卒中

的作用和机制为临床精准治疗提供了有益参考。

在神经干细胞联合移植方面，胚胎源性 NSCs+ 脑血管内皮细胞共培育后同时移植，借助内皮细胞的分泌作和周细胞（pericyte）成血管发挥抑制炎症反应、突触重塑、调节细胞自噬功能的作用。NSCs 联合亚低温疗法（33℃），借助于低温条件减少细胞代谢、增加对缺血缺氧损伤的耐受能力，结果显示缺血后梗死面积减小伴有炎性损伤明显减轻。甘露醇联合替莫唑胺在改变脑血液渗透压的同时，还可增加血脑屏障的通透性，所以 NSCs + 甘露醇 + 替莫唑胺静脉注射到慢性脑卒中动物模型后能明显增加 NSCs 脑内递送（图 6-2-3）。

在神经干细胞传递体构建方面，纳米材料作为 NSCs 移植的传递体，在提高移植后细胞生存率和改善神经功能方面作用突出，磁性纳米材料的导入可以在治疗中展现实时监测效果，成为细胞移植治疗的新亮点。体内试验显示将经过钴超顺磁性氧化铁纳米粒子和靶向 NgR 基因的 siRNA 编码入 NSCs 处理过的神经干细胞直接移植到脑梗死动物模型，神经元的比例也可由 4% 左右（对照组）提高到 27% 左右（钴超顺磁性氧化铁纳米粒子组），缺血性脑卒中大鼠的神经功能恢复得到改善。NGF 纳米递释系统能以一种安全有效的方式在脑内达到缓释效果，比鼻内注射或侧脑室注射更能充分利用

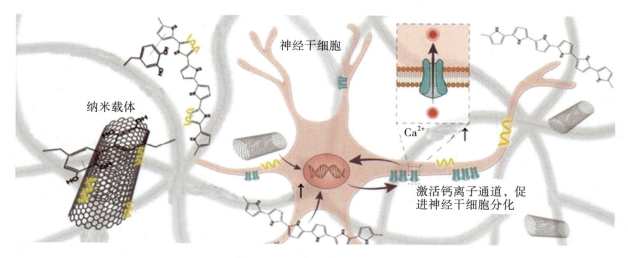

图 6-2-3　神经干细胞联合移植

NGF，并能减少相应的副作用。

另外，经重组腺病毒构建 AD-HIF-1α 载体，感染 NSCs 后经脑室内移植进入 MCAO 动物。4 周后 HIF-1α 的免疫印迹和免疫组化结果均显示 Nestin 阳性移植细胞以及神经元（NSE 阳性）和星形胶质细胞（GFAP 阳性）数量明显增加。行为学检测结果表明动物运动功能和认知功能改善明显。转染 hNGF 的 hNSC 可以稳定表达 hNGF，并且表达量比对照组多近 10 倍，能够抵抗过氧化氢（H_2O_2）、Aβ、鹅膏蕈氨酸的毒性反应，保护 NSCs 活性。用其移植治疗鹅膏蕈氨酸诱导的认知缺陷小鼠，可明显提高学习记忆能力。

在神经干细胞的调控和基因修饰微小 RNA 是 1993 年发现的一类小分子非编码 RNA（21~25 个核苷酸），通过断裂靶标 mRNA 和抑制翻译过程参与基因表达的调控，转录过程中与基因的非编码区的结合在转录后水平上抑制基因的表达，另外微小 RNA 作为一种表观遗传因子，参与胚胎发育过程的时间和空间顺序的生物钟调节、细胞凋亡、各类型干细胞增殖分裂和分化。神经生物学研究发现，微小 RNA 在中枢神经系统高度富集，参与神经元分化和突触形成过程。与 NSCs 及 BMCs 分化为神经细胞相关的有 miR134、miR145、miR124 和 miR126 在神经干细胞移植治疗 MCAO 中的调控作用也是研究热点问题（图 6-2-4）。

以上研究项目多为实验室试验，临床应用比较少，而在认知功能康复方面的研究目前尚缺乏大量的临床试验验证疗效。关于神经干细胞移植后对认知功能的影响已有相应的实验室研究，将人 NSCs 在脑卒中后 1d 移植到大鼠脑中，并采用改良神经损伤严重程度评分（mNSS）评估大鼠的神经功能，发现移植后 2 周大鼠的神经行为学评分有显著改善。MCAO 后 24h 接受人 NSCs 移植的小鼠与未移植的脑卒中小鼠对照相比，损伤后 48h 其感觉运动、平衡能力及和运动协调能力均已迅速改善，且损伤后 1 个月中运动功能得以持续改善，提示早期干预对于脑梗死患者功能恢复至关重要。其他研究也证实，MCAO 后 24h 移植 iPSC-NSCs 到小鼠脑中可改善长期的神经学结果；将外源性原代 NSCs 或 iPSC-NSCs 移植到动物的纹状体和皮质，可促进脑梗死动物神经功能恢复。此外，将 NSCs 直接颅内移植到脑卒中模型动物的海马体内（神经再生一直进行），能促进 NSCs 快速迁移到受损区域并促进功能修复。有条件永生化的 NSCs（小鼠 NSC 系克隆 36，MHP36）MCAO 后 2d 移植能促进小鼠神经功能恢复；进一步评估小鼠神经功能直至 MCAO 后 28d，可见足部运动功能及运动协调性均明显改善。MCAO 后 7d 移植 NSCs，虽然移植的 NSCs 与宿

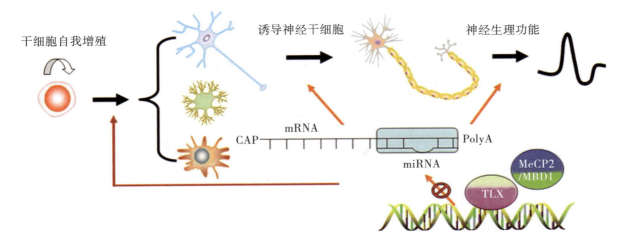

图 6-2-4　神经干细胞的调控和基因修饰

主神经元形成突触连接并显示出成熟神经元的电生理特性，但在宿主脑中成功分化和存活的NSCs数量低于预期。也有研究显示，脑梗死后4~12周，脑中移植的NSCs数量显著减少（图6-2-5）。

关于神经干细胞在人体的临床试验，在安全性方面，一项2年的随访研究中，8例脑梗死患者静脉移植NSCs和MSCs后，神经功能明显改善，未发现肿瘤形成。在一项单中心、剂量递增的开放性临床研究中，13例缺血性脑卒中发病后6~60个月的60岁及以上男性患者（NIHSS评分≥6分，RS评分2~4分）立体壳核注射不同剂量的NSCs，2年收集临床影像学资料，未发现免疫及细胞相关副作用，NIHSS评分平均改善2分。

（陈卓铭　严国强）

第三节　互联网认知康复

认知障碍是影响老年人生活质量的重要因素，脑血管病相关认知障碍的老年人需要可行、规范和推广性强的认知训练方式，但社区卫生服务中心等基层医疗服务部门缺乏康复专业人员，服务供需矛盾突出。

近年来互联网＋医疗成为医疗服务模式研究的趋势，互联网也逐渐被应用到脑血管病认知障碍方面。2016年10月，中共中央、国务院发布了《"健康中国2030"规划纲要》，提出建设健康信息化服务体系，完善人口健康信息服务体系建设，推进健康医疗大数据应用，将互联网与医疗健康行业的融合推向了全新的高度。

利用互联网对各类康复数据远程和实时的收集、存储和共享，突破时间和空间限制，云计算对数据挖掘分析，在康复需求的评估、康复服务的决策、康复资源的管理、康复过程的监控等方面发挥重要作用，使治疗师、专家、患者和家庭之间的互动更加便捷，实现医院、社区和家庭互通互联，改善传统康复服务模式，提高康复服务效率。

认知功能的执行是以脑网络的形式发挥作用，不局限于单一脑区，脑区之间呈网络结构，互联网认知康复训练是将视觉、感觉和运动功能训练相结合的综合训练，可激活脑区之间网状结构，也增加了与认知密切相关的海马脑区与其他脑区的联系。

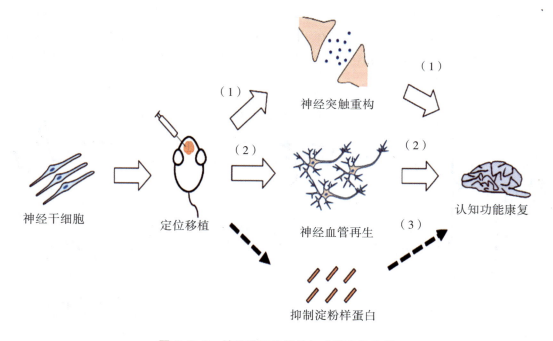

图6-2-5　神经干细胞的认知功能康复路径

互联网认知康复方案经过系统的专业评定后推送，弥补了由于人为评估和选择方案的随意性，确保了认知康复训练方案的科学性。在评估和训练过程中及时得到系统的反馈信息，方便治疗师实时观察治疗效果，为治疗师连续追踪个案的语言认知变化提供客观依据。

互联网认知训练从游戏目标、游戏环境和游戏反馈等3方面融入游戏治疗中的沉浸式设计思维，为了更好地满足患者的沉浸体验和治疗效果，游戏策划师和设计师在做游戏设计时，力求让使用者体会到游戏所带来的轻松、愉悦的感受，同时又能够训练大脑、提高认知能力。

现以璟云康复平台为例子简单介绍互联网认知康复主要模式。首先，基于神经心理语言特点及现存的国内通用评估量表，构建一个基于互联网云的平台APP，引导对认知、语言障碍者进行精准评估，并根据评估结果为患者智能化推送针对性康复治疗的过程，实现基于互联网的家庭–社区–医院康复一条龙服务，解决因缺乏专业技术人员、交通不发达等而不能得到有效认知康复的问题。

语言认知障碍是许多神经系统疾病的常见症状，准确评估患者的语言认知功能对于制定有效的康复方案至关重要。随着人工智能技术的发展，我们现在可以构建更加精确和高效的语言认知评估系统。首先，在建立了一个综合的病理认知和语言数据库的基础上，予以每个病例专业的临床指标标记，为后续的人工智能模型训练提供了高质量的训练集。利用已建立的训练集和收集的3200例临床病理样本，可以训练出一个人工智能模型。这个模型使用了最新的机器学习算法，能够从患者的反应中提取关键特征，并与大量已知病例进行比对分析，为了确保模型的准确性，我们将AI模型的评估结果与临床专家的判定结果进行了对比。通过计算误差率和一致性指标，我们不断优化模型，使其评估结果更加接近专家水平。最终，将训练好的模型集成到一个用户友好的评估系统中。

临床医生可以通过这个系统对患者进行快速、准确的语言认知评估，系统会自动生成详细的评估报告，为制定个性化康复方案提供重要参考。随着更多临床数据的累积和人工智能技术的进步，我们会持续更新和优化这个评估系统，以确保其始终保持高度的准确性和实用性。

在构建智能化认知评估系统时，将评估分为语言、认知两个总因子，其中语言包含6个因子，认知包含5个因子。每个分因子各有5个难度级别的题目（10分档、30分档、50分档、70分档、90分档）。遵循神经心理理论次序测量每一个因子的能力，在答题时，答对题则晋升难度级别，答错题则降低难度级别，如果在某一级别难度重复错2次或答对2次则跳出该因子测试进入下一因子测试，直至测试结束。其中"Y"表示答题正确，"N"表示答题错误，"End"表示对该因子的测试结束。检测测试题题库的构建复述、图片命名、自发性表达、阅读、听是否、听辨认、注意、记忆、定向、计算、推理11个语言认知亚项，5个等级评估建立测试题库。

对于认知评估题库中的测试题，使用探索性因子分析确定每题各因子权重，同时可以对主因子和次因子进行评估；最终需考虑答题成绩分数档、答题反应时长、答题轨迹等主要影响因素，采用综合评判模型进行因子赋分。

所有收集的数据汇入璟云健康管理平台，进行整合、分析、传输到云端服务中心，由各中心专业的医疗团队对所测试的老年群体进行评估分析，通过云服务将健康数据和评估报告实时发送给用户及其家人，由社区制订相应的健康计划或康复计划，利用云服务反馈、社区康复训练中心，实现线上线下同步干预。同时与患者分享其风险数据，提高其对风险的掌控与自主管理能力。

（陈卓铭　梁振文　严国强）

参考文献

[1] 王俊.中国脑卒中后认知障碍防治研究专家共识.中国脑卒中杂志,2020,15(02):158-166.

[2] 中国医师协会神经内科分会认知障碍专业委员会,《中国血管性认知障碍诊治指南》编写组.2019年中国血管性认知障碍诊治指南.中华医学杂志,2019,99(35):2737-2744.

[3] Ball EL, Shah M, Ross E, et al.Predictors of post-stroke cognitive impairment using acute structural MRI neuroimaging: A systematic review and meta-analysis.Int J Stroke, 2023, 18(5): 543-554.

[4] Rost NS, Brodtmann A, Pase MP, et al.Post-Stroke Cognitive Impairment and Dementia.Circ Res, 2022, 130(8): 1252-1271.

[5] Gertje EC, van Westen D, Panizo C, et al.Association of Enlarged Perivascular Spaces and Measures of Small Vessel and Alzheimer Disease.Neurology, 2021, 96(2): e193-e202.

[6] Yoon SP, Thompson AC, Polascik BW, et al.Correlation of OCTA and Volumetric MRI in Mild Cognitive Impairment and Alzheimer, s Disease.Ophthalmic Surg Lasers Imaging Retina, 2019, 50(11): 709-718.

[7] Frantellizzi V, Pani A, Ricci M, et al.Neuroimaging in Vascular Cognitive Impairment and Dementia: A Systematic Review.J Alzheimers Dis, 2020, 73(4): 1279-1294.

[8] 张晓倩,孟祥水,任庆国,等.磁共振波谱成像对检测非痴呆型血管性认知障碍的探讨.山东大学学报(医学版),2019,57(04):42-46.

[9] Huang D, Guo Y, Guan X, et al.Recent advances in arterial spin labeling perfusion MRI in patients with vascular cognitive impairment.J Cereb Blood Flow Metab, 2023, 43(2): 173-184.

[10] Saikat Chakraborty, Jack C, Lennon, et al. Serotonergic system, cognition, and BPSD in Alzheimer, s disease.Neurosci Lett, 2019, 21(704): 36-44.

[11] 中国医师协会神经内科分会认知障碍专业委员会,《中国血管性认知障碍诊治指南》编写组.2019年中国血管性认知障碍诊治指南.中华医学杂志,2019,99(35):2737-2744.

[12] 刘锐芬,周晶,曾庆,等.计算机辅助认知训练对脑卒中后认知障碍的效果.广东医学,2019,40(10):1401-1404.

[13] 张通,赵军,白玉龙,等.中国脑血管病临床管理指南(节选版)——脑卒中康复管理.中国脑卒中杂志,2019,14(08):823-831.

[14] 张任,荣兵,李建,等.醒脑开窍针法对非痴呆性血管认知障碍的影响.中医杂志,2019,60(12):1046-1050.

[15] Zhu S, Wei X, Yang X, et al. Plasma Lipoprotein-associated Phospholipase A2 and Superoxide Dismutase are Independent Predicators of Cognitive Impairment in Cerebral Small Vessel Disease Patients: Diagnosis and Assessment. Aging and disease, 2019, 10(4): 834-846.

[16] 认知训练中国专家共识写作组 , 中国医师协会神经内科医师分会认知障碍疾病专业委员会 . 认知训练中国专家共识 . 中华医学杂志 , 2019, 99(1): 4-8.

[17] 王陇德 , 刘建民 , 杨弋 , 等 . 我国脑卒中防治仍面临巨大挑战 ——《中国脑卒中防治报告 2018》概要 . 中国循环杂志 , 2019, 34(02): 105-119.

[18] 陈善鹏 , 孙娟 , 赵秀丽 . 脑卒中后认知障碍的发生、发展及诊疗新进展 . 世界最新医学信息文摘 , 2019, 19(96): 68-69.